U0004839

小朋友的衛生學

生活環境 × 預防疾病 × 食品安全

宮崎美砂子 監修
曾盈慈 譯

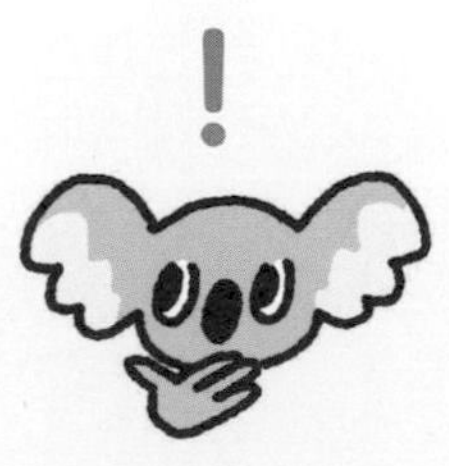

晨星出版

前言

本書是專為小學高年級與國中學生書寫的衛生學書籍。

大家可能對「衛生」這個詞還很陌生。其實，日常生活中許多行為都與衛生學息息相關。舉例來說，剛回到家、吃飯前都要先洗洗手，就是基於衛生觀念採取的行動。

衛生，包含了「預防疾病」與「打理生活」的意思。

近年來，傳染病侵害了全世界，許多人被疾病纏身，甚至失去性命。同時，受到全球暖化影響，各地的氣溫節節升高，導致愈來愈多人中暑，還有前所未見的暴雨、颱風席捲許多地區，造成數以萬計的人受害。除了環境層出不窮的劇變，世界物流的蓬勃發展，也為食品的安全性帶來威脅，我們都可能在無意間將對身體有害的物質吃下肚。

本書以衛生學的知識為基礎，將內容分為四個章節，分別帶領各位認識衛生學及實踐衛生理念的方法。這些知識將化為生活中的防護罩，守衛自己、家人與朋友的生命安全。大家可以先從感興趣的章節開始閱讀。

最後，希望本書能開啟各位讀者的求知慾，並且成為大家探尋解答的推力。

2020 年 12 月

千葉大學護理學系研究所

教授

宮崎美砂子

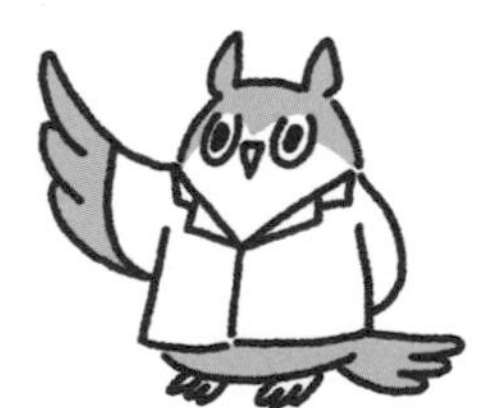

目次

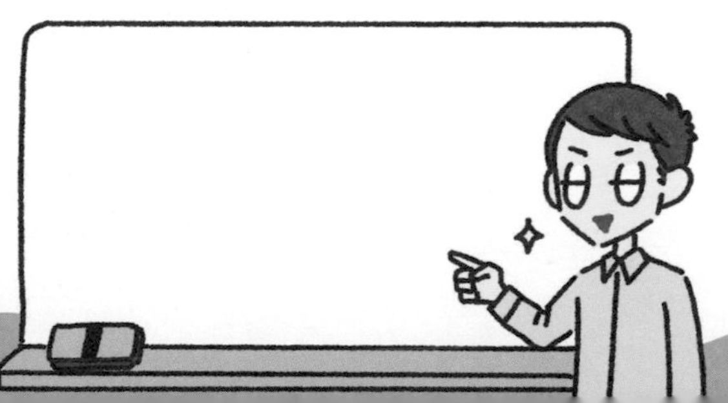

第2章 對抗傳染病的衛生學 …… 95

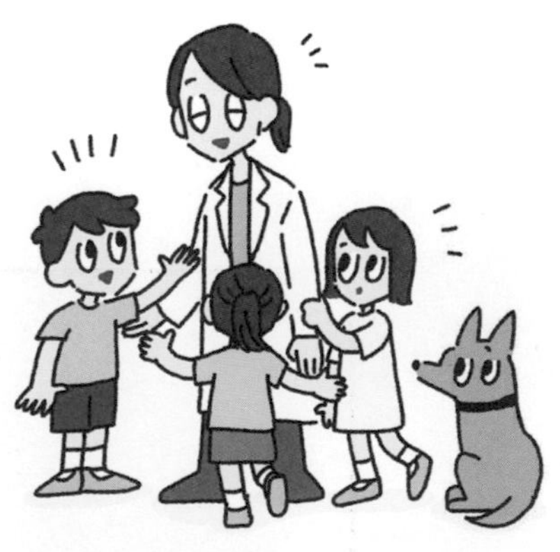

第 3 章 食品的衛生學 ········ 141

本書的閱讀方法

生活中常見的疑問。

深入探討前因後果。

食品安全
第3章 食品的衛生學
食物臭酸的兇手是誰？
我要開動囉！
在食物裡繁殖的微生物，使食物腐壞
中懸浮著許多微生物，它們將食物當成養分來源，不斷地繁殖再繁殖。急速增長的微生物會搞破壞，將食物變成不適合人吃的臭酸模樣，這種狀態就稱為「腐壞」。
142
腐壞的要素
養分、適當溫度、適量水分都會使微生物增生，進而導致食物腐敗。集齊所有有利條件，維生物就能精神百倍，繁衍不懈。愈變愈多的微生物大軍大肆破壞碳水化合物與蛋白質，加速食物的分解，促使食物腐壞。
臭酸食物能吃嗎？
附著在食物上的微生物變多，不斷分解碳水化合物與蛋白質，使食物顏色起變化、嘗起來有股酸味、質地也黏糊糊的，這就是食物逐漸「腐壞的狀態」。吃了臭酸食物可能會引發腹瀉或嘔吐的症狀。
食物腐壞的過程
微生物遍布生活周遭，從未消失過。集齊微生物的有利條件，食物就有腐壞風險。
1 微生物附著在食物上
2 放在微生物感到舒適的環境
3 微生物逐漸變多
4 食物被分解
外觀、味道改變，甚至出現黏性
5 吞下肚會使身體不適
知己知彼，百戰百勝，打造一個不利微生物繁殖的環境吧。
註釋
微生物
黴菌、細菌、病毒等肉眼看不見的微小生物。
143

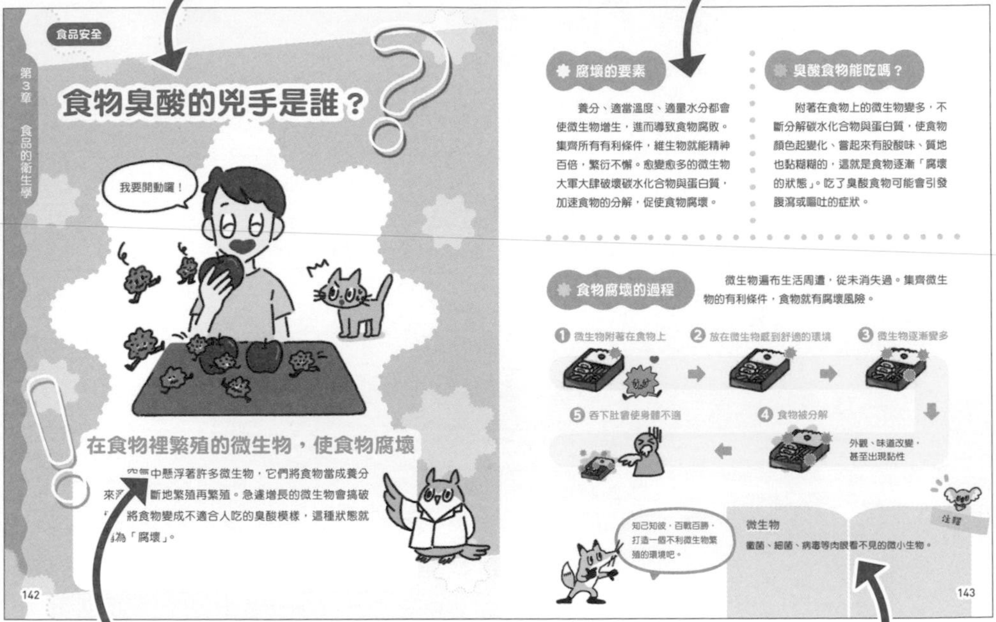

問題的解答。

解說內文出現的艱澀詞彙。

本書的主要角色

貓頭鷹醫生
企鵝醫生

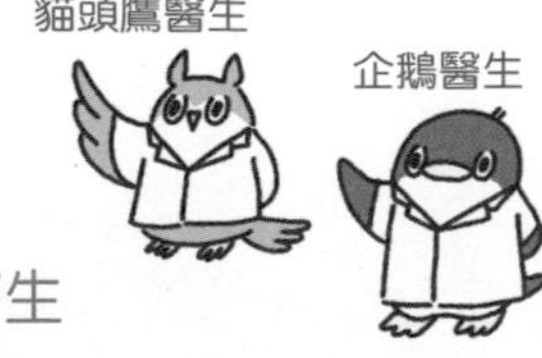

醫生

熟知衛生學的學問，
教導我們許多相關的知識。

悠哉刺蝟
敏銳狐

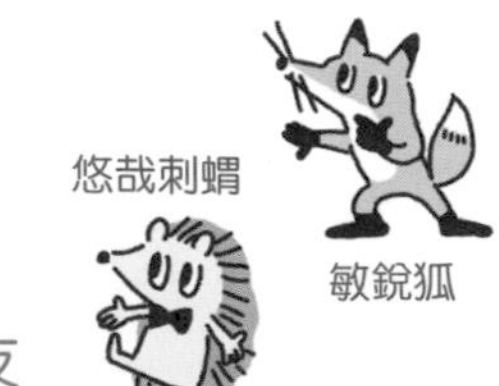

朋友

替讀者簡單扼要地總結
每一章的重點。

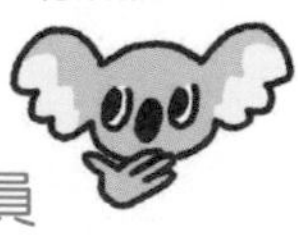

聰明無尾熊

註釋解說員

解說內文出現的
艱難詞彙。

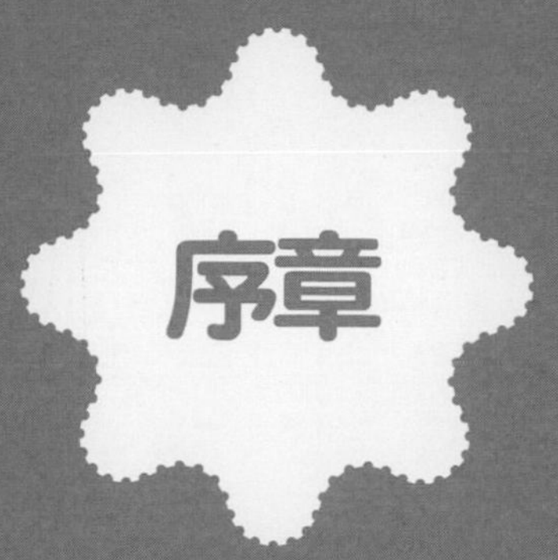

認識衛生學

衛生是什麼？

為什麼要做好清潔工作？

怎麼逃離疾病的魔爪？

說明衛生學的基本觀念。

什麼是衛生學？

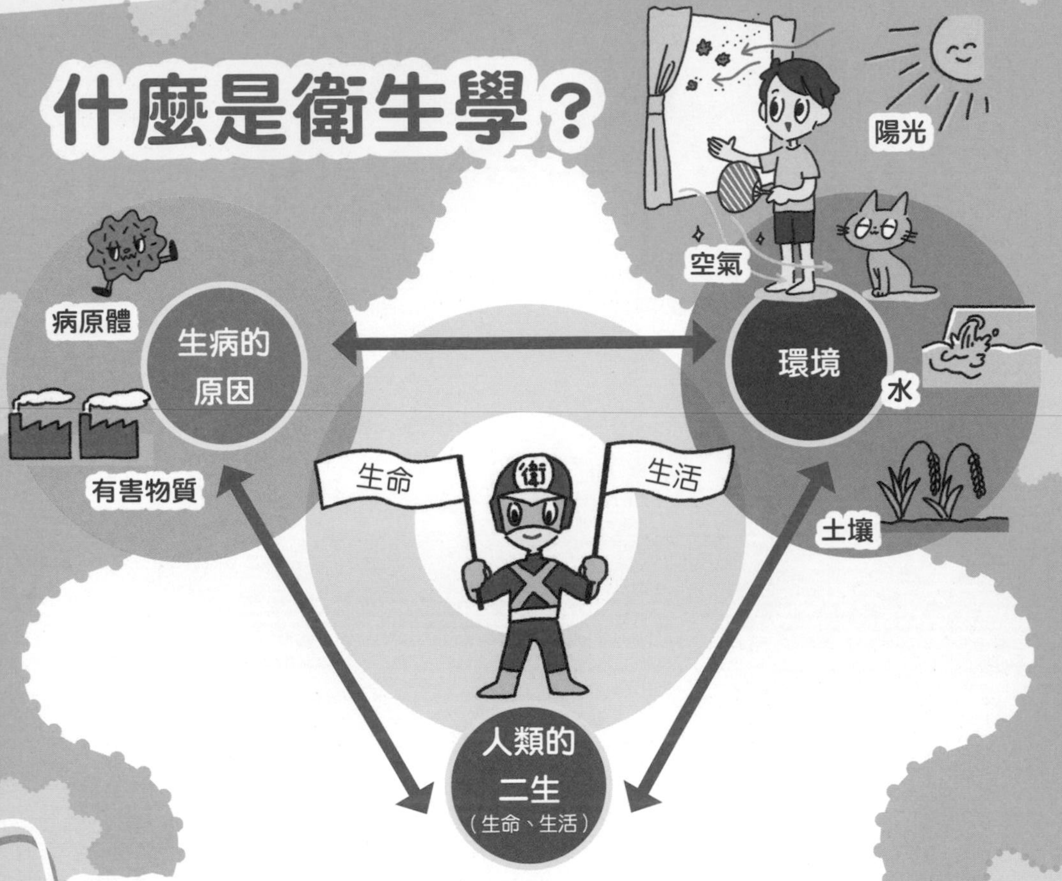

陽光

空氣

水

土壤

環境

病原體

有害物質

生病的原因

生命

生活

人類的二生（生命、生活）

探索三者之間的關係，衛生學可以預防人體健康的惡化

「衛生」，顧名思義就是「保衛生命 / 生活」的意思。為了能夠健康的度過每一天，人們試著確保哪些東西有害身體健康，並且為了降低有害物質的影響，努力整頓生活環境，防止健康受到威脅。總之，「衛生學」指的便是統整與衛生相關的知識或技術而成的一門學問。

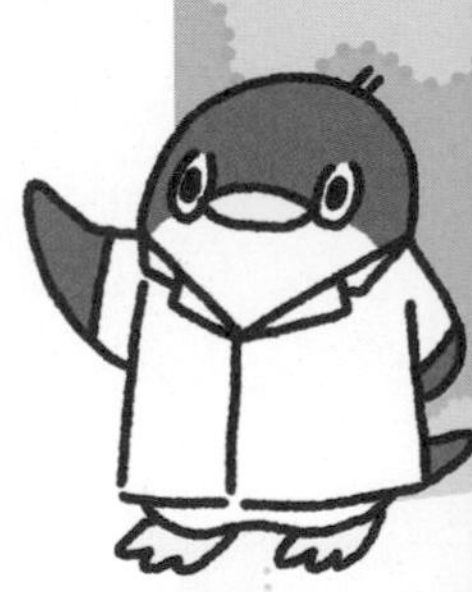

「衛生」的語源

「衛生（hygiene）」源自希臘神話中的健康女神「希吉亞（Hygieia）」——西方國家以她的名字為根，創造了「衛生」一詞來使用。日本自古以來會用「養生」來表現身體保健的觀念。在進入明治時代之後，觀察歐美文化的長與專齋醫師首先採用了「衛生」這個詞彙。他發現西方國家的「衛生」除了個人的身體保養之外，也融合了生活環境與社會整體進步的概念，像是整治上、下水道。此外，他還注意到中國典籍《莊子》一書中提及的「衛生」，也不只有個體身體保健的意思而已，此後「衛生」也成了他的慣用字。直到現在，要說明「衛生」是什麼時，都會以「預防疾病」、「打理生活」來解釋。

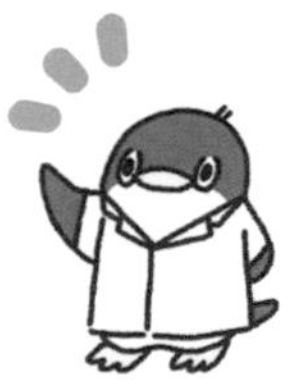

衛生包含了以下的活動！

保健衛生

思考飲食、運動、睡眠、休息等生活習慣，以及地區特性、年齡等因素對健康產生的影響。

環境衛生

觀察日常生活環境對健康產生的影響。

職業衛生

在工作場所進行的活動與性質對健康產生的影響。

校園保健衛生

在學校進行的活動與性質對健康產生的影響。

食品衛生

從食品的安全性切入思考食品對健康的影響。

什麼時候開始有衛生學的觀念？

你在做什麼？
我在挖排水溝！
聽說這條溝能抵禦傳染病喔。

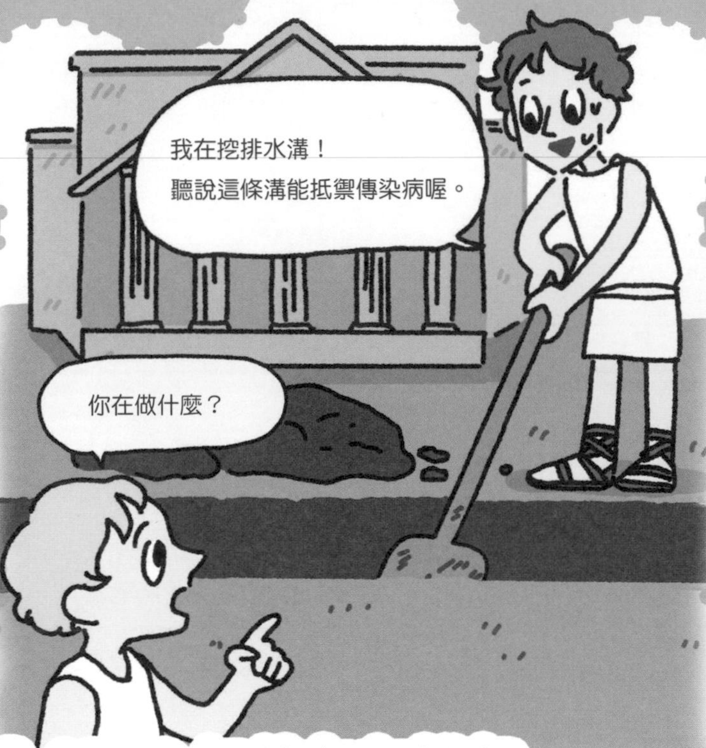

據說 4000 年前左右就有「衛生」的觀念了

人們從古埃及的遺跡裡發現了浴室、排水管及排水溝，由此可知人類在西元前 2100 年左右就有洗手的習慣，特別注重衛生呢！

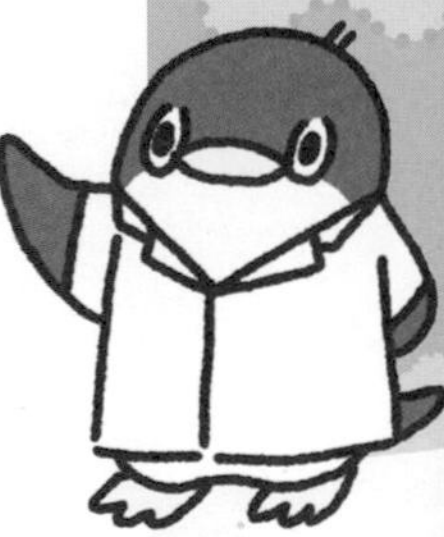

起源

都市愈來愈繁榮，貿易促使人們頻繁交流，而霍亂這類傳染病也跟著四處亂竄。為了阻止疾病傳播，衛生學順應而生。從清潔環境的行動開始，大家想方設法努力保衛健康，例如處理汙水與排泄物。「衛生學」就在統整這類環境淨化運動的過程中誕生了。

日本的情況

在日本的江戶時代，人們的衛生觀念相當薄弱，當時江戶等幾個大城市都在努力對抗霍亂等傳染病。他們想了很多辦法，像是為了喝乾淨的水而蓋了上水道，還有建立公共廁所、共同管理井水等等。

此外，日本學者貝原益軒在《養生訓》當中詳細記載了食物該怎麼吃，以及讓人活得更健康的祕訣。

從古至今，人們奮力與危害健康的危險分子之對抗，戰火從未停歇。

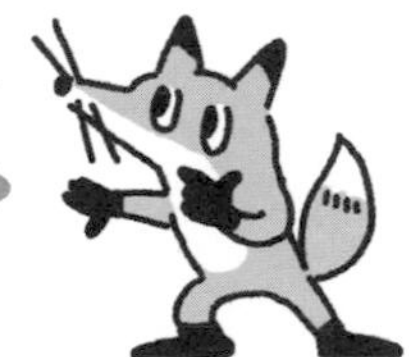

更多新知

北里柴三郎

北里柴三郎出生於西元 1853 年，被譽為「日本的細菌學之父」，他發現了鼠疫桿菌（Yersinia pestis），還開創破傷風的治療法。除了對傳染病預防、細菌學的發展具有莫大的貢獻外，也使「預防勝於治療」的概念普及開來。

南丁格爾

英國護理師。西元 1854 年，克里米亞戰爭爆發，她以戰地護士團護士長的身分奔赴戰場，仔細診察每一位傷兵病況惡化的原因。最終，南丁格爾用統計學證明，比起戰場，有更多士兵死於醫院髒亂的環境及營養不良，也為英國後世的醫療政策掀起變革。

沒生病代表健康？

你臉色好差喔，
沒事吧？
我沒生病喔！
每天都打電動
到三更半夜……

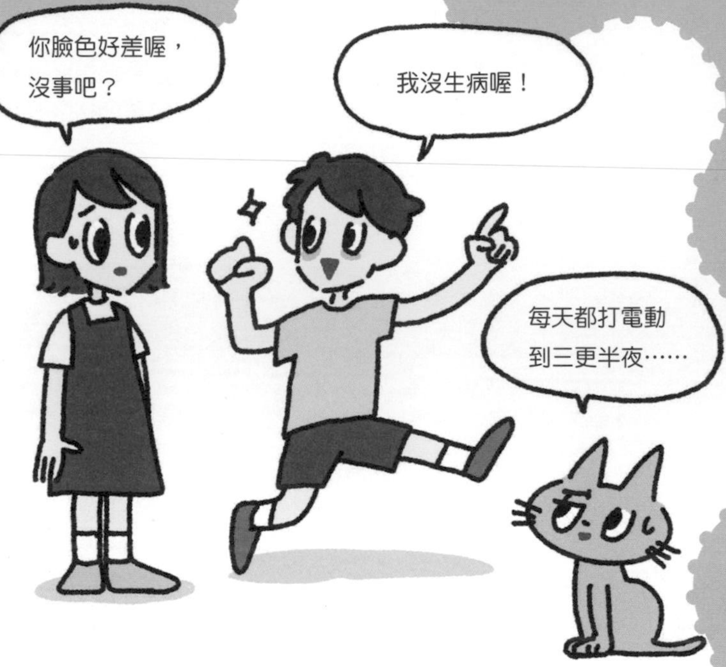

沒生病不等於健康

根據 WHO（世界衛生組織）的定義，健康是「身體、心理與社會關係三者和平共存的狀態」，不是沒生病或精神飽滿就算健康。想活得頭好壯壯沒煩惱、擁有良好的人際關係，就要檢討自己的生活習慣與周遭環境，並採取實際的行動，這就是衛生學的基本觀念。

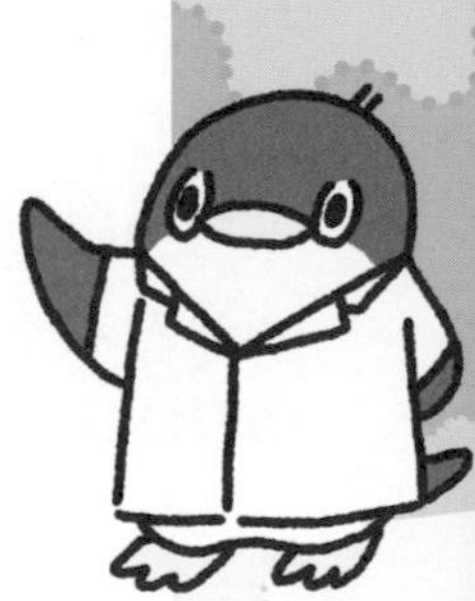

健康與衛生學

普遍認為「健康」就是精神好、沒病痛，但健康的定義不是有沒有生病。許多人都有過不用看醫生就會好的小毛病，像是頭有點痛、精神不濟。而工作及課業壓力大、睡眠不足、偏食也會引發身體不舒服，但只要改變生活習慣或周遭環境，毛病也隨之消失。衛生學的作用就是找出讓人不適的生活方式，理解生活與健康的關係，並提供改善的方法。

心靈受傷與衛生學

心理健康是指情緒上的安定。近年來，愈來愈多人有失眠、煩躁、焦慮等問題。對此，日本政府發布〈增進勞工心理健康的方針〉，提出許多對策。認真看待心理的傷痛，並治療人們受傷的心靈，建構一個不讓心理受傷的生活環境，當然也是衛生學的工作之一。

只要身心靈健康，加上安定的社交關係，就能活得充實自在。

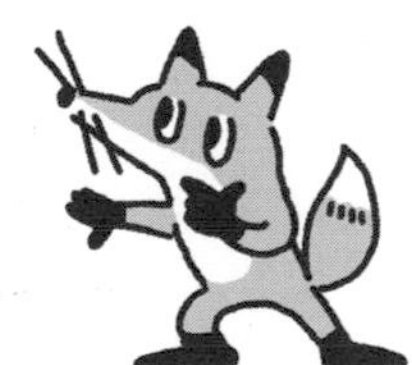

和諧的社會關係，QOL與衛生學

社會關係的和諧是扮演好家庭與職場等社會角色，成為他人的依靠，找到個人與社會的交集。而QOL（Quality of Life，生活品質）是指活出自己的生活風格。衛生學提醒人們從生活方式與環境中，找到破壞平衡的風險，藉此調節社會的運作模式，才能讓人們規律的生活。

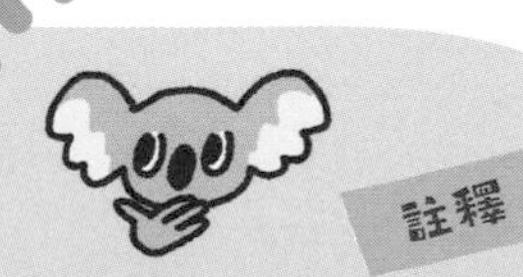

WHO（世界衛生組織）

聯合國中，以全人類的健康為最高宗旨設立的專門機構。

預防醫學的內容是什麼？

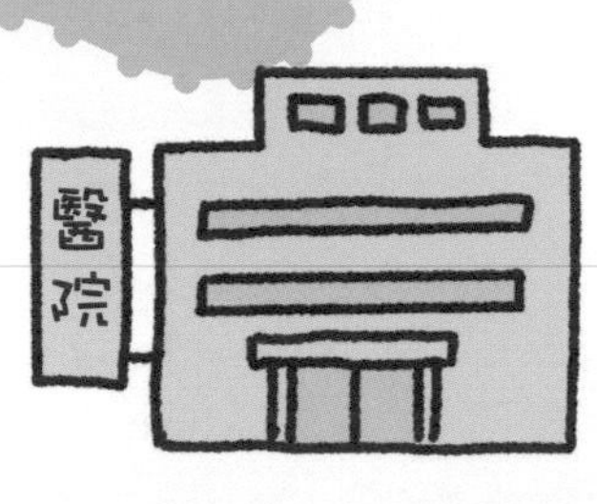

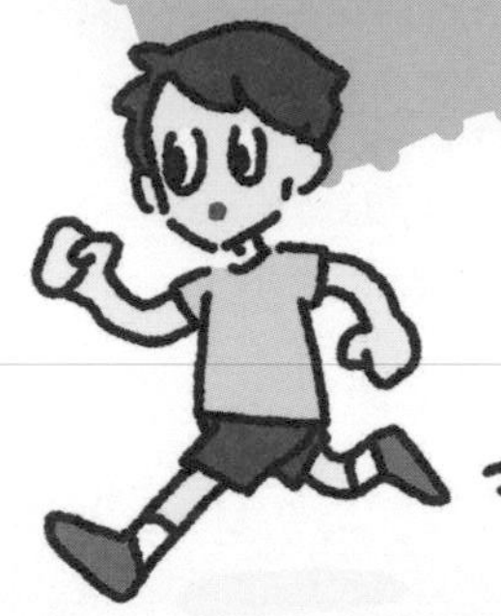
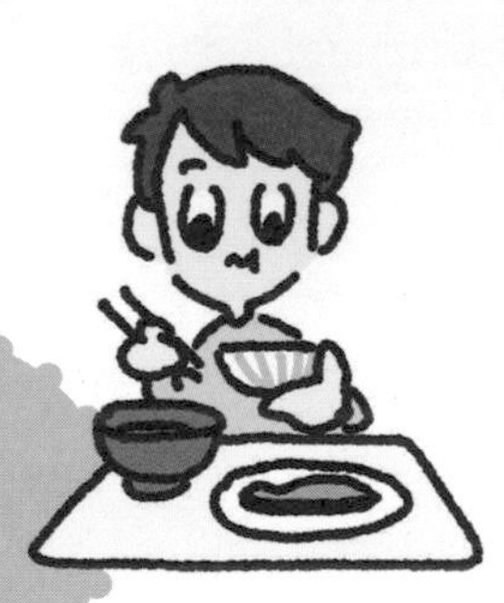
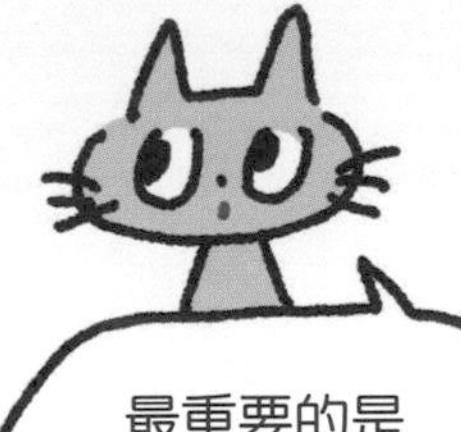
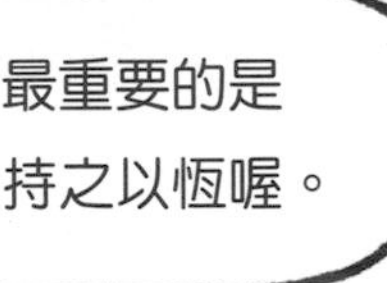

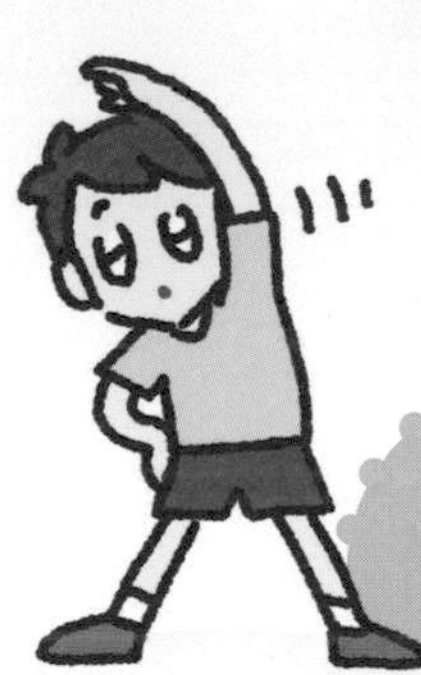

避免疾病纏身的對策

人們為了健康安全，每一天努力的生活。希望疾病遠離自己，就要嚴加預防，像是多注意飲食習慣，或是進行健康檢查及早發現疾病、治療；多走路，維持良好的運動習慣，保持身體勇健。衛生學的目標，是透過預防醫學，讓人即使生病了也不用擔心被疾病逼入絕境。

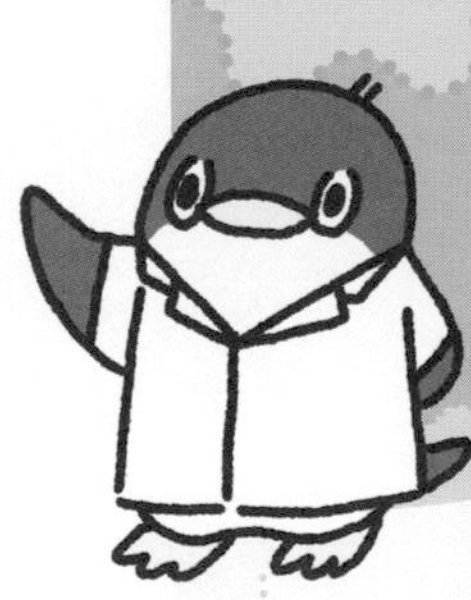

預防醫學

預防醫學分成三個階段，分別為預防生病、延緩疾病惡化與身體康復。美國醫學專家里弗萊爾（Leavell）與克拉克（Clark）研究疾病的進程後，針對預防醫學的三個階段，提出最適當的預防內容。

預防醫學的三個階段

	對象	內容
初級預防	所有人	目標是預防生病。建立促進健康或維持健康的生活。包含接種疫苗
二級預防	所有人、擔心生病的人	接受健檢、篩檢，疾病的早期發現、早期診斷、早期介入或治療
三級預防	已經生病的人	身體機能復原與預防復發

健康管理與保健

健康管理的意思是，時時檢視日常生活中的飲食、休息、運動、紓壓等行為，才能不受疾病侵擾，維持健康的狀態。此外，保健則是指為了維持健康所採取的行動，有專門的領域。

上面提到「健檢」與「篩檢」，而兩者有何差別？請見第24頁的解說。

保健行為

專門領域	對象
婦幼保健	孕婦、產婦、嬰兒、幼兒
成人及高齡者保健	青年、壯年、高齡者
產業保健	勞動人口
校園保健	學齡兒童、教職員
校園保健	感到心裡鬱悶的人 注重心靈健康的人

本書登場的衛生學

本書將會從日常生活中找出 3 種影響健康的因素。透過生活中的疑問，進一步了解預防疾病與維持健康所需的知識與行動。

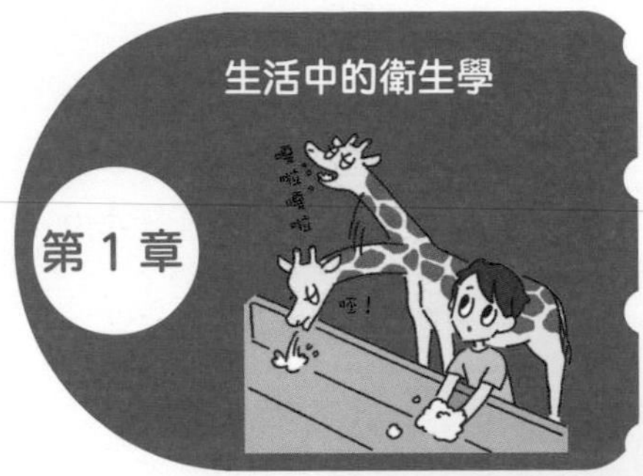

生活中的衛生學

第 1 章

從日常生活中認識衛生學。

①家庭生活 ②校園生活

③社會生活 ④災害時的避難生活

到 19 頁

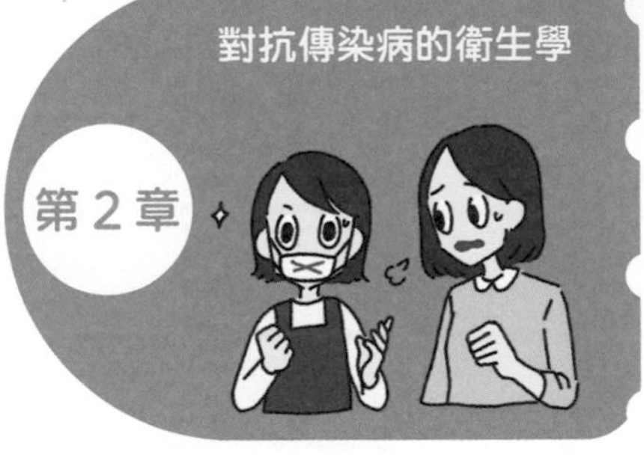

對抗傳染病的衛生學

第 2 章

介紹流行性感冒等各種傳染病與預防方式。

①感染的成立 ②傳染病的種類 ③疾病流行與大流行 ④預防傳染病

到 20 頁

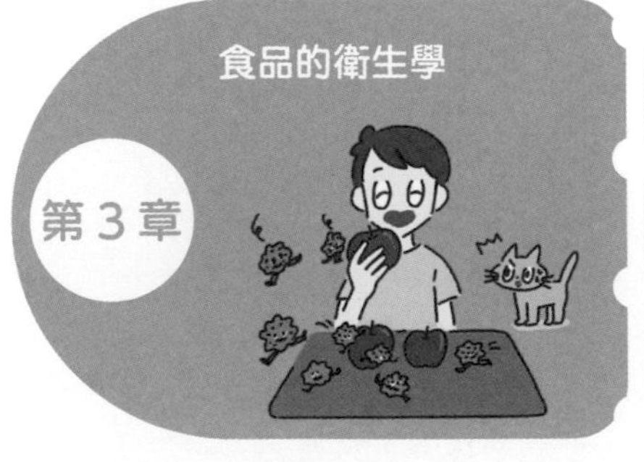

食品的衛生學

第 3 章

①食品安全

②食物中毒

③預防食物中毒

到 21 頁

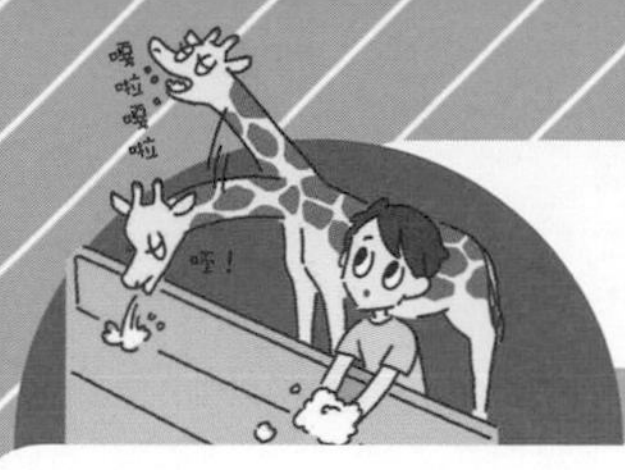

第 1 章　生活中的衛生學

本章介紹與每一天切身相關的衛生學。針對不同生活情境提問，像「有哪些東西會危害身體健康？」「有沒有預防疾病的方法？」衛生學之謎就藏在解答裡。

家庭生活

在生活中，為什麼要時常洗手漱口？冰庫及冰箱真的不會長細菌？從這類日常生活中的習慣或疑問裡，學會守護健康必要的預防方式與如何整頓家裡的環境。

校園生活

介紹會對校園團體生活產生不良影響的事物。理解如何減少負面影響與預防疾病、維持校園環境，以保持身強體健。

社會生活

有了安全、放鬆的環境，才有身心健全的每一天。小至你我周遭，乃至地球環境，都與健康密切相關。

災害時的避難生活

地震等災害發生時，保護自身安全的首要之務是什麼？第一次體驗避難生活。沒有水會帶來什麼樣的不便？食物該從何取得？該怎麼上廁所呢？想想避難時需要哪些對策與環境才能安然度過緊急時刻。

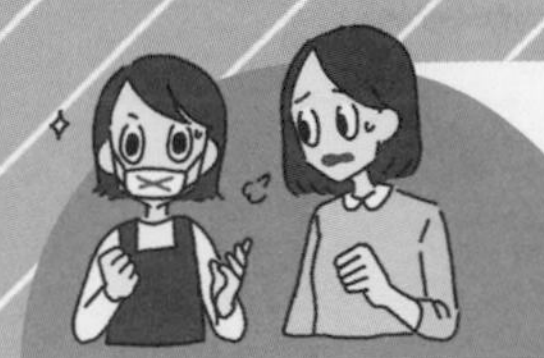

第 2 章　對抗傳染病的衛生學

有哪些壞東西會經由傳染病威脅健康？這些壞傢伙又會引發什麼疾病？本章將介紹流感等各種傳染病發生的原因與預防對策。

感染的成立

傳染是什麼意思？病毒與細菌是什麼？解開疑惑，認識傳染病的基本知識。

傳染病的種類

傳染病的種類多不勝數，了解它們的特徵才能預防感染。

疾病流行與大流行

該怎麼做才能逃離傳染病的魔爪？本章詳細解說消滅病原體的方法、阻擋病原體入侵體內的行動、預防接種如何降低疾病的危害，以及染病的患者與相關人士的最佳行動。

預防傳染病

流感等傳染病是如何傳播開來的？了解國家是如何打擊傳染病，從中學習傳染病的預防對策。

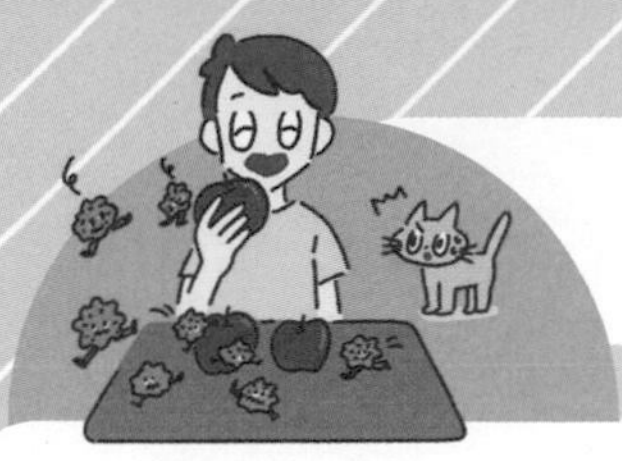

第 3 章　食品的衛生學

哪些食物會對健康造成不好的影響？這些食物又會引發哪些疾病？食物中毒時不時會出現在新聞上。本章將介紹食物與健康的關係，以及怎麼預防因食物而產生的疾病。

食品安全

食物的營養使人獲得能量，卻也挾帶著致病的風險。如何吃得安心，衛生學可是擔綱了重要的角色。食物為什麼會腐壞？細菌與黴菌對身體百害無一利？選擇無添加食品就萬無一失嗎？讓我們從預防的角度，逐一解開與食物相關的疾病問題吧！

食物中毒

一旦食物中毒，身體會出現什麼樣的反應？當心可能引發食物中毒的食材以及認識食物中毒的種類。

預防食物中毒

採取什麼行動才能防範食物中毒？從食品的保存方法與料理時的注意事項等，深入探索預防食物中毒的重點吧！

本書到處都會登場的單詞

認識本書中反覆出現的單詞，它們都是幫助讀者理解衛生學的關鍵詞彙。

傳染病

指的是病原體（引發疾病的微生物）溜進體內，使身體出現疾病的症狀。

微生物（細菌、病毒、黴菌＝真菌）

它們是小到眼睛看不見的生物。依照大小可分為病毒、細菌、黴菌（真菌）等。

病原體

引發疾病的微小生物（病原微生物）。

預防

防止生病的意思。

抵抗力

抵禦入侵身體的壞傢伙的能力。

微生物

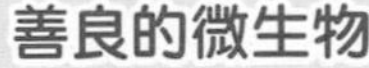

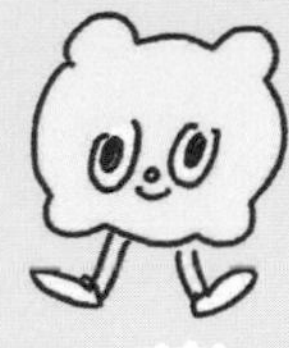

不僅能製作味噌或優格，還能防止身體被侵害的微生物，是人類的好夥伴。

雙歧桿菌屬

酵母

乳酸菌

等等

壞菌

邪惡的微生物

導致人們生病的壞微生物。

沙門氏菌屬

流感病毒

霍亂弧菌

諾羅病毒

等等

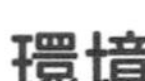

生活周遭會影響健康的各種因素。

物理因素

氣溫、溼度、大氣、光亮等

化學因素

食物的營養、食品添加物或農藥等化學物質

生物學因素

生活習慣、學校與工作等等

社會因素

生活習慣、學校與工作等等

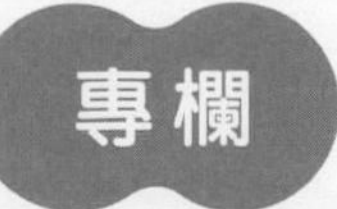

健檢與篩檢有什麼差別？

生活中時常會聽見「健檢」與「篩檢」兩個單詞。第 17 頁也出現了這兩個看起來大同小異的單字，一樣都有「檢」，但檢查的東西有什麼不同呢？

「健檢」是健康檢查的縮寫，意思是檢查身體的狀態是否健康；也就是第 17 頁敘述的「二級預防」，不分男女老幼，所有年齡層的人都能接受健檢。學校也會替學童測量身高、體重，看看有沒有過胖或太瘦，藉此確認大家是否身強體健。

而「篩檢」也是二級預防的一種，但這是為了及早診斷特定的疾病而做的檢查。以可能罹患疾病的人為對象，檢查身體是否感染流感這類傳染病或癌症等疾病。根據篩檢的結果，再接受更加詳細的精密檢查，才能抓出疾病且對症治療。

不過，無論是健檢還是篩檢，在疾病的預防上都具有同等重要的意義。

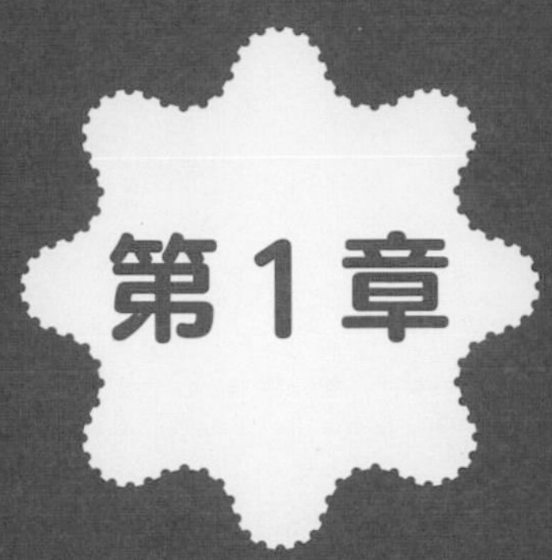

第1章

生活中的衛生學

從日常生活中認識衛生學。

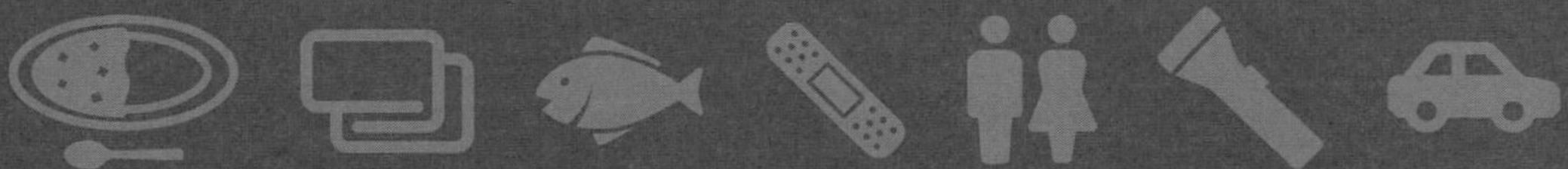

洗手漱口，有什麼好處？

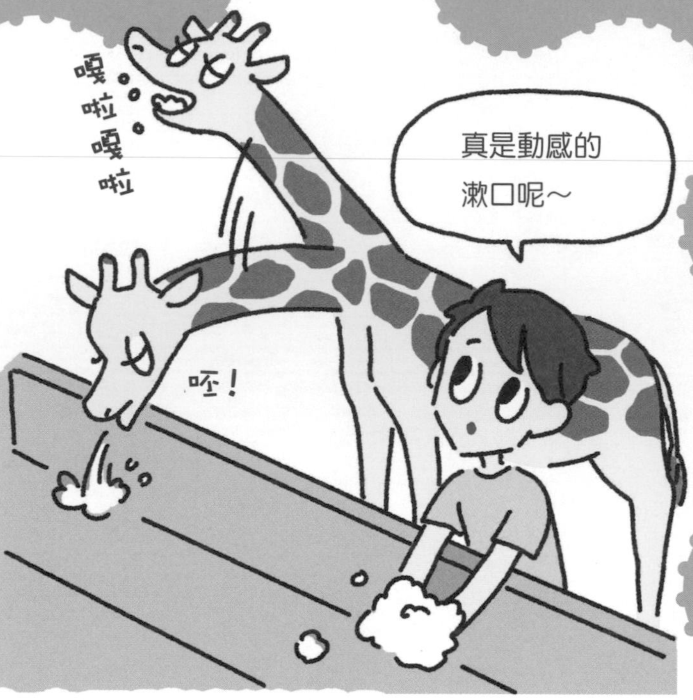

防止病原體溜進體內

打噴嚏、咳嗽時摀住嘴巴，擤鼻涕時會用力擦鼻子，這些都是用手才能完成的動作，手上也因此沾滿了病毒、細菌等微生物。勤洗手，可以在病毒與細菌溜進身體前將它們驅逐殆盡。漱漱口，就能將附著在喉嚨的病原體跟著水一起吐出來。

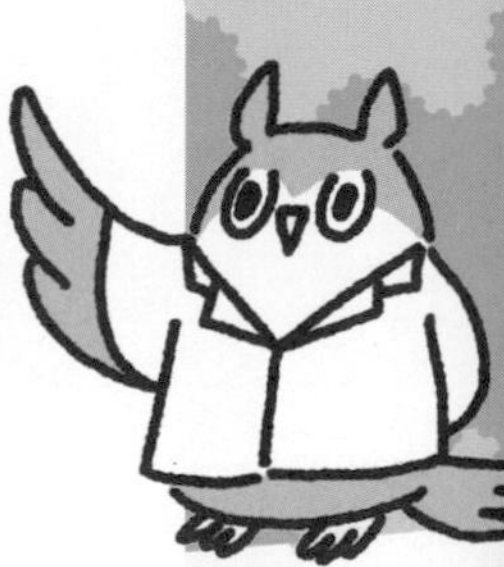

洗手的效果

許多研究都證明洗手可以減少病毒。看下列的調查結果就能知道，光用清水洗手 15 秒，就能消滅百分之一（1%）病毒數量。而且，搭配洗手乳洗手就能再去除百分之一（1%）的病毒。洗手確實可以預防生病或傳染病。

洗手的方式	留在手上的病毒數量（與沒洗手的情況相比）
沒洗手	約1,000,000個
用水沖洗15秒	約10,000個
用洗手乳搓洗10秒～30秒後，再用水沖洗15秒	數百個
用洗手乳搓洗60秒後，再用水沖洗15秒	數十個
用洗手乳搓洗10秒，再用水沖洗15秒，以上動作重複2次	數個

出處：森功次他，以貓杯狀病毒作為諾羅病毒的代替指標，探討洗手去除病毒的效果，傳染病雜誌，80:496-500.2006

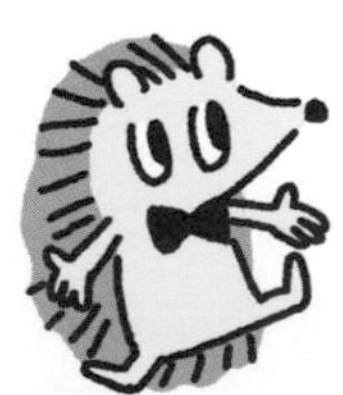

洗個手就能消除這麼多的病毒呢！

正確的肥皂洗手法

從外面回到家、咳嗽或打噴嚏後、上完廁所、吃飯前、摸過血液等髒汙之後都必須洗手。而且，僅用涼水或熱水沖洗並不能有效去除病毒與細菌。學習正確的洗手方式，搭配肥皂確實地洗洗手吧！

1 雙手沾水，拿肥皂搓揉手掌心。

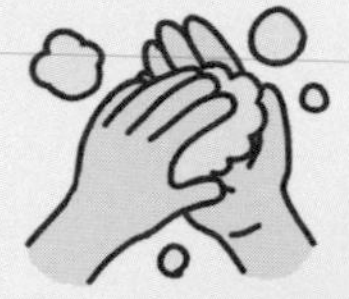

2 像拉手一樣搓搓手背。

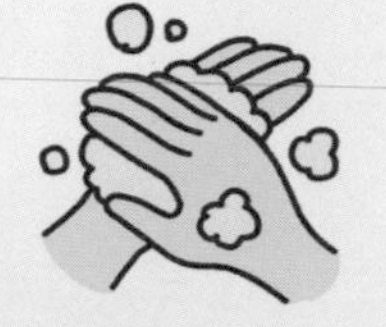

3 搓洗指尖與指甲縫。

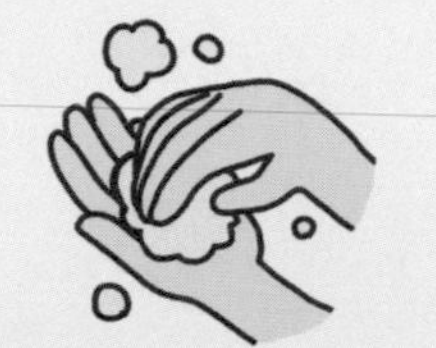

4 搓洗手指與指縫。

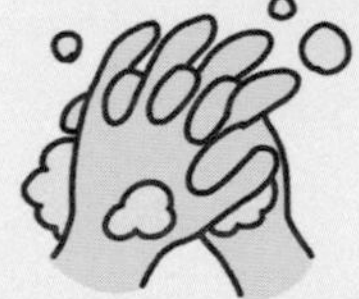

5 搓揉大拇指與虎口。

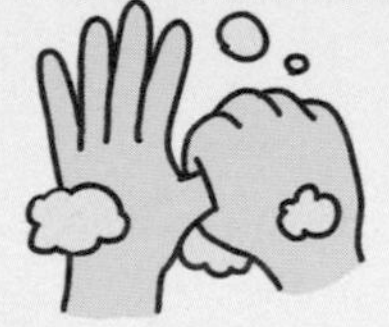

6 搓洗手腕。

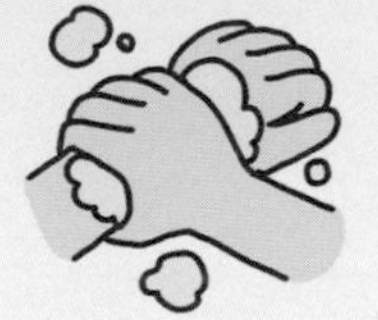

正確的酒精消毒法

使用酒精消毒水時必須留意幾個重點。洗手後，將酒精噴灑在溼漉漉的手上，會把酒精稀釋掉，導致消毒效果變差。先用紙巾或乾淨的手帕擦乾手，再使用酒精消毒才是正確的作法。消毒的效果主要取決於酒精的含量。消毒噴罐的噴頭要確實壓到底，從指尖、手心手背到指縫間等處，均勻地將酒精液塗抹開來。

正確的漱口法

我們會在無意間將空氣中的病毒與細菌吸入口中。從外頭回家、離開人群、喉嚨乾燥、空氣乾燥的時候，正確地漱口，就能將附著在口腔內側與黏膜裡的病原體漱出口中。

1. 杯子裡裝水（不一定要開水）

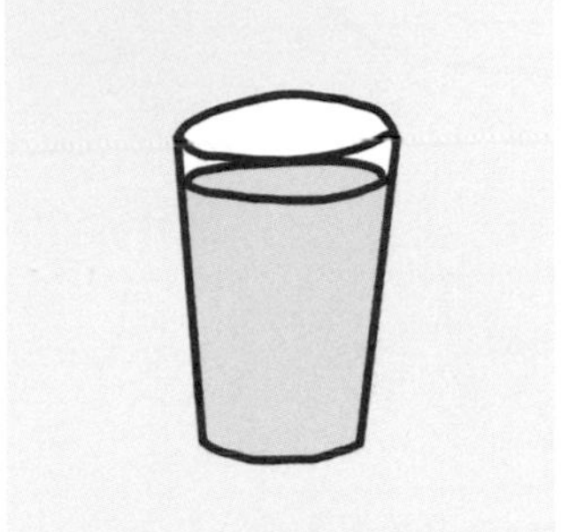

2. 用嘴含住半杯水

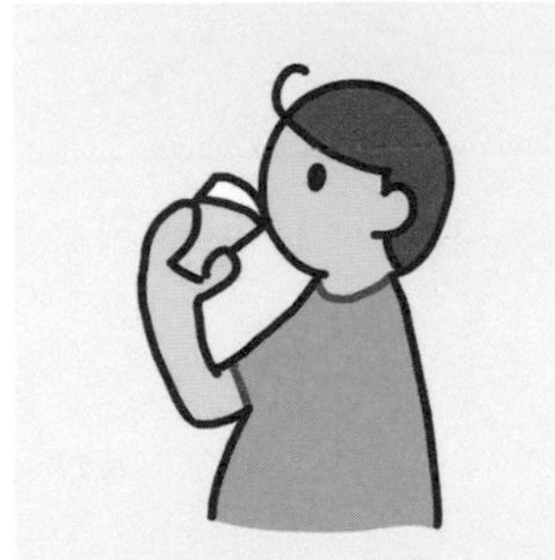

3. 看著前方「咕嚕咕嚕」幾下後吐掉

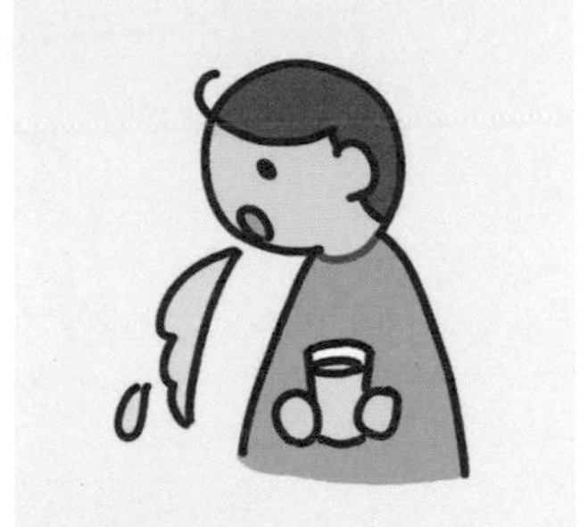

4. 再次含一口水

5. 臉部朝上，張開嘴發出「嘎拉嘎拉」或「啊」的聲音漱口約15秒。

6. 重複2到3次「嘎拉嘎拉」漱口法。

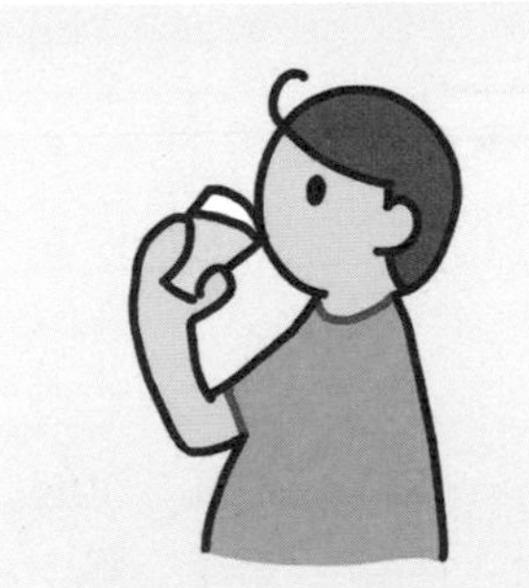

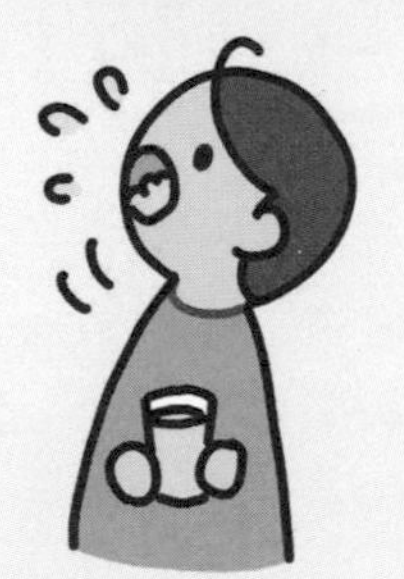

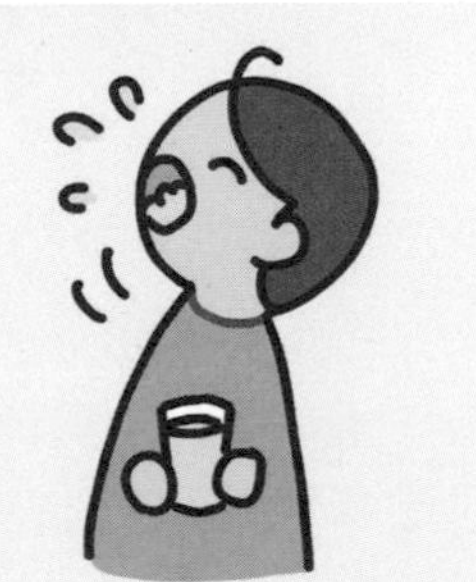

確實洗手、漱口，才能跟疾病說再見唷。

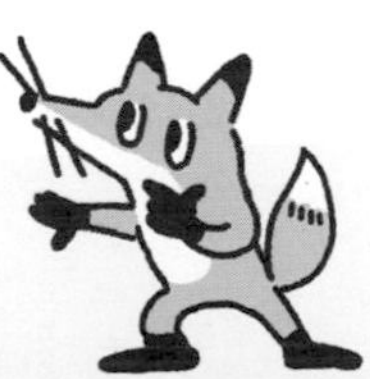

溼紙巾能把手上的病菌擦乾淨嗎？

就算沒辦法用
肥皂洗手……
紙巾是沒水可用時
的好幫手。汪！
除菌

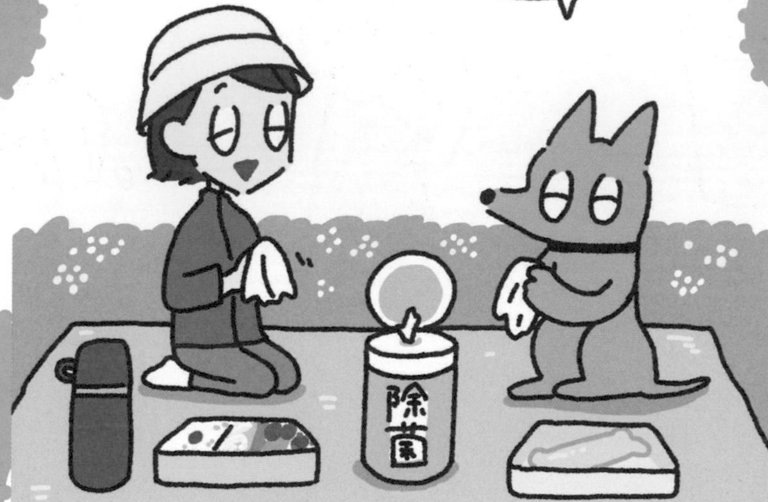

能減少病菌，卻無法完全消滅

餐廳在上菜前會提供溼紙巾，外出遊玩時，我們也可以攜帶溼紙巾以便隨時清潔手部。生活中隨處可見溼紙巾，它相當便利，無時無刻替我們擦去髒汙。理解包裝上抗菌、除菌、殺菌等用詞的意義，挑選適合自己的產品吧。

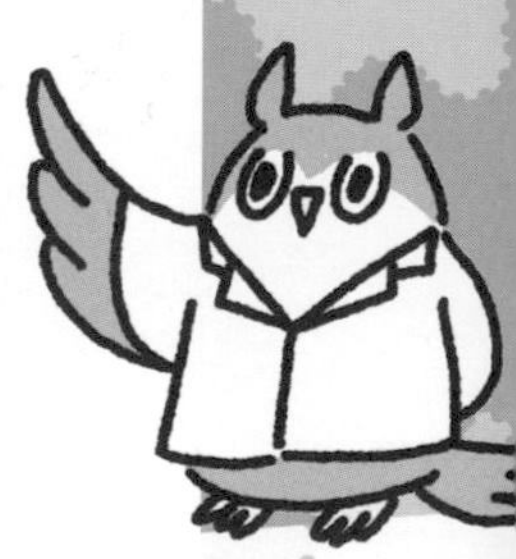

消滅細菌、減少細菌

溼紙巾的包裝上會標榜著抗菌、除菌、殺菌等效果，乍看之下每種都有除菌的作用，實際上卻不盡相同。只有寫著「滅菌」的商品才能完全殺死細菌。有些溼紙巾會添加消毒藥物，對物品與肌膚的刺激較強，所以要仔細閱讀產品資訊，確認使用時機與用量，才能挑到最恰當的商品。

	殺菌等級	效果	用途
抗菌	★☆☆☆☆	形成屏障，抑制細菌增加。	襪子、拖鞋、菜瓜布、砧板、洗衣精等
除菌	★★☆☆☆	去除物體表面的細菌。	溼紙巾、洗碗精、廚房漂白劑、酒精噴霧等
消毒	★★★☆☆	弱化細菌活動力，讓它無法再荼毒他人。消毒一詞只能印在受法律規範的醫藥品、醫療相關物品上。	乾洗手、餐桌消毒噴霧等
殺菌	★★★★☆	可以殺死細菌。雖然無法消滅所有種類的細菌，但只要能殺死特定的細菌，就能標榜殺菌效果。只有受法律規範的醫藥品、醫療相關物品能使用殺菌一詞。	藥用肥皂、殺菌消毒劑等
滅菌	★★★★★	能消滅所有的細菌。不能使用在一般商店販售的商品上。	醫院使用的手術器材或針筒等

家庭生活

洗過的砧板、抹布就沒有壞菌殘留嗎？

好，乾淨溜溜了！
反倒將看不見的細菌
抹滿桌了喵～
整晚沒洗的抹布

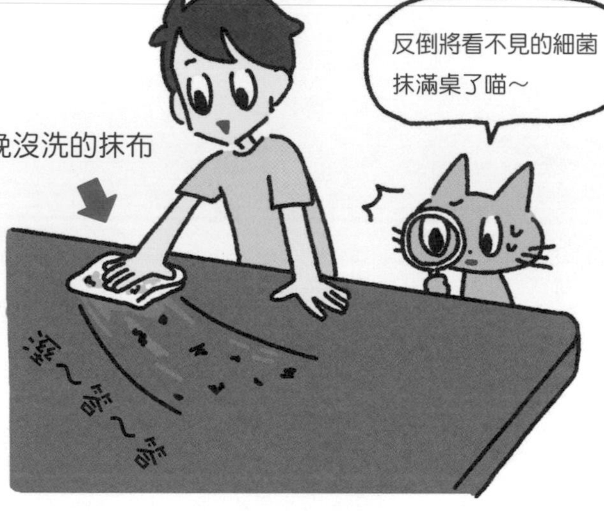

澈底清潔，才能趕跑砧板、抹布上的細菌

生活周遭到處都充滿會伺機潛入人體、害人生病的微生物，它們就是「壞菌」。廚房可說是壞菌的大本營。使用完砧板、抹布之後，要澈底清潔乾淨、殺菌消毒，讓壞菌無處可躲。

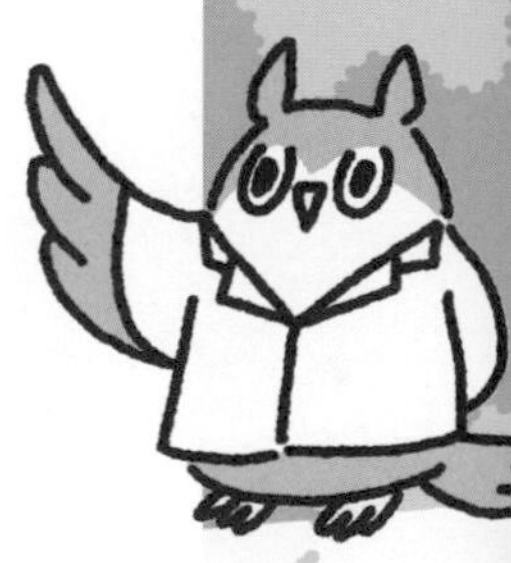

廚房清潔

廚房裡儲藏著食物與大量的水源，根本是壞菌的舒適天堂。由於肉眼看不見壞菌，所以再怎麼乾淨的廚房，壞菌都躲藏在暗處伺機而動。學習正確清潔廚房裡的砧板與抹布，斷絕壞菌進攻人體的機會。

除菌、乾燥超重要

用洗碗精清洗切過生食的砧板後，必須再除菌一遍。請善用商店販賣的除菌噴霧驅趕細菌。清潔除菌之後，絕對要澈底晾乾。再說，如果拿附著壞菌的抹布去擦碗盤、餐桌，等於讓壞菌散布在家中，所以每天都要用廚房用漂白水仔細除菌唷。

除菌的方法

抹布

光用水清潔，不能有效除菌。

▶ 每天用廚房漂白水浸泡→沖洗乾淨→晾乾

砧板

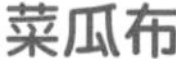

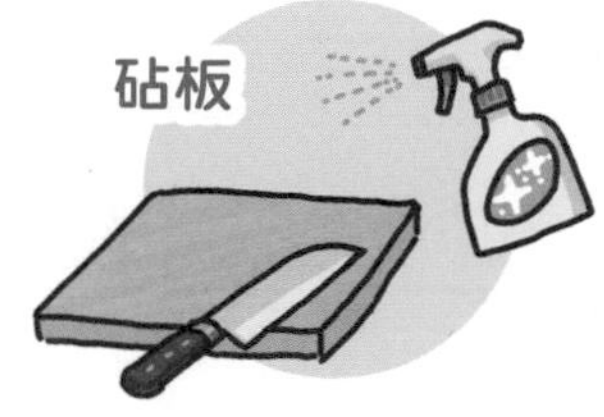

用洗碗精澈底刷洗，再以清水或熱水沖洗乾淨。生食用的砧板要再特別除菌一次。除菌時，將砧板平放，讓清潔劑滲透整個砧板。

▶ 用洗碗精清潔→沖洗乾淨→有廚房除菌噴霧的話再殺菌一次

菜瓜布

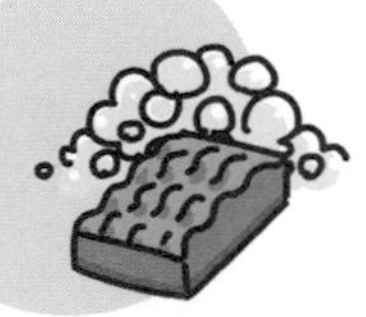

用完不洗，住滿細菌

▶ 用洗碗精搓出泡沫，放置一天，再浸泡廚房漂白水→沖洗乾淨→晾乾

大家都知道廚房住滿了壞菌，要隨時保持整潔的好習慣喔。

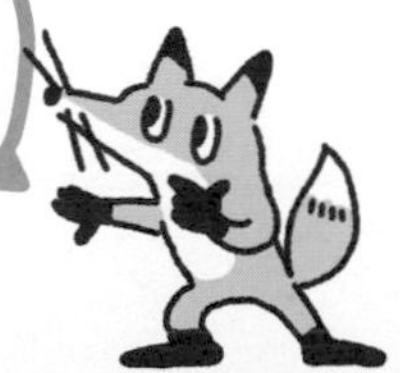

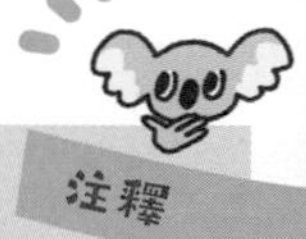

注釋

廚房漂白水

含有介面活性劑，能除菌、使碗盤閃閃發亮的洗滌劑。

冰箱、冷凍庫裡沒有壞菌嗎？

把食物都冷藏起來
就不用擔心了。
此時的冰箱裡……
本大爺可是李斯特菌屬，跟其他怕冷的小嘍囉不同！

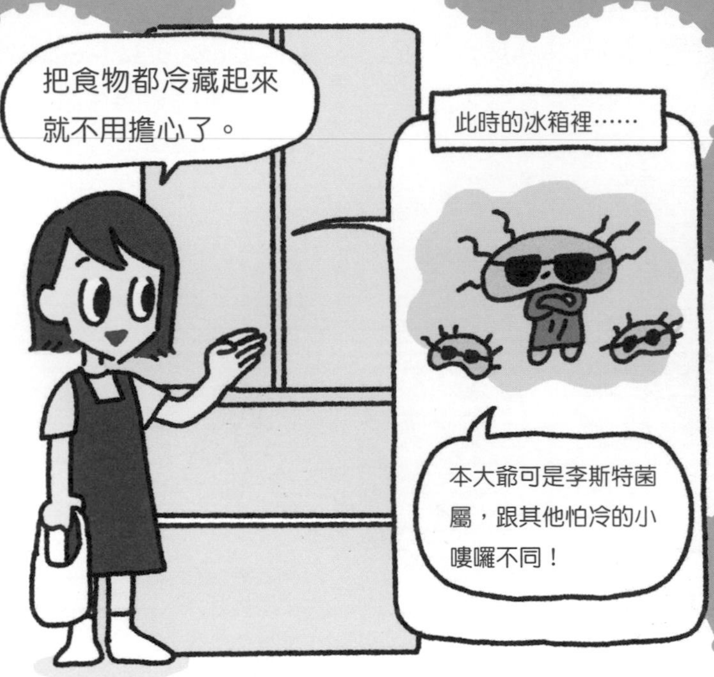

覺得冰箱完全沒壞菌就大錯特錯了

將食物放進冰箱或冰櫃，是保鮮的好辦法。不過，一天當中會不斷開關冰箱，使冰箱內部溫度高忽低。溫度升高有利壞菌滋生，有些壞菌甚至能居住在低溫的環境裡繁衍夥伴，所以絕不是把食物放入冰箱就不用擔心了。

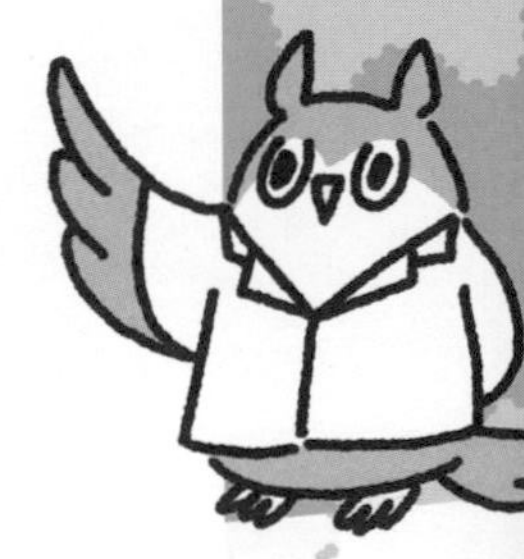

壞菌喜歡的溫度

壞菌的種類繁多，孕育壞菌的最佳溫度也各有不同。依照壞菌喜愛的溫度來分類，50 ～ 60℃稱為高溫細菌、37℃前後稱為中溫細菌、20℃左右則為低溫細菌。大多數高溫細菌都不會使人生病，而中溫細菌裡的病原菌最多，低溫細菌當中也存在著耶爾森氏菌屬、李斯特菌屬、E 型肉毒桿菌等會導致食物中毒的細菌。

不怕冷的細菌

李斯特菌屬很特別，能在低溫、鹽分高的環境繁殖。它們是生存在河川、動物腸道中的細菌，非常害怕高溫，75℃加熱幾分鐘就會全數陣亡。感染李斯特菌不會出現太嚴重的症狀，很快就能痊癒。然而，一旦重症化，會併發高燒、畏寒、肌肉痠痛等類流感症狀，也有人因此失去生命。

如何防範李斯特菌屬

李斯特菌屬是會緩緩增生的細菌。在有效期限內享用食物，細菌就不會過量孳生，使健康的人生病。嚴守食物的有效期限，儘早將開封的食物吃完吧。孕婦、老年人要更加留心。吃下少量的李斯特菌屬有致病的風險，甚至更嚴重，還是少吃生食為妙。

李斯特菌屬與食品

李斯特菌屬可能存在以下食品當中，要多多留意。

天然乾酪等乳製品
生火腿等肉類加工食品
燻燻鮭魚等魚類加工食品
涼拌高麗菜等生菜沙拉
哈密瓜

※要特別當心免加熱就能吃的即食食品

別對冰箱掉以輕心，食物還是趁新鮮吃完最好。更要隨時保持冰箱的整潔！

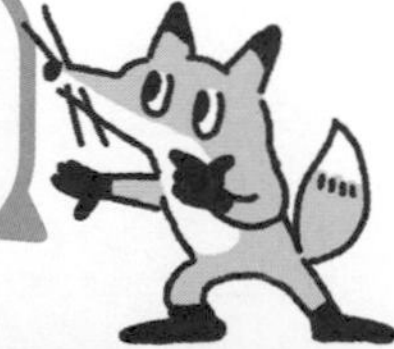

用過的碗盤要馬上洗嗎？

我吃飽了！
出門去囉～
唉，
變成壞菌的吃飯時間了
喵……
嚼嚼
嚼嚼

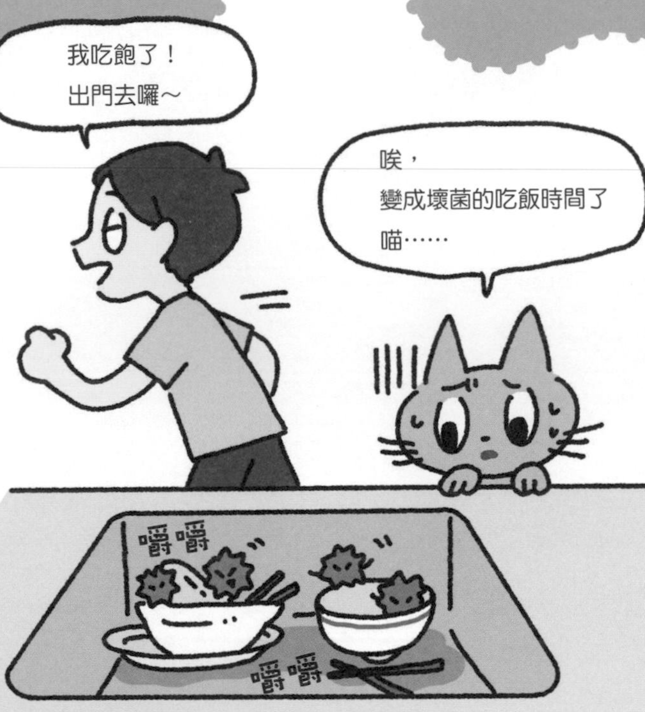

不洗髒碗盤，壞菌樂無窮

微生物只要有水、35℃左右的室溫加上食物殘渣等營養素，就能大量繁殖。用過的髒碗盤放著不洗，正好提供微生物飽餐一頓、大量繁殖的環境。吃完飯就順手刷刷碗盤，用清潔劑清洗掉食物殘渣等汙垢，澈底晾乾水分，別讓微生物猖狂增生。

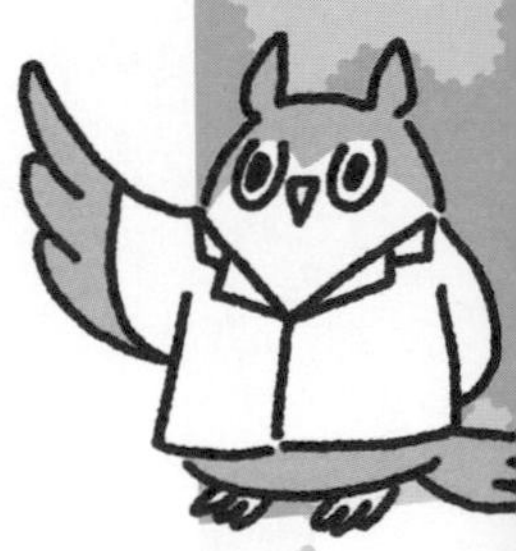

碗盤可以放著不洗嗎？

無法在用餐後立刻清洗碗盤的情況下，有些人會用清水或沸水簡單沖一下碗盤。雖說能沖掉表面汙漬，卻也製造了細菌最喜愛的環境。浸泡碗盤時加入洗碗精，且在 3 小時內清洗乾淨，才能杜絕細菌孳生。

漂白水立大功

處理生食的器具、碗盤上的汙漬好像怎麼都洗不乾淨？交給漂白水來辦！用洗碗精清洗一遍，浸泡漂白水 20 ～ 30 分鐘，再以清水洗淨，最後放置於通風處或用烘碗機去除水分。定期使用漂白水清潔食器，除菌效果一級棒。

正確的洗碗方式

不想讓髒碗盤成為細菌的溫床，就要早點動手清洗乾淨。一起來瞧瞧正確的洗碗方式吧。

1. 用廚房紙巾擦掉碗盤上的油垢，並以清水沖洗。
2. 菜瓜布沾取洗碗精，搓出泡沫，搓洗碗盤。

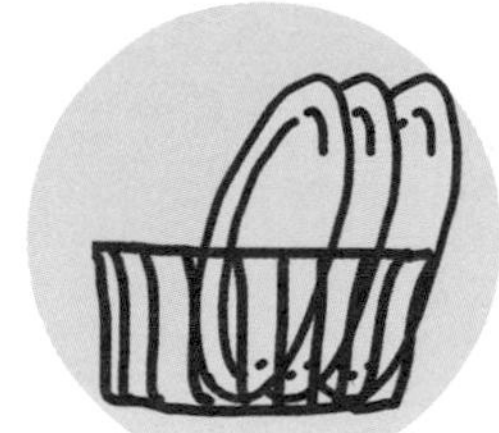

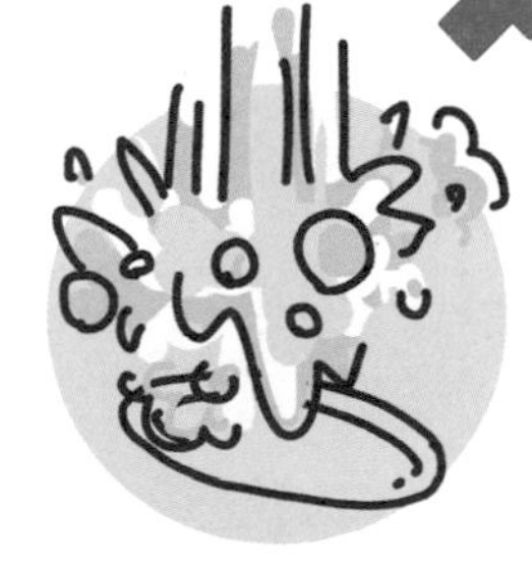

3. 立刻用清水沖乾淨。
4. 放置瀝水處或用烘碗機烘乾。
5. 收進乾淨的碗盤櫃。

增加細菌很簡單，
消滅細菌超麻煩。

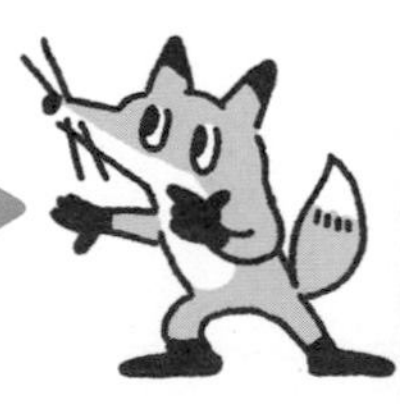

保持房間通風益處多？

趕出去多少髒空氣，
就能迎接等量乾淨的
空氣。

是新鮮空氣的
味道耶喵～

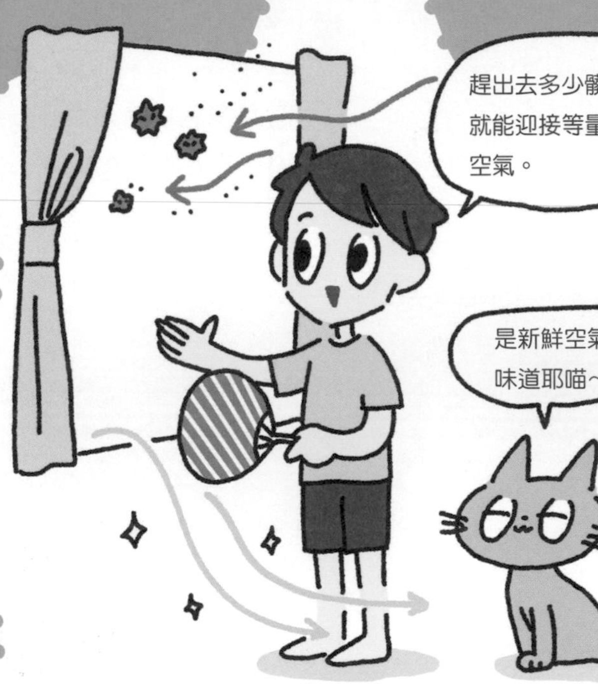

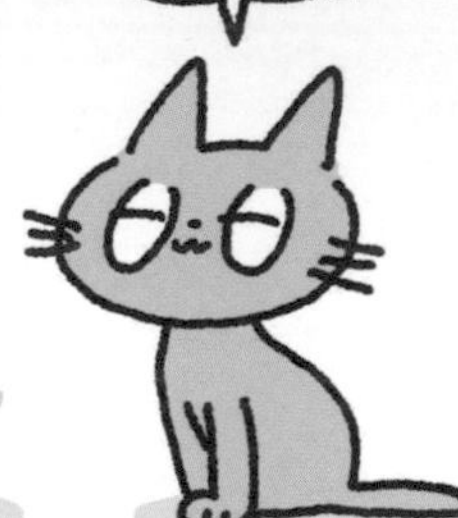

排出髒空氣，引進清淨的空氣

空氣中懸浮著灰塵與病原體。總是緊閉門窗，房間就會被灰塵與病原體占據，也充滿了身體吐出的二氧化碳。通風就是讓好空氣取代髒空氣，把髒東西趕出房間，新鮮的空氣使房間煥然一新。

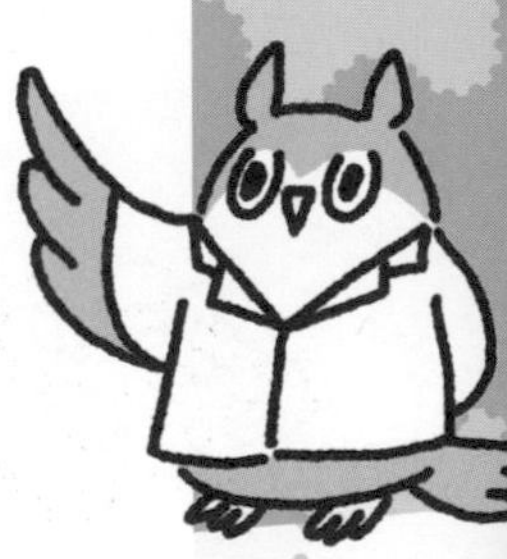

通風的益處

公寓或雙層透天厝的氣密性通常較高，目的是增強隔音、阻擋寒風。這使得房子缺乏縫隙，空氣會留在密閉的空間循環。所以，如果不讓房間通風，汙濁的空氣會持續留在家裡。

空調或空氣清淨機的作用

空調能調整房內的溫溼度，創造舒適宜居的環境。它利用的是房間原本的空氣，所以沒有換氣的效果。空氣清淨機就能吸收房間裡的空氣，轉換成乾淨的空氣排出，可惜效果有限，無法使整個房間清新宜人。

空氣行進的通道

通風時要打開房內相隔最遠的兩扇窗，拉長空氣出入口的距離，就能讓空氣流動到房間每個角落。出口的窗要大一點，理想的通風頻率是 1 小時 2 次，每次 5 分鐘。此外，也可以用電風扇等家電，吹出一條空氣行走的道路。

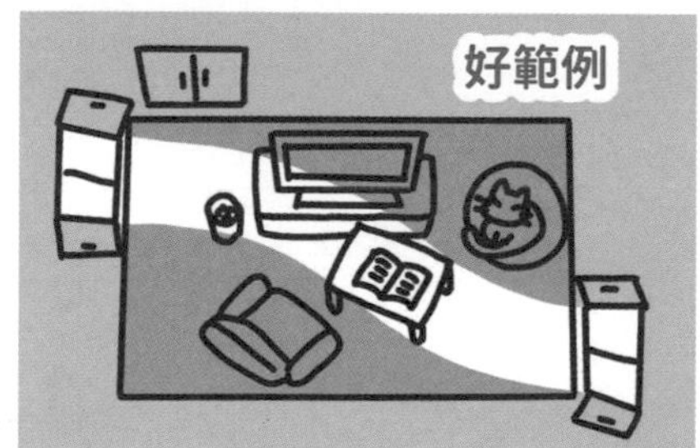

空氣流過整個房間

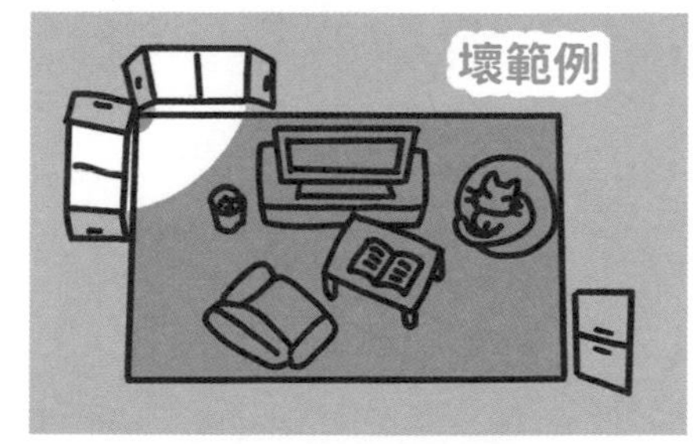

空氣只在房間一角流動

有些人家裡安裝了能全天候通風的設備，善用工具，別讓同一批空氣窩在家裡。

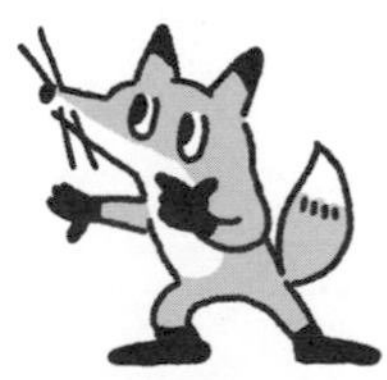

打掃也能促進健康？

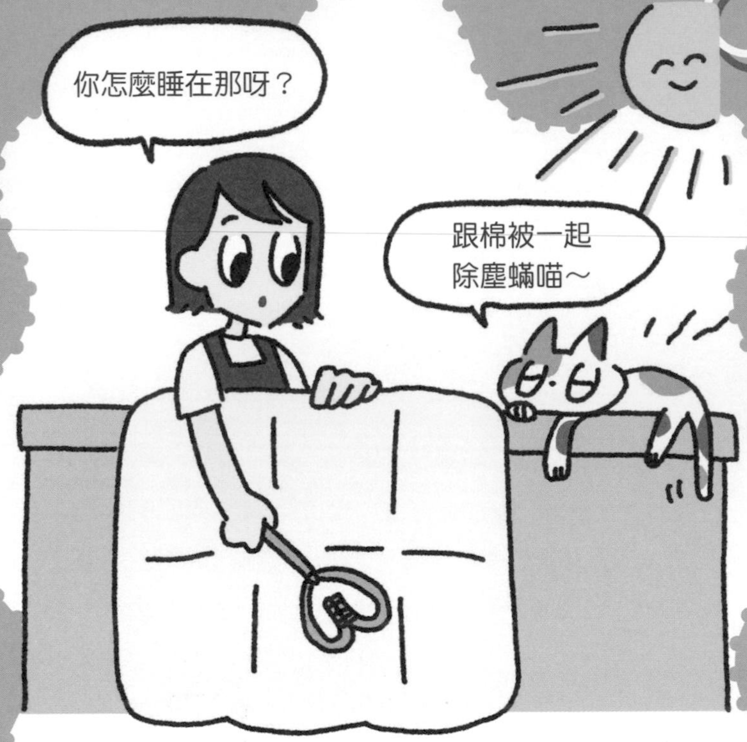

房間裡潛伏著危害健康的蟎蟲與黴菌

平時蟎蟲與黴菌都躲藏在每個人家中。塵蟎喜歡高溫、高溼的環境，棉被、地毯都是它特別中意的場所。定期打掃家裡可以讓蟎蟲無所遁形！勤加掃除、澈底晒乾棉被等物，也能防範屋外的花粉潛入家中，化身為過敏的兇手。

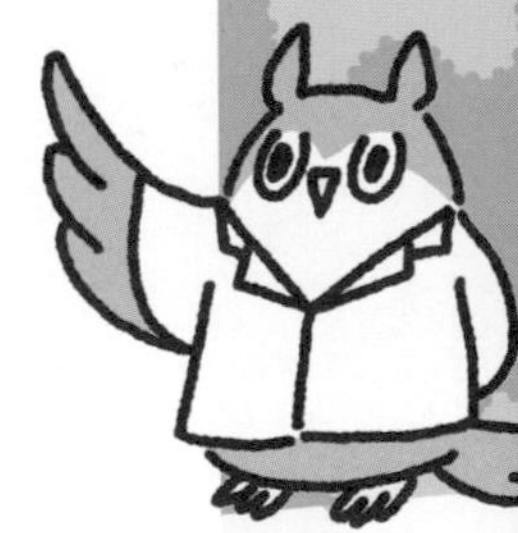

塵蟎

吸入塵蟎褪去的殼、屍體或糞便，可能會引發鼻炎、皮膚炎等過敏的症狀。而且，梅雨季到夏季期間，塵蟎會偷偷住進屋子裡的榻榻米、地毯、棉被或絨毛娃娃等地方，吃人的皮膚、皮屑、黴菌維生，並不斷繁殖。勤奮打掃、洗滌晾晒，才能杜絕這些入侵者。

黴菌

黴菌與塵蟎同時現蹤，梅雨季等溼氣較重的季節裡會出現白黴菌或黑黴菌。它們會附著在浴室、窗框或壁紙上，食用皂垢或人類皮脂來增生。對付黴菌就要避免水氣殘留，除了勤加通風與除溼，更重要的是一旦長灰塵或發現皂垢，就要立刻清理乾淨。

花粉

流鼻水、眼睛搔癢都是花粉症的典型症狀，而萬惡之首就是時常尾隨人類進入屋內的「花粉」。溼布清潔能有效對抗花粉症，畢竟花粉又輕又乾，一般的乾布清潔對它們起不了作用。

眼睛看不到它們也太可怕，我要開始努力打掃了。

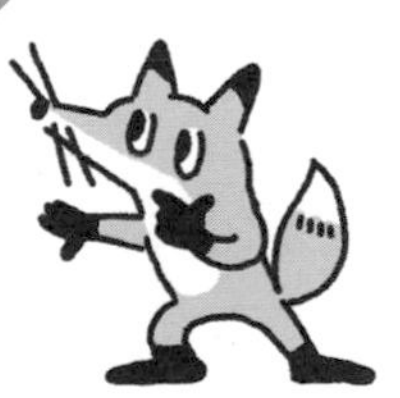

進屋前，記得先將花粉抖落喔。

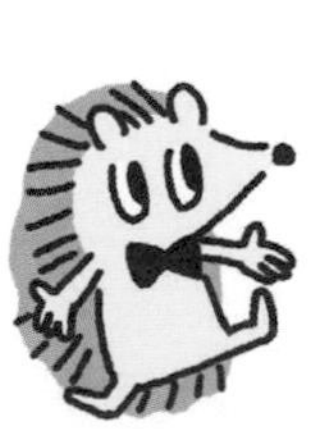

自來水和瓶裝水有什麼不同？

人家在學校也只用礦泉水啦！
洗個手而已，用自來水就好了吧……

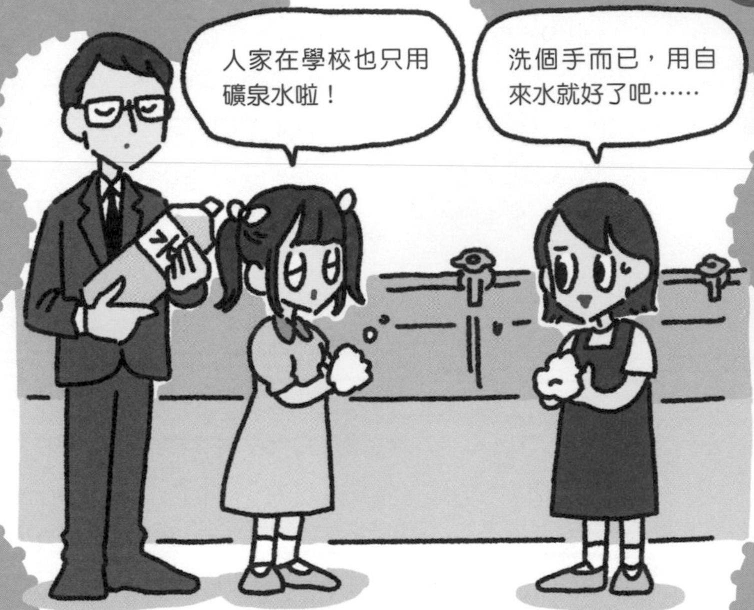

飲用標準、味道、成分、價格都有所不同

日本的自來水受厚生勞動省制定的《自來水法》規範，共有 51 個法條，飲用標準相當嚴格。礦泉水則由農林水產省的《食品安全法》管理，有 39 個飲用標準檢驗。日本的飲用水基準相當嚴苛，因此無論是自來水還是礦泉水都能安心喝。

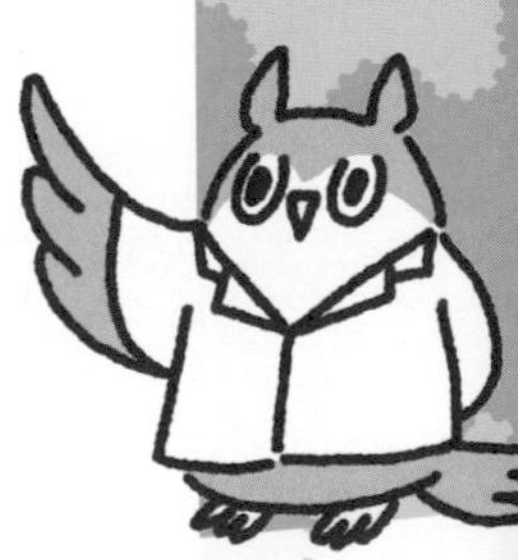

* 臺灣自來水符合飲用水水質標準，但水會流經管線或蓄水池，因此建議煮沸後飲用。

自來水的特徵

將河川等處的水源引入淨水廠，殺菌後再把淨化水輸送到每戶人家，這就是自來水。淨化水源時會使用殺菌能力很強的氯，一會兒就能讓水質變乾淨，而且用氯殺菌，還能降低自來水引發的傳染病風險，有效抵禦病原體。不僅如此，自來水還超便宜。在臺灣，一瓶 500 毫升瓶裝水要價新臺幣 20 元，但 500 毫升的自來水卻只要新臺幣 0.004 元左右。很經濟實惠吧。

瓶裝水從哪來？

依據日本農林水產省的品質標準，包裝飲用水共分為四類。商店陳列著琳瑯滿目的礦泉水，依據水源地、製造廠商的不同，味道與口感各有千秋。做菜時，為食譜挑選適合的品牌，菜餚也別有一番風味。可以按照自己的目的選擇與喜好相符的礦泉水唷。

註：臺灣 CNS 包裝礦泉水國家標準分為「礦泉水（CNS 12700）」與「包裝飲用水（CNS12852）」兩種。前者即是天然礦泉水。

天然水

從特定的水源取得的地下水，煮沸、過濾後再殺菌或除菌，幾乎不含礦物成分。

天然礦泉水

天然水當中，含有地底天然礦物質的水。

礦泉水

水源與天然礦泉水相同，經煮沸、過濾、殺菌或除菌後，再添加地下水或人工礦物質。

瓶裝水

自來水或河川水、蒸餾水、純水等，以適合飲用的水為原料製成。

近年來，家中裝設飲水機的家庭有增加的趨勢。也愈來愈多人裝設濾水器，自來水也能咕嚕下肚啦。

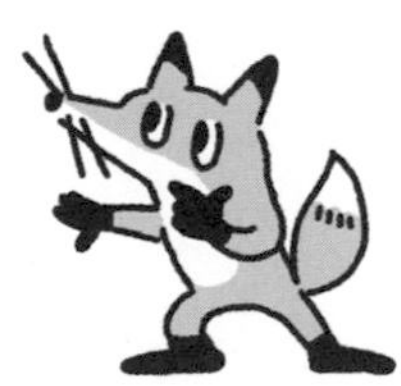

老師跟學生打招呼的真實目的？

早安——
咦？你還好嗎？
我很好……
看就知道騙人，
別逞強呀！

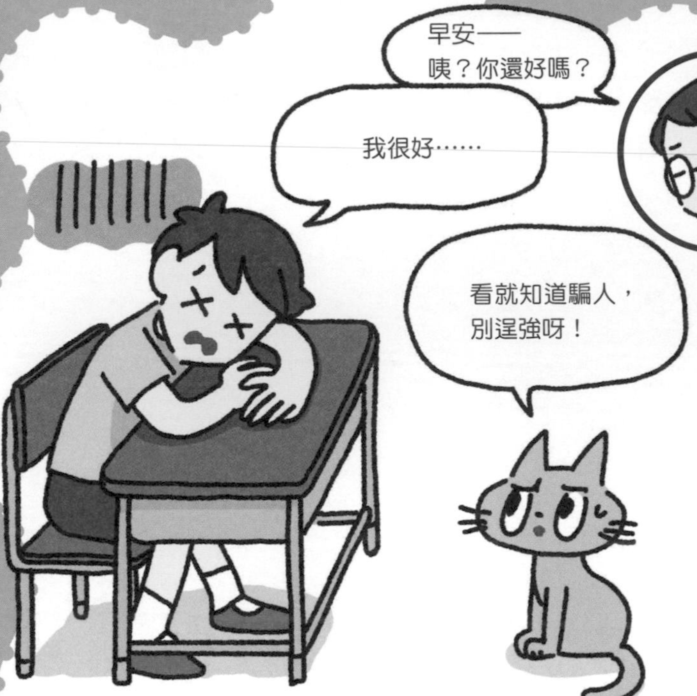

隨時注意學生的健康狀態

一早，班導師都會到教室跟同學們打個招呼，其實是為了仔細瞧瞧學生們是否朝氣蓬勃，觀察著大家的健康狀態。只要留心，任何異狀都逃不過老師的眼睛，在第一時間幫助學生戰勝心理煩惱與身體疾病。

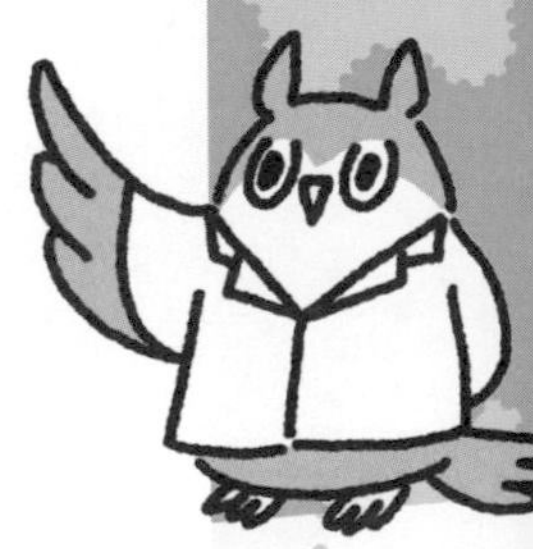

身心靈的及時診療

團體生活中，難免會出現精神不濟或臉色發青的人。當老師凝視學生的臉龐，與每個人對話，或許能馬上覺察學生的不適，以便及時送醫治療或請輔導室協助諮商，及早接受適當的處置，避免狀況愈來愈糟。

早期發現疾病的流行

愈來愈多學生身體不舒服，掛病號的症狀也大同小異，傳染病或食物中毒可能已席捲整個班級。只要班導師多加留意學生的狀態，就能及時遏止疾病的肆虐，守護學生的健康。愈早發現，才能將傳染病的散播控制在最小範圍。

健康「診聊」

透過健康觀察或診斷，當察覺身體出現異樣，總覺得哪裡不對勁時，也能在學校進行健康指導，找出不適的根源。與老師談談你的狀況，聽從建議才能找回健康。通常保健室老師、班導師、輔導老師會共同為學生診「聊」。

學生就是要精神飽滿上學去！身體有哪裡不舒服的時候，記得跟老師或大人說喔！

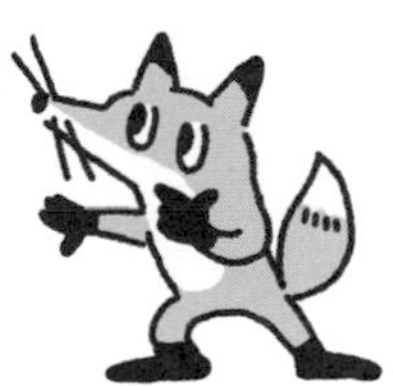

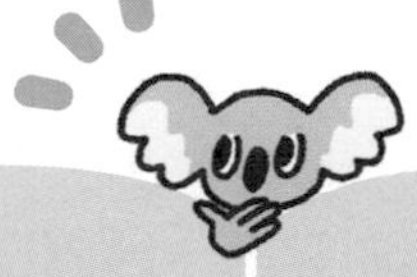

注釋

保健老師

在保健室中負責緊急救護、健康診察、衛教宣導等業務，是校園裡守護大家健康保健的老師。

輔導老師

處理學生心理問題、輔導特殊學生與其家長的老師。

為什麼要定期做校園健康檢查？

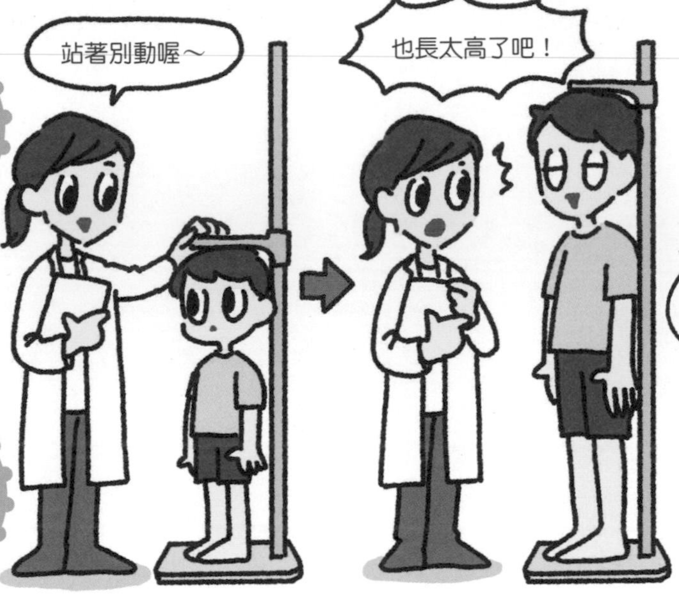

記錄成長曲線、及早發現身體異狀

學校安排的健康檢查，能夠管理學生的成長與健康。每隔一段時間都要進行一連串的檢測項目，藉此了解身體的成長變化。另外，若測量結果異常，校方會通知學生到醫院做進一步檢查，有助於疾病的早期發現。

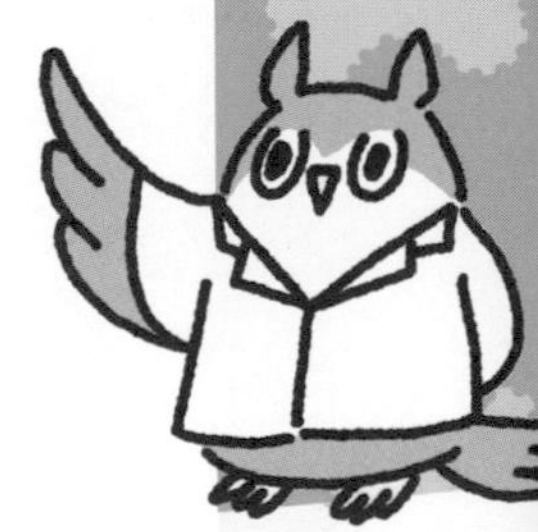

健康檢查的項目

學校的健康檢查項目不外乎有身高、體重、視力、聽力、營養狀態、口腔衛生、尿液檢查，並由我國《學生健康檢查實施辦法》規範。但時代在變，項目也跟著調整。比如說，臺灣在 1990 年之前並沒有尿液檢查的項目。

身體異常怎麼辦？

假如學生的視力與去年相比大幅衰退，學校會開立通知單請學生到眼科診察。而尿液檢查有異常，可能是內臟生病了，一樣會收到內科診療的通知單。從校園健檢的結果發現疑慮，能及早到醫院接受詳細檢查，就能在早期進行治療。即便沒有生病，也能藉由健檢結果調整生活習慣。

掌握健康狀態！

長高了多少？變胖還是變瘦？了解自己的成長曲線對健康有益無害。一旦蛀牙了，要立刻去牙科治療，或者改善刷牙的方式；近視變深，就要反省自己是不是手機滑太久、電視看太多啦？

小小改變生活習慣，大大改善身體健康。及早發現身體異常，儘早做好對策吧。

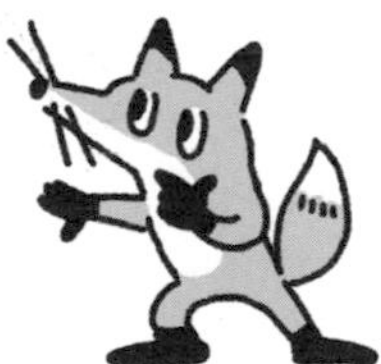

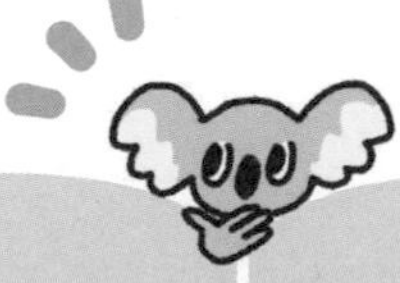

注釋

《學生健康檢查實施辦法》

中華民國政府為顧及學生在校園中的健康與安全所制定的必要法規。

學校怎麼停課了？

這個班級有 40 個學生，20% 的學生請假的話就要停課。今天有 5 個人請假，請問再幾個人沒來就得停課？
來，算算看！
這題好討厭喔。
老師，你是不是不想上課？

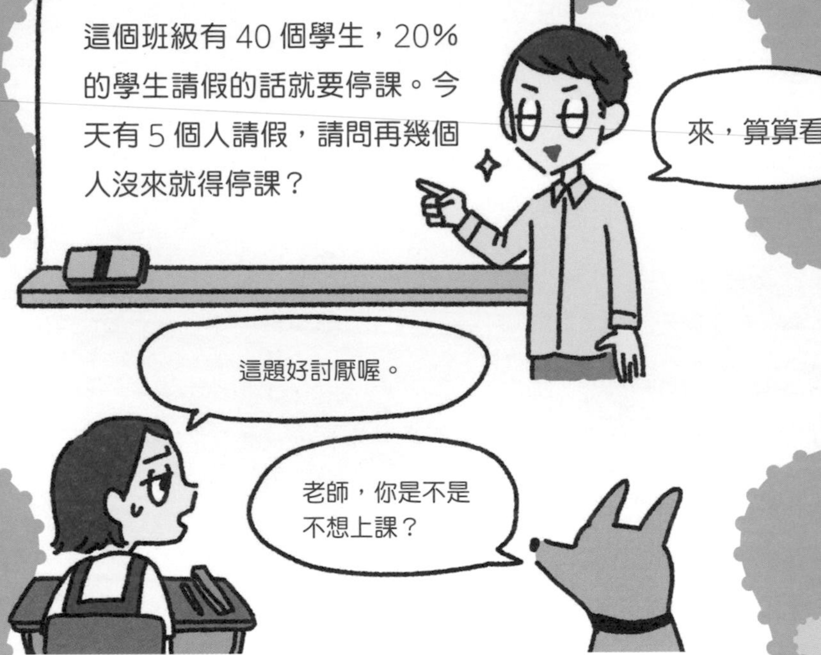

不讓病毒從班級蔓延至全校

人與人之間的接觸，使病原體一傳十、十傳百散布開來。學校裡，同學們一整天都待在同一間教室上課，疾病也在教室內傳來傳去。依照《學生健康檢查實施辦法》規定，若不幸發生校園社區感染，學校的負責人可以發布全校臨時停課或部分班級停課的決定。

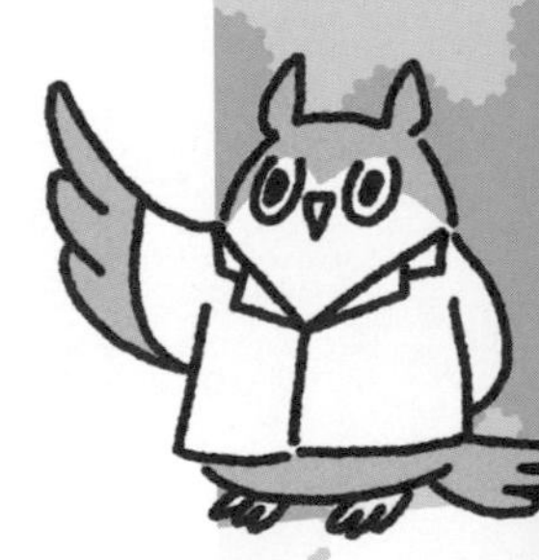

停課能抵禦傳染病？

停課能關上傳染病在校內肆意亂跑的大門。班上出現幾位學童感染特定疾病時，立刻停止上課，就能控制傳染病流行的範圍。像是同一班級在一週內有兩名以上的幼童，經診斷為腸病毒感染（手足口病或疱疹性咽峽炎等）時，該班級應停課 7 天。就可以啟動停課對策。

使學校停課的傳染病種類

停課無法防堵所有種類的傳染病。有些傳染病的潛伏期較長，通常發現這類疾病在校園流行時，已有許多學生得病，停課幾乎起不了作用。流感、諾羅病毒之類的疾病潛伏期較短，只有 1 ～ 2 天，停課能夠達到絕佳的遏止效果。

停課時的自主管理

當班級停課，代表已有傳染病在班上散布，自己搞不好也中鏢了。即使當下沒有症狀，未來幾天也可能發病。因此，請不要在停課期間外出，留在家中安靜休養。觀察自己的健康狀況，一有症狀要立刻看醫生或採取其他處理方式。

邪惡的細菌

本大爺需要更多、更多同伴！

學校停課，是阻止壞菌入侵體內的好方法。

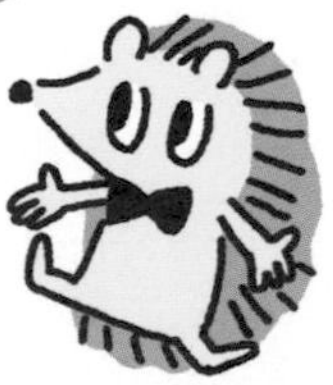

受傷時，別用雙手碰傷口？

我流好多
血呀……
這點小傷不會
怎樣的。
也太誇張了喵。

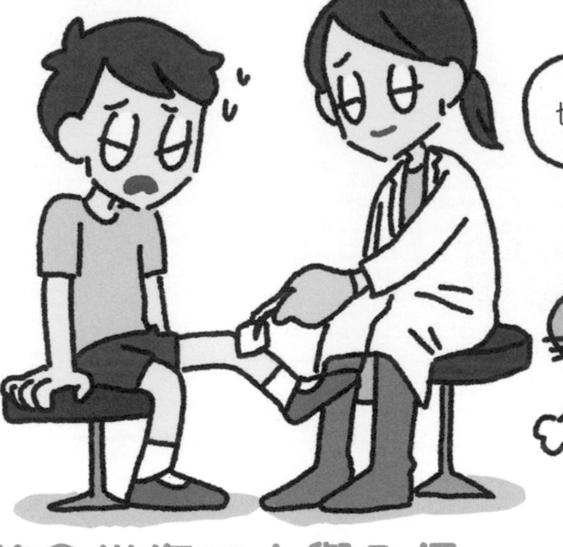

壞菌會從傷口大舉入侵

有沒有過這樣的經驗？跌倒時皮膚擦傷，血管破裂使傷口湧出鮮紅的血液。想著要趕緊止血，不禁用手直接壓住傷口……萬萬不可！因為手上的壞菌多不勝數。此時只要在傷口上蓋上一層紗布或手帕，用手壓緊就能止血囉。

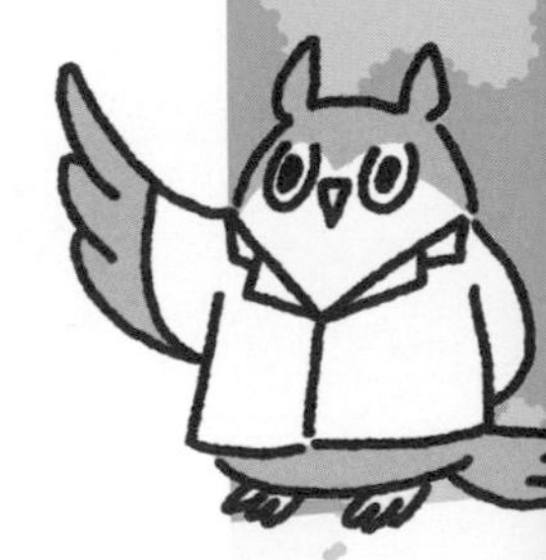

保持乾淨，病菌不侵

不好好清潔傷口，會引來細菌趁虛而入，皮膚可能會紅腫發炎、感染病菌，讓你感到愈來愈痛，甚至化膿流汁。此時傷口的復原速度緩慢，連周圍的皮膚都受到感染的危害。病菌還會趁你抵抗力不足的時候侵害全身。所以，受傷時絕對不能偷懶不清潔喔。

觸碰他人血，風險加百倍

絕對不要去摸別人的血液。萬一患者的血液中有病原體，你可能會被傳染！而且，傷口處的病原體會增加，還可能誘發新的傳染病，所以幫別人處理傷口時，要戴上醫療手套或採取其他方法，千萬別直接用手摸。

傷口的緊急處理

處理傷口時，要牢記「不碰血液、遠離血液」的口訣。下圖是正確的傷口處理方式。

1. 用水沖掉傷口上的泥沙、異物，清洗時也不能用手摸。

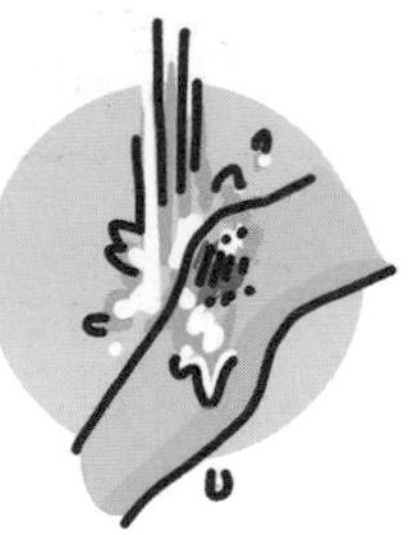

3. 可以用OK繃等物品加強傷口保護。

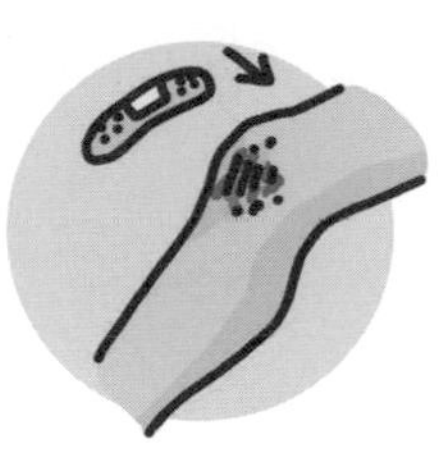

2. 血流不止的話，拿紗布壓緊傷口，將患部高舉過心臟，方便止血。

不慎受傷時要趕緊清理傷口。不要放著不管就跑去玩，先用清水沖洗乾淨吧。

為什麼電腦教室總是燈火通明？

閃亮
電腦教室

閃亮
閃亮
亮到螢幕一片白，根本看不清楚～
亮過頭了汪！

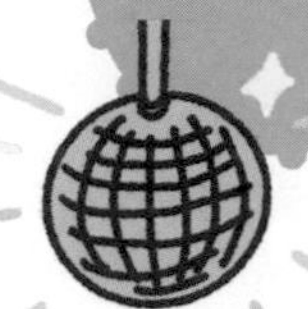

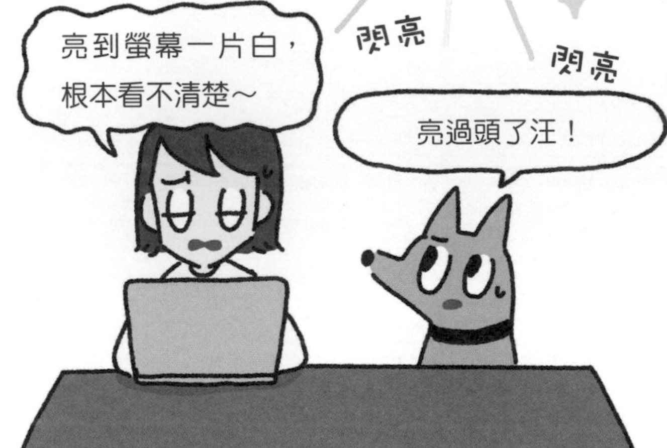

《學校衛生法》規定教室不能黑漆漆

多虧學校針對校園環境制定了許多嚴謹的規定，學生才能度過快樂自在又安全的校園生活。其中也對不同用途的教室制定了個別的亮度規定，像電腦教室的桌上亮度要在 500 ～ 1000 勒克斯（Lux）之間，螢幕不能有反光或陰影妨礙閱讀。

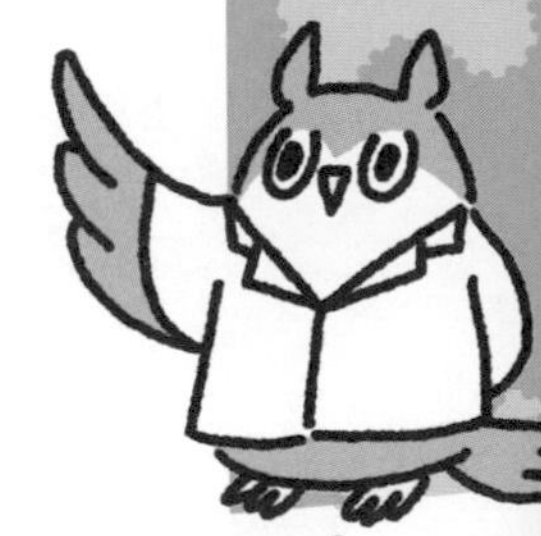

教室的亮度

學生們坐在教室裡盯著黑板或投影幕學習，亮度剛剛好，學習也事半功倍；太亮的話，會瞇起雙眼看不清文字。因此教室的亮度維持在300～500勒克斯之間最佳。電視或投影布幕亮度則為100～500勒克斯。學校會定期檢查教室亮度，避免學生被閃到睜不開眼睛，任何角度都清晰可見。

圖書館的亮度

圖書館是坐在椅子上專心閱讀的場所。比起眺望遠處，學生大多時間都專注在眼前的書。因此，300勒克斯以上的白晝光最適合桌上採光。架設光源的位置也精心布局過，讀者才不會被影子干擾。圖書室會比教室稍微暗一點，照明設備也均等分布。

光源的位置與角度

光線均勻地灑落至教室每個角落，黑板上的字也清晰可見……教室光源經過重重考量才拍板定案。相反地，精密計算後的光照角度使全班學生的狀態在老師眼皮下一覽無遺。

多虧了細心的考量，不管坐在哪個位置，黑板上的字都歷歷可辨。

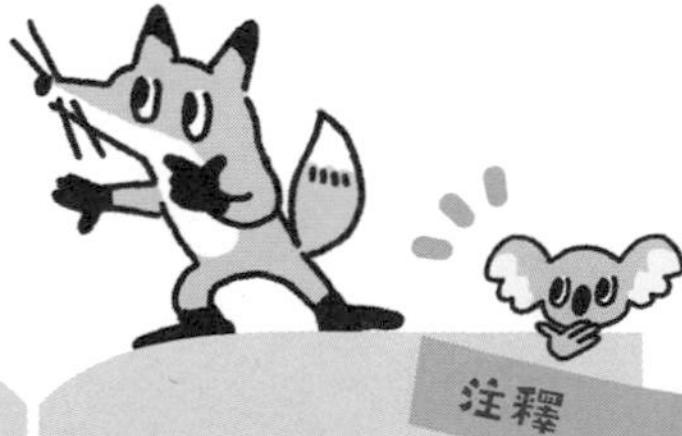

注釋

勒克斯（Lux）

即照度的單位，每單位面積內有多少光通過。數字愈大，亮度愈亮。

《學校衛生法》

中華民國行政院教育部為校園中的空氣、照明、噪音、室溫等條件制定的基準規範。

不小心喝到泳池的水會怎樣嗎？

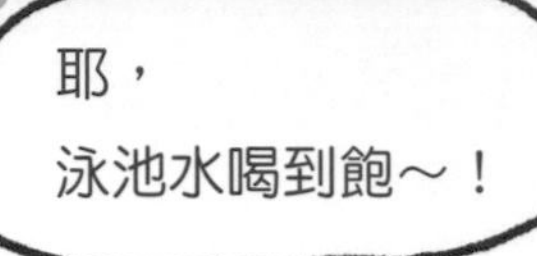

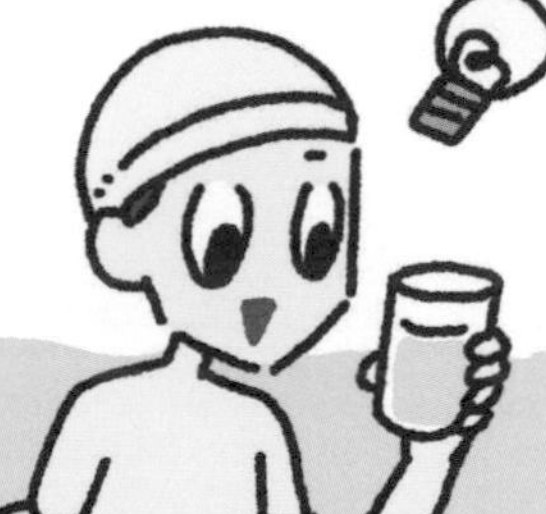

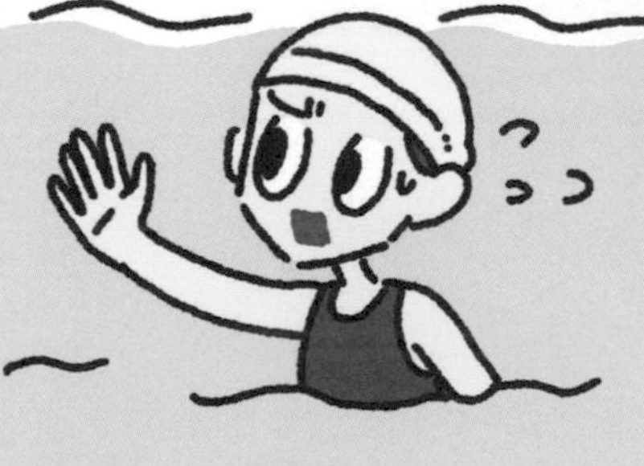

泳池水的成分相當複雜

許多人喜歡在泳池裡暢游，不一會兒，壞菌也在池子裡狂歡。所以，業者會在泳池裡加氯來趕跑壞菌。稍微喝點消毒後的泳池水也不會危害健康。不過，染髮過的人、塗防晒乳的人也會進入泳池戲水，水中混合了各種複雜的物質，最好還是別喝下。

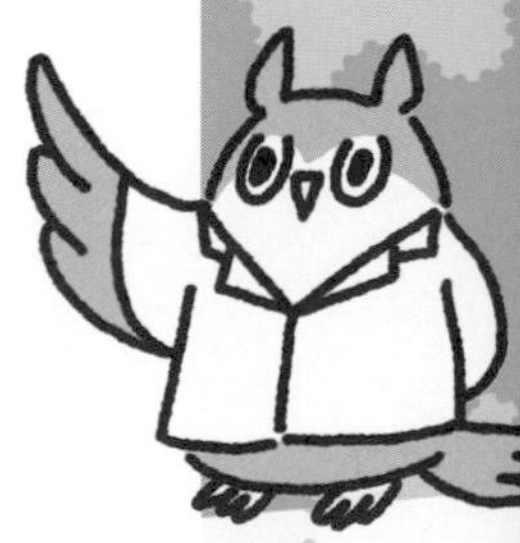

泳池的神奇氣味

身在泳池附近總能聞到刺鼻的味道，不少人會以為那是消毒的氯味，其實並非如此。泳池消毒使用的氯濃度不高，不會產生氣味。正確來說，池裡的氯與人身上的汗水、尿液相遇後，產生化學反應製造出氯氨，正是泳池的氣味來源。游泳完後，眼睛一片紅通通也是氯氨搞得鬼。

與髒泳池說不

為防止民眾浸泡在汙濁的泳池水而得病，衛生署與地方政府規定了泳池的營業衛生標準，檢測項目包含：水的透明度、氯的消毒濃度、水質微生物指標等等。也會定期派人檢查泳池業者是否嚴守標準喔。

自來水與泳池水的氯用量相同

根據臺灣的營業衛生管理規則，泳池裡的水中自由有效餘氯量必須控制在每 1 公升 1.0ppm-3.0ppm 以內。另一方面，自來水的自由有效餘氯的標準為每 1 公升 0.2mg 以上，不得高於 1.0mg。兩者的上限是相同的，所以泳池水不能喝的原因與氯無關。

還沒有人下水的泳池可是相當乾淨的呢，進入泳池前一定要先在衛生間洗洗身體、沖沖腳，才能維護水質、放心樂游！

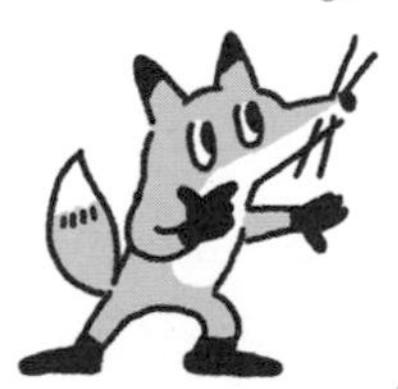

注釋

自由有效餘氯

殺菌時加入水中的氯量。

日本的校長得幫全校師生「試吃」營養午餐？

一口吃飯，一口喝湯，
交織出絕妙好滋味～
不是請您品嘗味道
的說……
校長

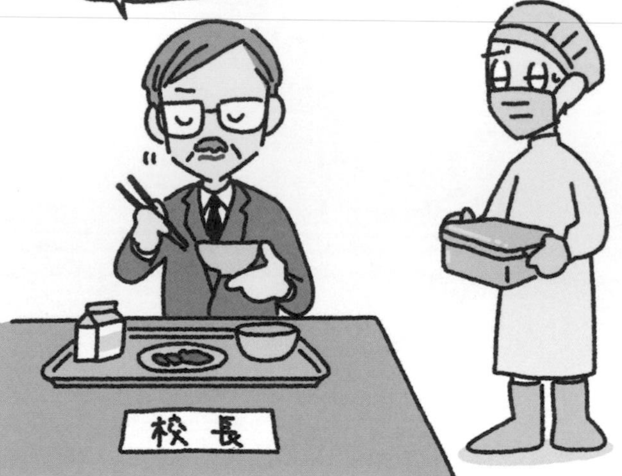

確實存在！為學生「試菜」的日本校長

在日本，《營養午餐法》裡規定，營養午餐出餐前都得經過「餐檢」的程序。校長身為學校負責人，得在學生用餐前 30 分鐘幫大家「試吃」營養午餐，嚐嚐當天菜色是否衛生營養、符合各式規範，這就是「餐檢」。

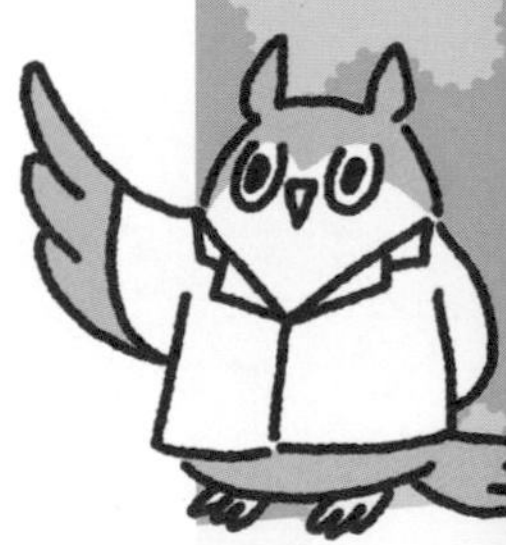

＊在臺灣，分別由地方政府及中央部會啟動聯合驗收或抽驗食材、半成品與成品。

身負重任的餐檢

餐檢有兩項重要的意義。第一，檢查營養午餐是否安全衛生。逐條確認日本的《校園供食法》中列出的項目，並記錄在餐檢簿上。第二，若發生食物中毒案件，保健所就能根據餐檢簿的紀錄找出兇手。這就是營養午餐總是定量、定期，以固定方式供給的原因。

試菜吃什麼？

試菜時，要檢查菜餚內有沒有混入異物？有確實加熱、冷卻嗎？氣味、口感是否臭酸？份量剛剛好嗎？外觀、大小是否順口？菜單適合學齡學生嗎？稍有不對勁，就得停止供應當天的營養午餐。

校長的餐檢

日復一日為學生把關營養美味的午餐。

1. 午餐時間前 30 分鐘完成餐檢

2. 在餐檢簿上做紀錄

餐前檢查表

- ☐ 是否混雜異物
- ☐ 是否確實加熱、冷卻
- ☐ 是否有怪味道
- ☐ 分量是否剛好
- ☐ 外觀、大小是否順口
- ☐ 餐點是否適合學齡學生

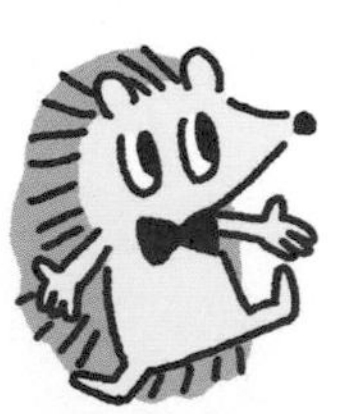

校長喜歡吃什麼菜？

營養午餐

營養午餐對學生身心發育有所助益，更是校園教育活動的一環，目的是培養正確的飲食觀念與判斷能力。

保健室老師不用帶班上課嗎？

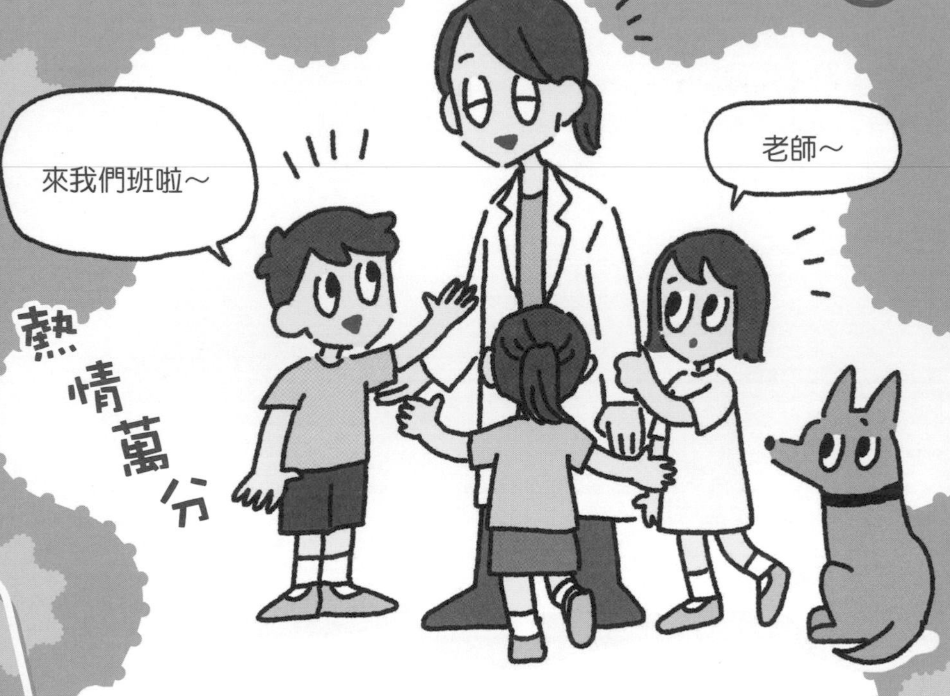

保健老師的衛教課

校園生活中，大人們每天都為學生們的安全與健康勤奮不懈。保健室的老師就叫保健老師，待在保健室幫受傷、不舒服的人做緊急治療。同時也是學校健康教育課的老師。有些學校甚至會有營養師、家醫師、牙醫、藥劑師、輔導老師……大家一起守護校園環境與學生的健康。

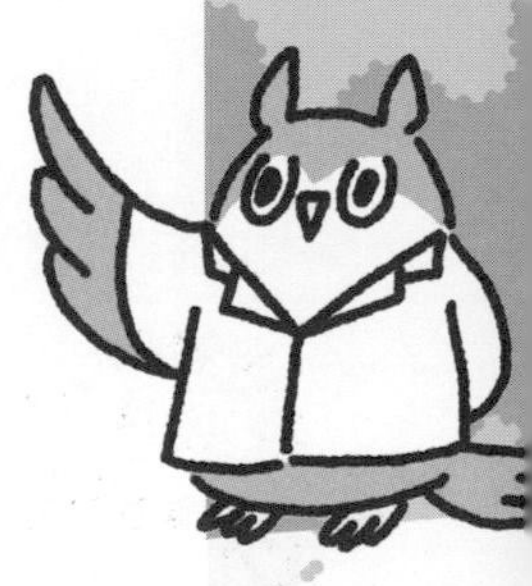

保健老師

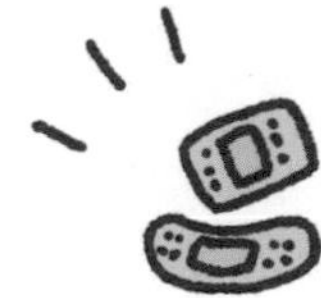

學校保健室的老師。

平常待在保健室的老師，致力讓學生享受健康無虞的校園生活。為受傷、生病的學生進行緊急治療之外，也負責健康指導、諮商以及衛生教育的課程。不僅如此，他還得管理保健資訊、預防校園流感等傳染病、盤點物品、監督校園整體環境衛生……工作多如山。

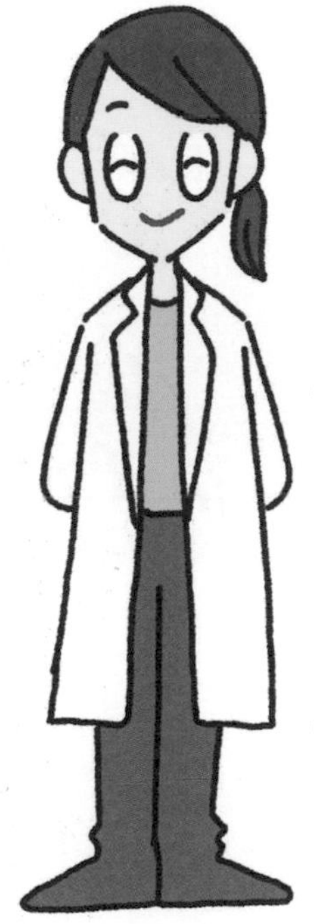

幫學生上衛教課。

聆聽學生身心靈上的不舒服。

緊急處理學生跌打損傷或生病發燒的問題。

衛生保健組

校園中，為了維護中小學生的健康，會請人員管理、照顧學生健康，同時辦理各項保健計畫、學校衛生業務。

台面下的工作超級多。

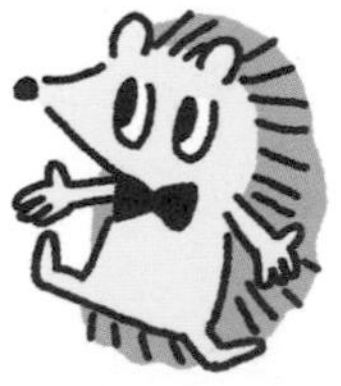

營養師

管理所有與營養午餐相關的業務。

與家人、當地居民聯手指導與食物相關知識。

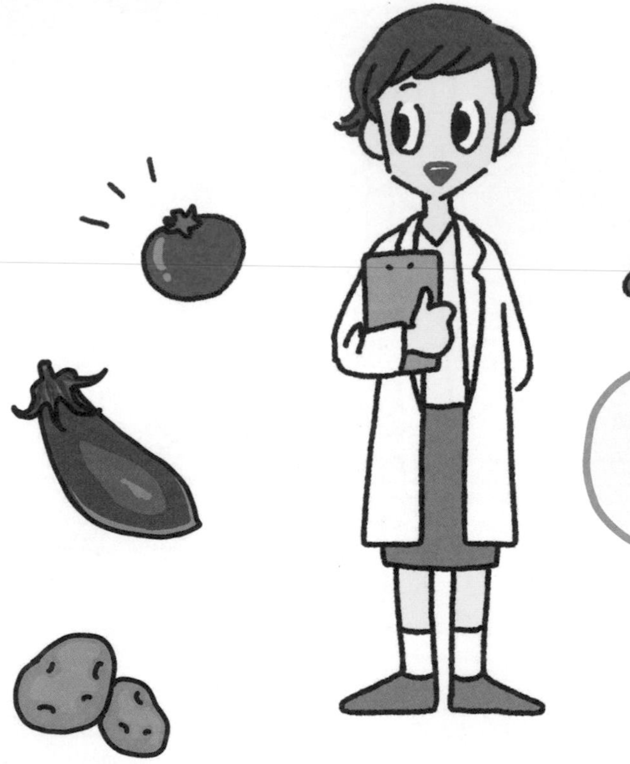

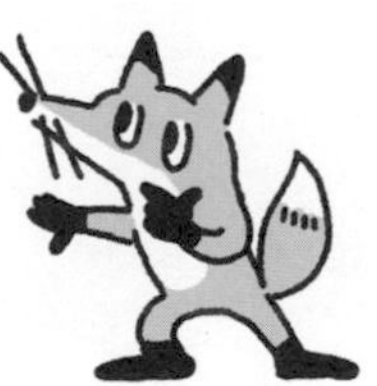

專門指導中小學生理解飲食觀念的老師。學生透過營養午餐與教學建立飲食觀念與對食物的重視，同時也吃得快樂又健康。營養師提供食物過敏的諮商及指導，同時得考量中小學生所需的營養，構思營養午餐的菜色，利用在地食材製作的鄉土料理，結合四季節日，搭配出趣味無窮的營養菜單。

✹ 校園醫師

平時是當地的醫
生，會到學校為
大家健康檢查。
管理學生健康
的人。
校園健康的智囊，提供
意見給學校參考。

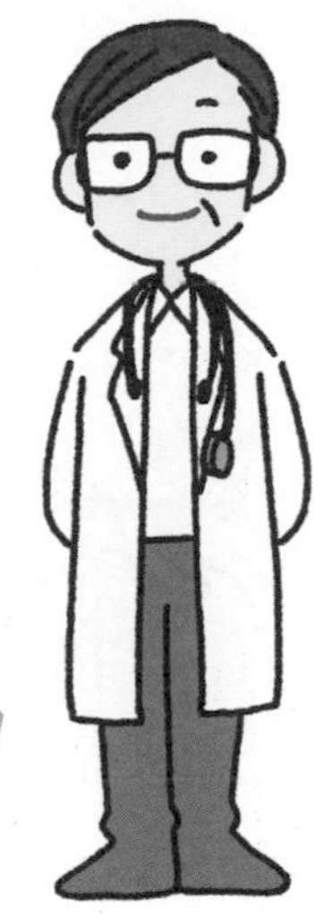

平常在當地診所為大家看病的執業醫生，有時也會擔任學校的校醫。有內科、眼科、耳鼻喉科等各種門診的醫生，會在健康檢查時到學校服務。除了健康檢查，也會針對校園傳染病提供適當的建言，尤其是疾病流行之初的應對方式。

✹ 校園牙醫

平時照顧居民牙齒大小事的牙醫師。必要時會以校園牙醫的身分到學校看診。負責管理中小學生的口腔健康，進行口腔檢查、刷牙教學或提供口腔保健的相關建議。

我是鎮上的牙醫師。
也是守護學生口腔
衛生的人喔！

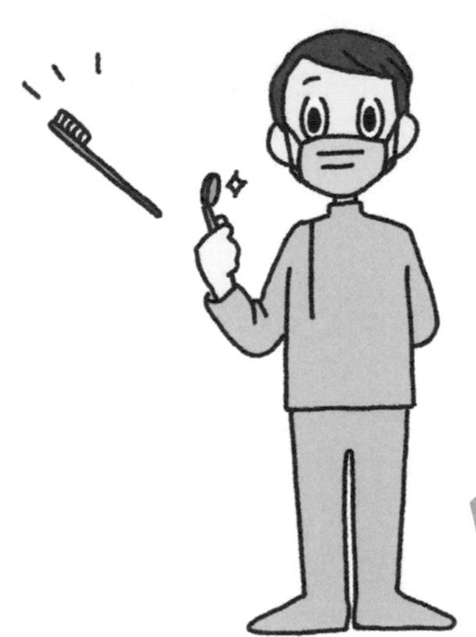

校園藥師

我是藥局裡的
藥師喔。
深入學校，
宣導正確用藥
管理校園內使用
到的藥劑。

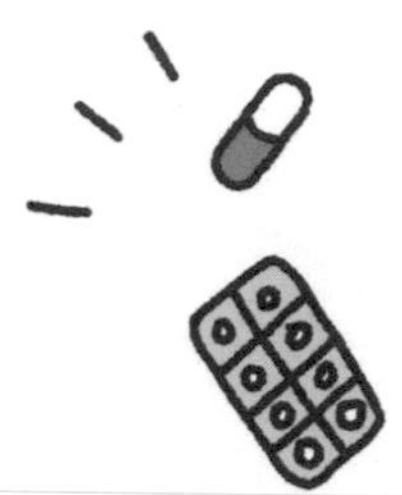

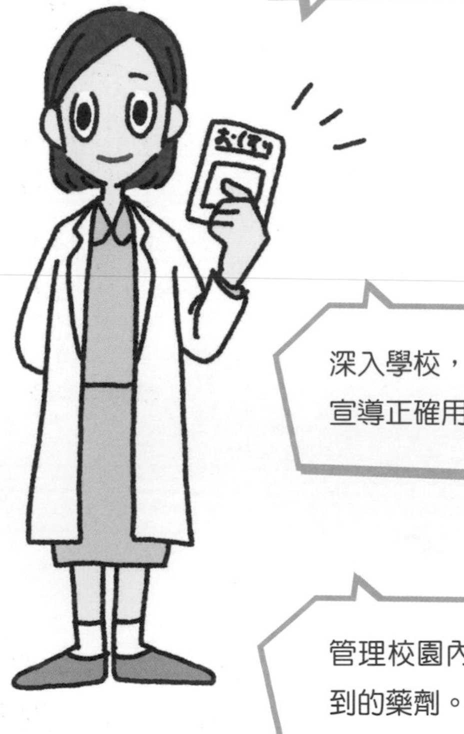

在臺灣，近年來在推廣校園用藥教育。聯合藥師公會，進入校園宣導正確用藥。藥師會講解正確用藥五不原則和用藥基本五大核心能力。五不原則：「不聽、不信、不實、不吃、不推薦」。五大核心能力：(1) 清楚表達自己的身體狀況、(2) 看清楚藥品標示、(3) 清楚用藥方法、時間、(4) 做身體的主人、(5) 與醫師、藥師做朋友。

許多人的付出，成就了安全
無虞的校園生活。謝謝大家
讓我們每天都能安心上學去。

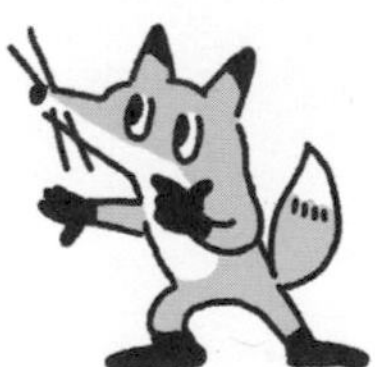

輔導老師

由具備臨床心理學相關專業知識的人任職。

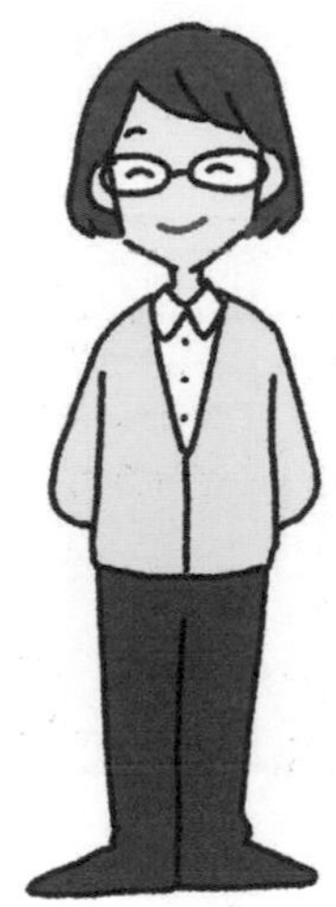

有什麼煩惱都可以跟老師談談喔。

大多學校裡都會有專任的輔導老師，也會設定專門的輔導時間，讓學生與家長跟輔導老師聊聊天。你可以向輔導老師傾訴校園生活的憂慮、人際相處、家庭問題、師生關係等不同領域的煩惱，輔導老師聽你傾訴煩憂時，也會依照他的專業知識、技術提供有用的建議。

班導師

能隨時向學生傳授保健知識或資訊的人。要時時留心教室的通風程度、室溫等，給學生最舒適的上課空間。同時注意學生的身心狀態，發現有人不舒服，就要跟保健老師商量適當的處理方式。

校長及校務行政

為了促進校園保健活動，校長與副校長要帶領大家制定目標，指導、監督保健計畫。掌握學生與老師們的健康，改善校園設施的安全與環境衛生。

體育課、健康教育課的專任老師

為了讓學生更進一步了解強健的身體狀態與健康的生活，體育老師也會教導與保健相關的課程。

什麼是環境汙染？

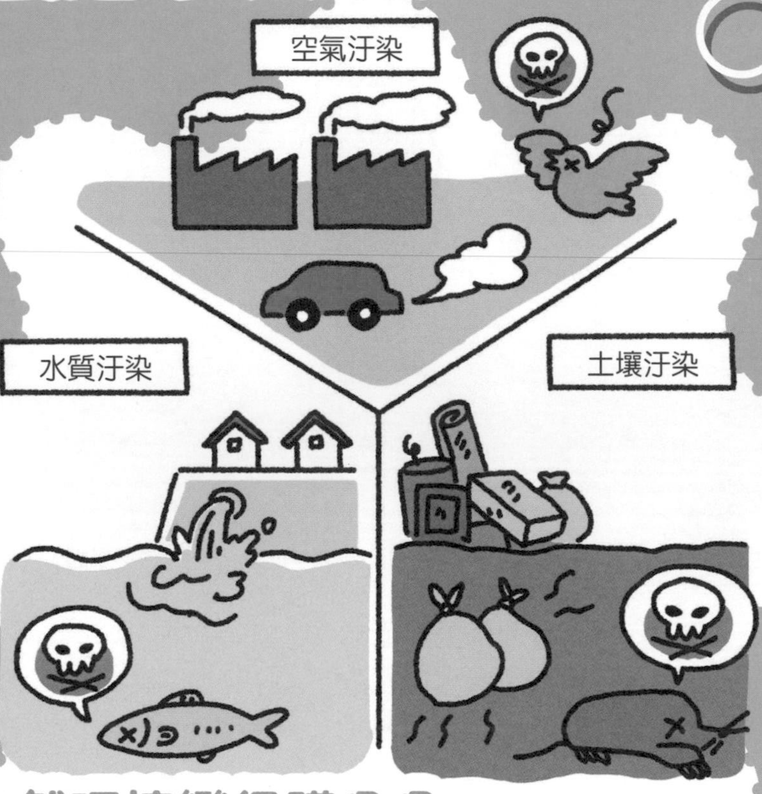

自然環境變得髒兮兮

人們追求便利又舒適的生活，促使各行各業蓬勃發展，新興產業如雨後春筍冒出。比如汽車，它以飛快的速度載著人們到達遠方，這樣的便利性卻製造出燃料廢氣，汙染了空氣。人類活動弄髒自然環境的情況，就稱為環境汙染，其中包含空氣汙染、水質汙染、土壤汙染。

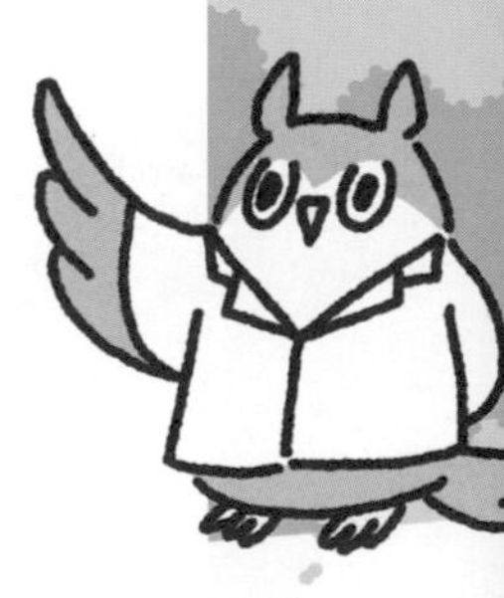

空氣汙染	水質汙染	土壤汙染
空氣變髒的意思。工廠排放的黑煙、汽車的燃料廢棄，日常生活中排出的廢煙、髒水都是空氣汙染的元凶。此外，全球暖化也是大自然風雲變色的因素之一。	平時從家裡排出的民生用水或工廠製造的工業廢水都會汙染河川、湖泊或海洋，水質被弄得汙濁不堪。廢水排放到河川、大海後，生活在河裡、海中的動物也會遭受汙染，進一步威脅人類健康。	工廠排出的廢水中含有害物質，流經土壤或地下水後，會漸漸地滲透到地質中。而且，用不正當的方式掩埋垃圾，垃圾會融析出有害物質，乾淨的土壤就變髒了。

地球永續，人人有責

豐衣足食的美好生活背後，是地球資源不斷被消耗、愈來愈惡劣的環境。環境汙染使地球生病，罹患全球暖化、氣候變遷、臭氧層破洞等惡疾。我們也能為地球盡一份心力，家電用品使用完畢要立刻關閉電源，多搭乘公車、火車，步行更棒，儘量減少開車的頻率。廢油不入下水道、飲料買了要喝完、濾網過濾廚餘菜渣、減少清潔劑用量也能避免汙染水資源。齊心盡力保護孕育你我的地球之母，維護環境人人有責，從一己之力做起。

一點點的付出，就能讓地球永續長存。把地球環境當作分內之事，一起維持地球的乾淨整潔。

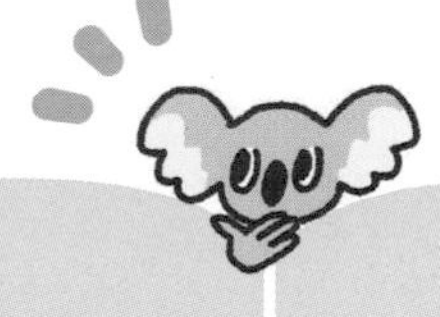

注釋

全球暖化

地球整體的大氣溫度節節攀升。導致暖化的元凶是二氧化碳等溫室氣體的增加。

氣候變遷

氣溫、降雨量等長年規律分布的數值出現異常變化。原因是地球暖化或濫伐森林等。

臭氧層破洞

臭氧層包覆整個地球，保護地球免於遭受太陽紫外線等傷害。使用含有氟氯碳化物的空調、噴霧等，都會破壞臭氧層結構。

社會生活

直接把廢油倒入排水管會發生什麼事？

把油倒掉……
① 阻塞排水管，還發出陣陣惡臭
廢水處理廠
好難受喔～
③ 汙染海水、河川
② 淨化廢水相當麻煩

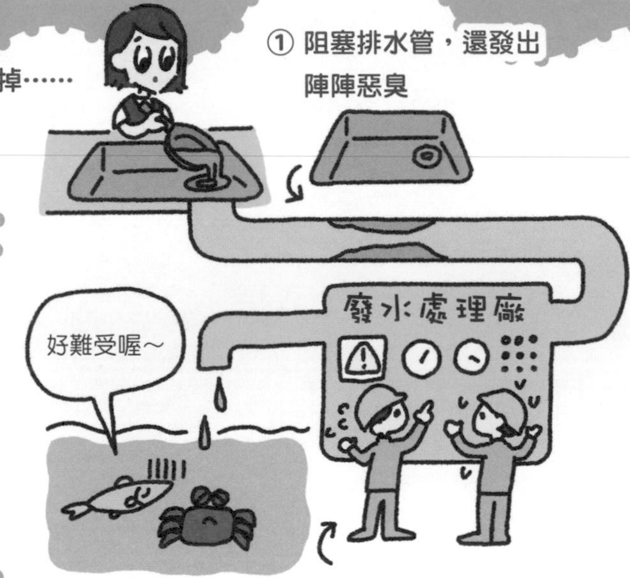

不僅阻塞排水管，也汙染了水源

廢油跟著水一起倒入排水孔，油在流經排水管的過程中會冷卻變硬，黏在管壁上，愈黏愈厚，直到完全塞住水管，無處可去的水就會逆流回排水孔。而且，油一旦硬化就很難分解。流進大海、河川的油還會傷害水中生物的健康，更不用說氧化後的油臭氣薰天！

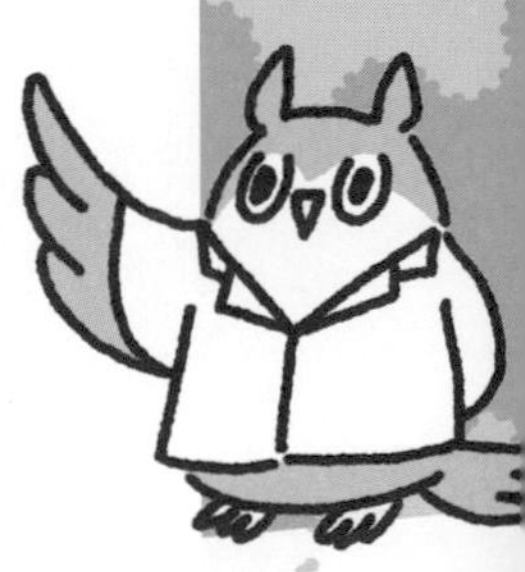

汙染水質的油

廢水進入排水管後，會流到汙水處理廠洗個澡，變成乾淨的水源。但如果水裡混雜著油，就要耗費好幾倍的水，好幾倍的時間、手續與金錢才能淨化水質。萬一油流入大海或河川，需要相當長的時間才能被分解，過程中還會氧化，使水裡的氧氣愈來愈稀薄，魚誤食油水也會生病。

淨化汙水的過程

臺灣興建汙水處理廠整合淨化水質，目前可分為初級及二級（含以上），但大部分的水都只經過初級處理便排入海洋，仍有待改進的空間。但是，不能因為有處理廠就掉以輕心。舉例來說，1 杯 200 毫升的油流入排水孔，讓它變成乾淨的水再排放到河川、大海，需要消耗將近 60 噸（200 缸浴缸水）的水。

正確的棄油法

無論是什麼樣的油都不能倒入排水孔。要先經過正確的處理後，再丟進垃圾桶。

1. 用報紙、廢紙或吸油棉吸飽油脂，再打包交給清潔隊。

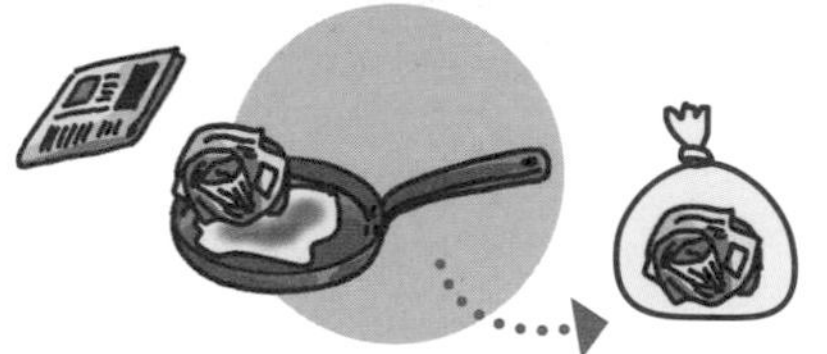

2. 將不燙的油倒入牛奶盒，用膠帶等物澈底封口，交給清潔隊。

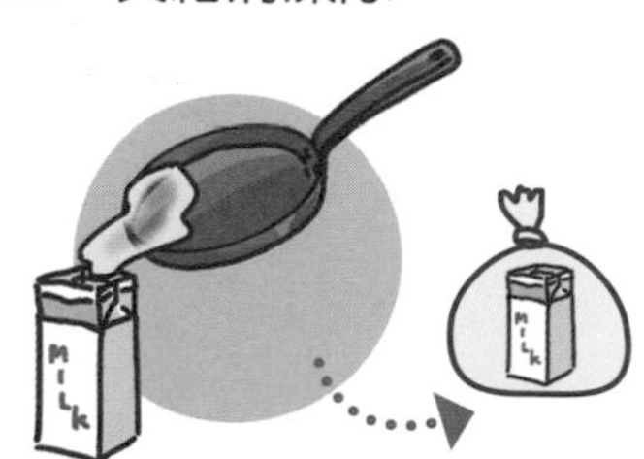

3. 加入廢油凝固劑，讓它變硬後再交給清潔隊。

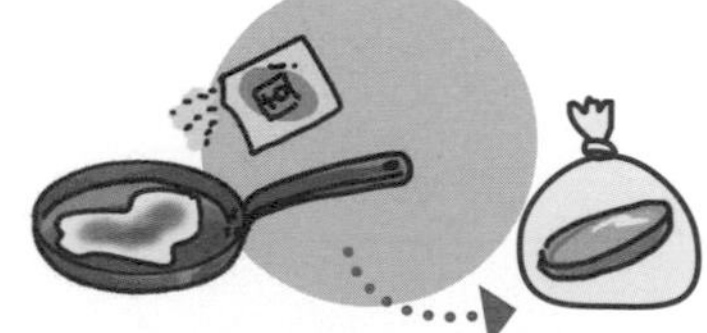

一旦河川、海水遭受汙染，
連人的健康都會倒大楣喔。

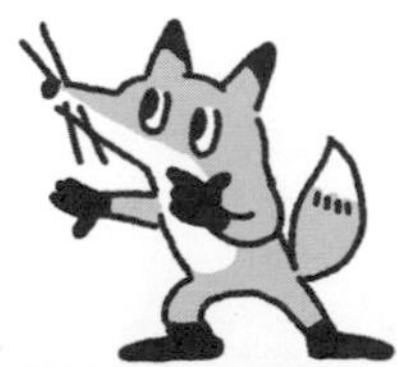

燃料廢氣對身體不好嗎？

我一直盯著喜歡的車子看，結果眼睛愈來愈不舒服。
有熱愛的興趣是很好，也要適可而止……
咳
咳

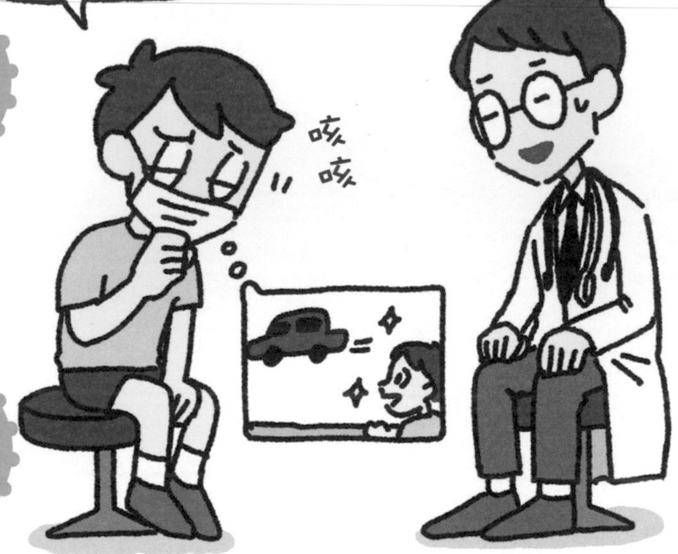

廢氣裡充滿危害人體的物質

汽機車排放的廢氣中含有傷害人體的東西。這些物質不僅造成空氣汙染，久了還會引發氣喘、支氣管炎、癌症等，對人體超不妙的疾病症狀。

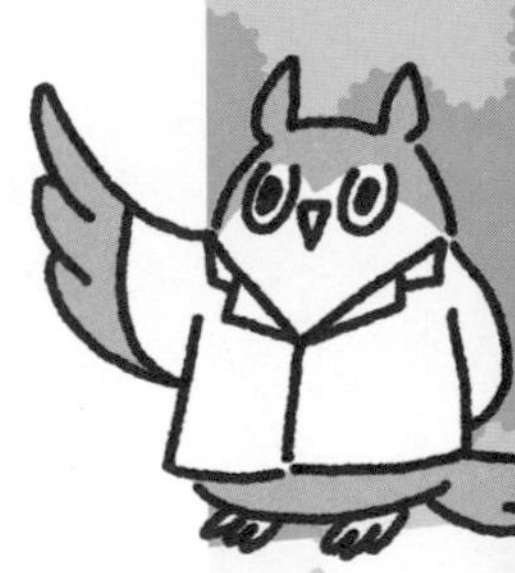

燃料廢氣是什麼？

主要成分以二氧化碳（CO_2）為首，還有一氧化碳（CO）、碳氫化合物（HC）、氮氧化物（NOx）、懸浮微粒（PM）等。汽油是驅動汽車的能源，燃燒之後就會產生燃料廢氣。燃料廢氣會汙染空氣，吸入人體也會危害健康。

一氧化碳	燃料不完全燃燒時會產生一氧化碳。它會與血液中的血紅素結合，使體內輸氧功能下降。吸入大量一氧化碳會引發中毒症狀，甚至缺氧而死。
碳氫化合物	發生光反應之後，形成光化學煙霧，進而產生光化學氧化劑。會使人感到眼睛發癢或呼吸困難。
氮氧化物	燃燒柴油過程中產生的物質。吸入高濃度的二氧化氮，會使喉嚨、氣管、肺部等處發炎、疼痛或呼吸困難。NOx 是氮氧化物的總稱。
懸浮微粒	柴油車冒出的黑煙之類的物質都含有懸浮微粒。會引發氣管、喉嚨發炎，會致癌或出現花粉症等過敏症狀。
二氧化碳	燃料完全燃燒時會產生二氧化碳。原本就存在於大氣當中，當空氣裡的二氧化碳濃度超過 3 ～ 4% 會引起暈眩、頭痛症狀，吸入 7% 就會引發中毒症狀甚至死亡。

減少廢氣的對策

國家設定了各種標準，致力減少廢氣排放量，當然，汽車製造商也想方設法搭上減碳的熱潮，推出了不用太多燃料就能跑，還能降低碳排放量的汽車，像油電混和車、電動汽車等。

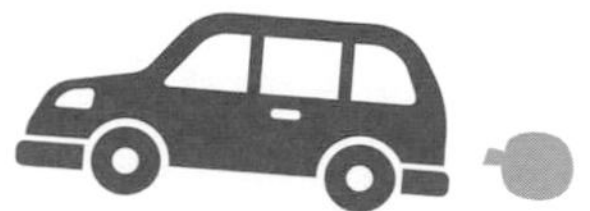

環保署對於汽車廢氣排放，設立了許多標準。

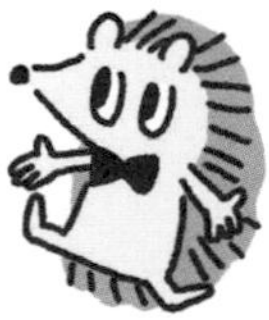

1. 登記新車時，只有廢氣排放量低於標準的車才能領牌。
2. 中古車要更換持有人時，沒有達到廢氣排量的基準就不能領牌。
3. 機車出廠滿五年即需要接受排氣檢驗，滿五年每年應接受排氣檢驗一次。

哪些垃圾燒了會出大事？

嘎——嘎，
不准隨地燒垃圾！
你們是反派中的
乖寶寶嗎……
吱吱，有人得
癌症的話都你
害的！

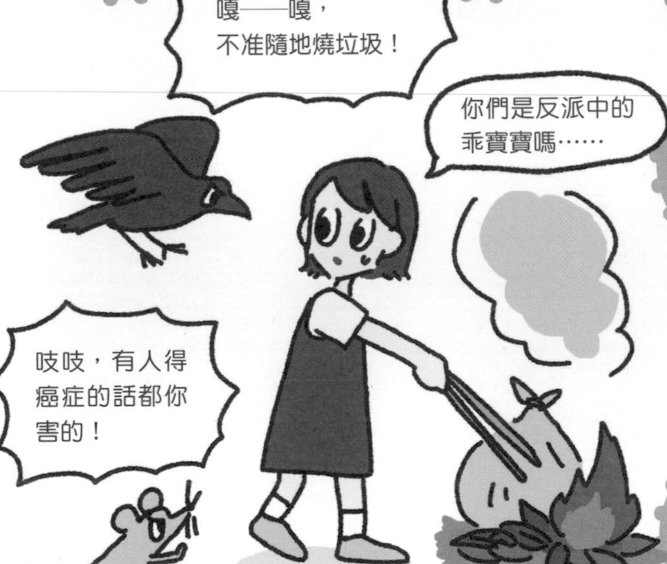

戴奧辛物質害人又害己

燃燒垃圾等廢棄物的過程中，溫度過低、氧氣不足等原因會引發不完全燃燒，此時會產生有害物質——戴奧辛。研究指出戴奧辛會使人致癌、產生性激素異常等問題。戴奧辛會積累在自然環境當中揮之不去，因此必須長期監測它對地球帶來的風險。

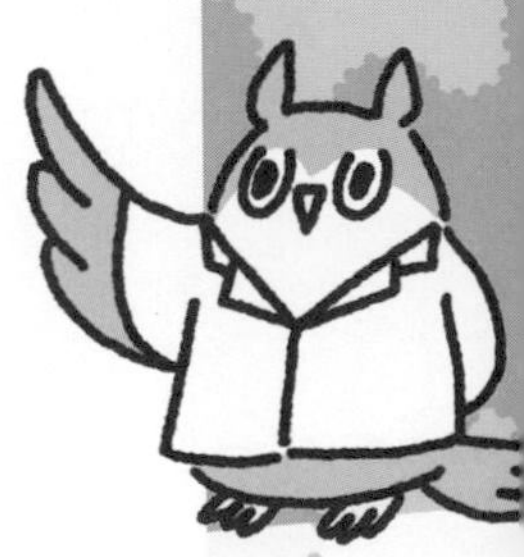

特徵

　　戴奧辛存在於環境中，是無色無味的固體。幾乎無法被水溶解，卻是能輕易地與脂肪等融為一體的物質。焚化爐等地方燃燒碳、氧、氫、氯後會產生戴奧辛。它的毒性很高，自然環境與食物中都含有極少量的戴奧辛，為了評斷安全性，有了每日攝取量（TDI）指標。

對付戴奧辛的方法

　　戴奧辛造成的環境汙染會對全世界造成衝擊。現在，法律上明訂垃圾焚化爐的設計標準，也規範了垃圾焚化爐以外的場所排放戴奧辛的標準，除了每日攝取量的上限，連大氣、水質、海床、土壤等環境標準也名列其中。

戴奧辛是怎麼侵入人體的？

　　由於戴奧辛易溶於脂肪類，因此會混在雞蛋、肉、魚貝類、乳製品等食物溜進人體當中。戴奧辛擁有強壯的結構，一旦產生就無法輕易被破壞。

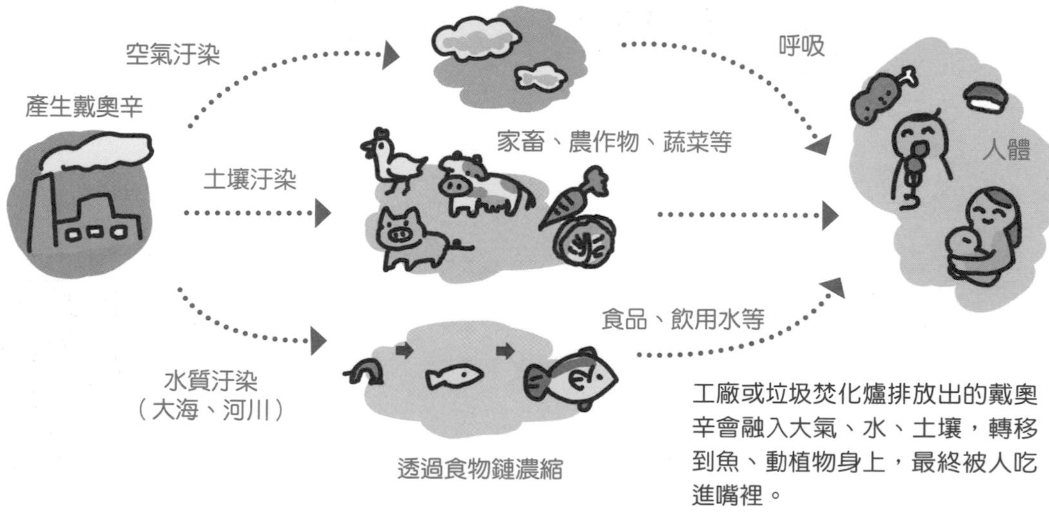

工廠或垃圾焚化爐排放出的戴奧辛會融入大氣、水、土壤，轉移到魚、動植物身上，最終被人吃進嘴裡。

日光燈管裡藏著危險的物質？

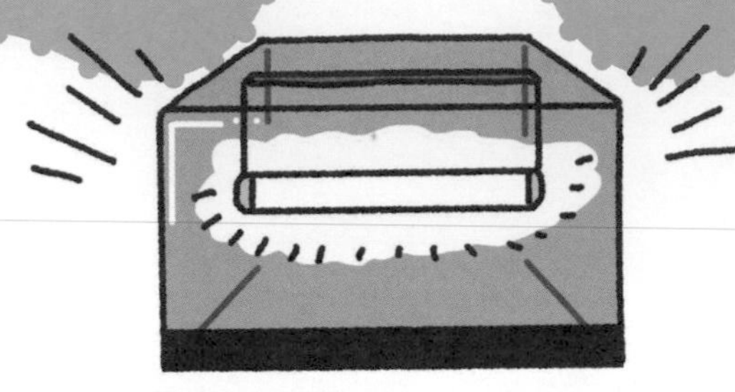

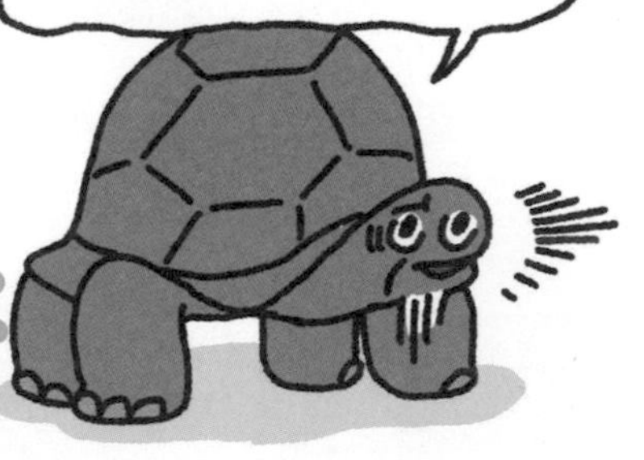

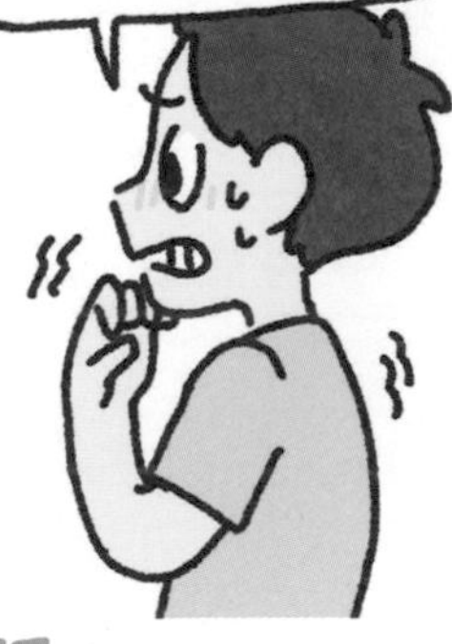

加入了可怕的化學物質——多氯聯苯

多氯聯苯是人工製造的油狀化學物質。被活用在電器用品、印刷油墨等地方。但在知道它對人體的毒性太強後，現在已經全面禁止製造了。

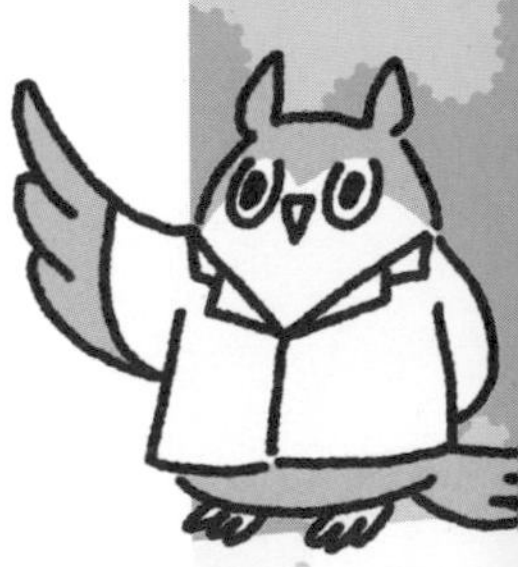

對人體的影響是？

多氯聯苯的性質是進入人體後會迅速與脂肪融合，積年累月下蓄積在體內，引起各種中毒症狀，像指甲及嘴唇色素沉澱，指甲變形、痤瘡。有一起米糠油中毒事件就是多氯聯苯對人體造成侵害的事件。

正確的處理方式

如果錯誤的處理多氯聯苯產品，它就會殘留在空氣、水、土壤或生物當中，汙染地球環境。臺灣以〈毒性化學物質管理法〉、〈廢棄物清理法〉等法規為主。於國內建立相關處理設施，以完全清除多氯聯苯廢棄物為終極目標。

含有多氯聯苯的產品

由於多氯聯苯會殘害人體健康，臺灣自 1988 年開始禁止生產含有多氯聯苯的產品。然而，仍有部分產品在生活流通，尚未被清除。雖說絕大部分都不是家電用品，但它的足跡遍及校園、工廠等地。

日光燈的安定器
工廠、學校、醫院等老舊建築仍在使用。

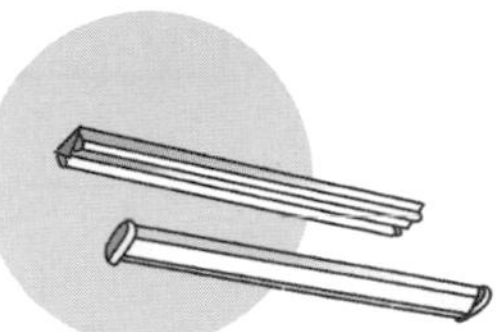

變壓器、電容器等
發電所或變電所仍使用變壓器。

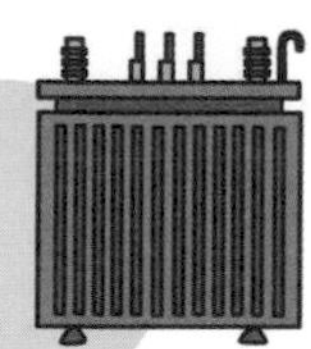

再便利的產品，會威脅到人體健康的東西就該捨棄了。也有愈來愈多國家加入禁用多氯聯苯的行列。

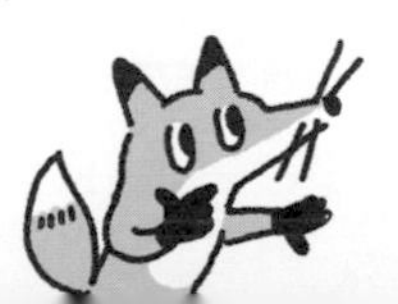

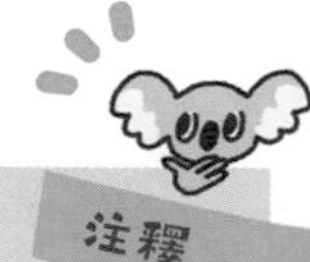

注釋

米糠油中毒事件

1979 年臺灣彰化縣發生的化學性食物中毒事件。主因是製造米糠油的過程中，多氯聯苯與戴奥辛物質被當成傳熱物質使用，以達除臭效果。許多人述說自己出現中毒症狀，如皮膚顏色變深、眼睛腫、搔癢、頭痛、指甲變色……至今還有人飽受病痛折磨。

全球暖化影響全人類生活？

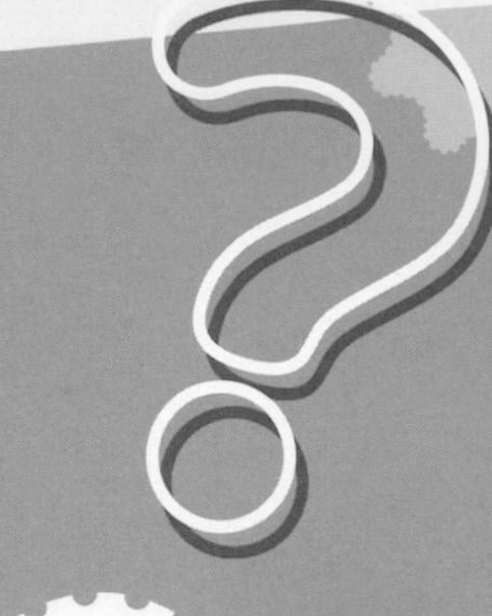

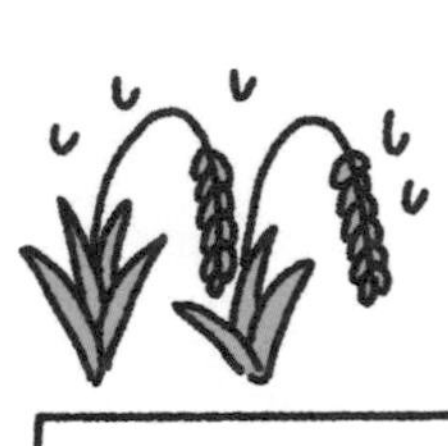

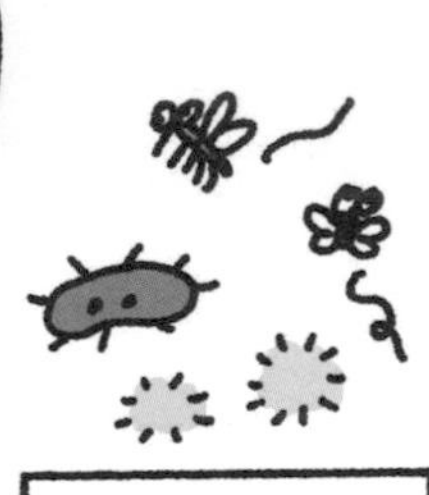

中暑或傳染病患者增加

天氣愈來愈熱，是地球暖化最直接的影響。一旦氣溫上升，地球的環境會大幅改變。環境變化的影響下，作物無法好好生長，部分動物也瀕臨絕種。對人類的衝擊也不容小覷，酷熱的天氣使中暑的人變多，環境愈來愈適合病原體居住，罹患傳染病的風險也隨之上升。

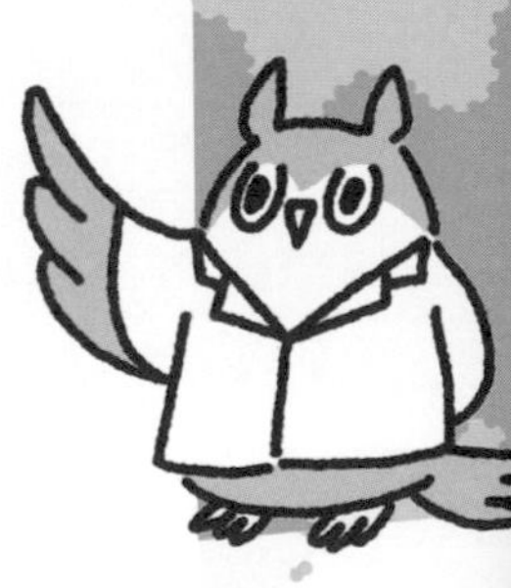

全球暖化的原因

我們的生活中製造出大量的溫室氣體，如二氧化碳。陽光溫暖了地表，大多溫室氣體會吸收地表的熱，讓地球愈來愈熱，氣溫、海水溫度也節節升高。

對人類的影響

氣溫猛烈上升，酷暑與氣溫超過25℃的夜晚天數更長了，不僅如此，中暑的人也愈來愈多。而且，豪雨次數增加，降雨量愈發滂薄，就更容易帶來災害。水溫上升使水中的細菌變多，暖化也會讓病原微生物的分布產生變化，罹患傳染病的風險變高。此外，環境因暖化而改變，植物、魚類的生長受阻，還會造成糧食問題。

如何防止全球暖化

要幫全球暖化踩煞車，關鍵之處是降低二氧化碳等溫室氣體的排放。在日常生活中充滿各種會排放溫室氣體的設備，冷暖氣機、做菜使用的天然氣、家電用品、自家用車等等。只要減少使用這些產品的頻率，就能為地球的未來盡一分心力。

減少自己開車的頻率，改騎腳踏車或搭大眾運輸工具。

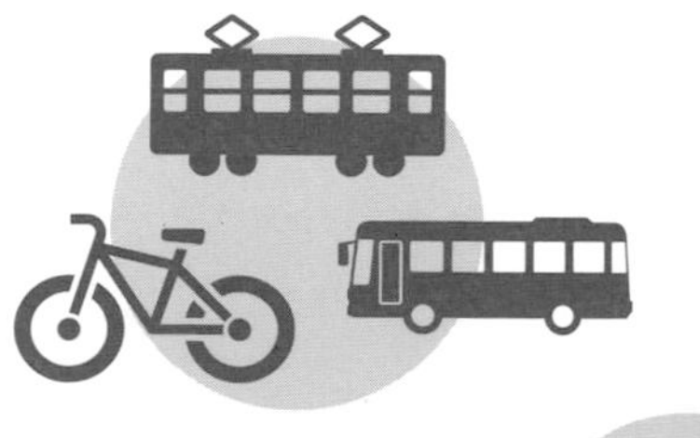

隨手關燈

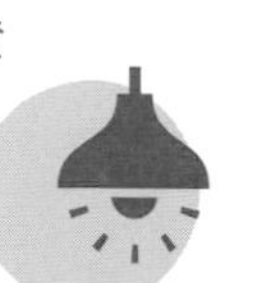

地球的健康需要每一個人的維護。

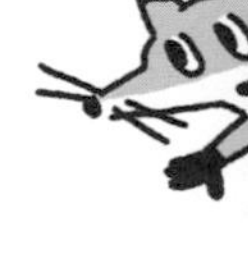

使用空調時，夏天提高 1℃，冬天降低 1℃，節能減碳好簡單。
最好也挑選節能產品。

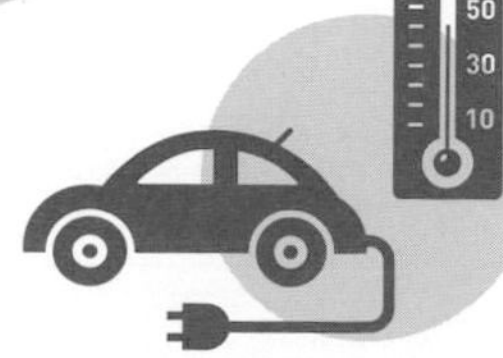

種植植物

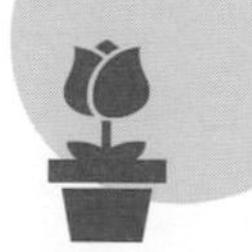

衛生所職責知多少？

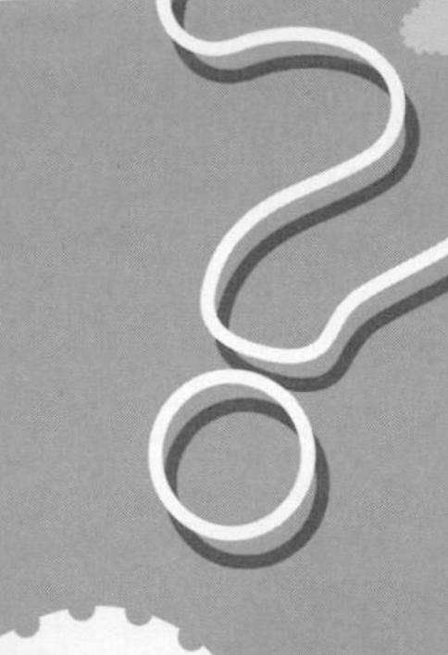

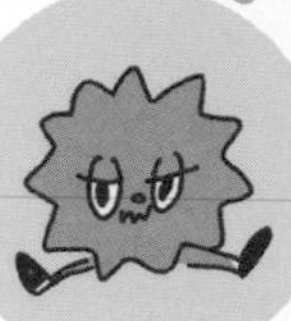

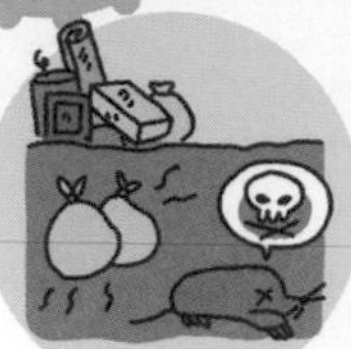

雖然充斥著棘手的問題……

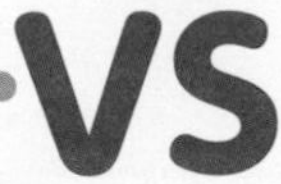

衛生所照顧各行政區人民的衛生安全

「衛生所」是中華民國國家衛生機關，它矗立在每個鄉鎮市，守護著各地人民的健康與生活環境。全國約有 374 間衛生所，由醫師、護理師、藥劑師、獸醫、營養管理師等各領域專家組成，聯手照顧居民健康、環境大小事。

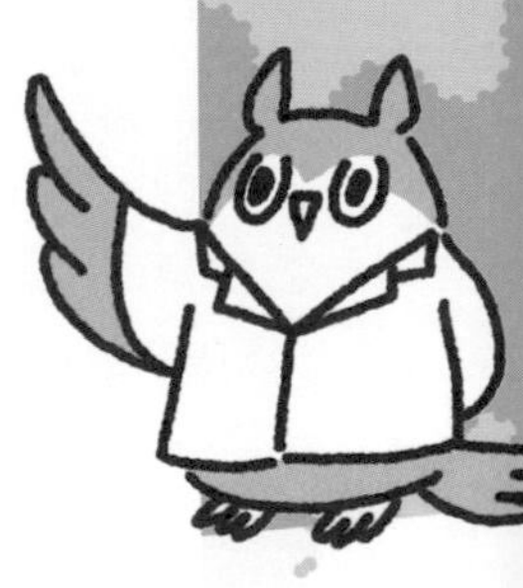

衛生所的職責

衛生所是由國家衛生機關管轄的區域設施。光靠單一醫院或單一鄉鎮市政府之力是很難解決問題的。影響廣泛區域的健康問題，就交給衛生所來發揮作用。主要的職責有 3 大類。

1. 醫療業務：門診醫療、健康檢查、巡迴醫療、實驗診斷等。
2. 衛生保健業務：公共衛生護理、婦幼衛生、家庭計畫、衛生教育、疾病防治等。
3. 衛生行政業務：食品衛生、職業與營業衛生管理、醫政、藥政等。

地方的醫療機構、鄉鎮市政府、學校、公司行號以及居民間的通力合作，才能解決許多攸關人民健康的問題。

醫師

也擔任衛生所長喔！
與醫院等設施齊心合作，也會管理地方的醫療行為。

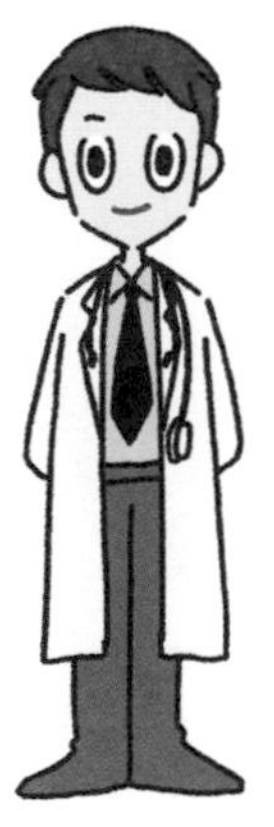

衛生所所長須由領有醫師證書或師級醫事人員證書，以及相關經歷，才得以獲得出任資格。主要工作是帶領保健所達成制定的目標，也會從專業角度分析問題、給予職員們適當的建議。懷疑發生團體規模的傳染病或食物中毒時，衛生所會成立處理小組，進行採檢動作，以及通報衛生局。面對傳染病時同時也要跟進指揮中心，直到沒有任何傳染病患者後，任務才能圓滿落幕。為了解決區域性的健康疑慮，各地醫療機構、鄉鎮市政府、學校、公司行號得積極配合政策，必要時連幼兒園、樂齡照護中心也得共同努力，因此，衛生所也得召開會議，確保與每個單位溝通順暢。

護理師

為防止傳染病擴大
而努力喔～

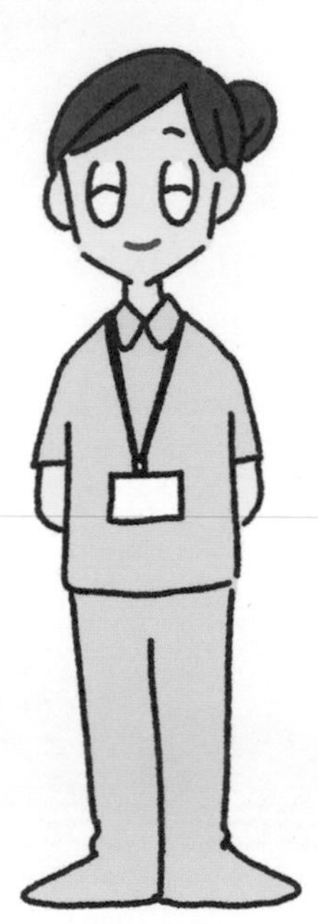

秉持著自己的護理、公共衛生專業在衛生所工作。傳染病或食物中毒肆虐當地時，護理師會與其他職員組隊，調查疾病發生的原因。他們更是傳染病患者與其家人最好的諮商對象，會提供適當的指導與建議。同時也積極地輔導傳染病患者周遭的親朋好友，避免大家排擠患者或抱持誤解。護理師勤奮地照顧人們的健康，時常出現在學校、幼兒園、樂齡社區等地，為人們進行健康教育。

營養師或技術員

他們活用營養及公共衛生的專業知識為大家服務。除了學校以外，各地尚有許多會提供膳食的設施，像幼兒園、樂齡照護中心等等。這些設施的衛生、營養問題，仰賴營養師的指導。此外，調查當地的營養問題，進行分析研究，找到改善對策，促進當地營養攝取，也是營養師的工作。

衛生所有各方專家齊聚一堂，為地區居民的健康盡一份心力呢。

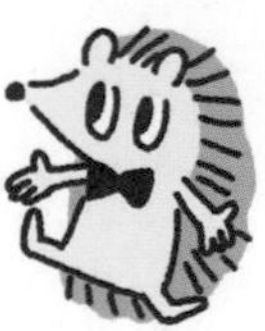

環境衛生監視員

實地勘察特定設施，
檢查是否有衛生方面
的問題。
具有藥師的資
格。
調查營業衛生
水質。

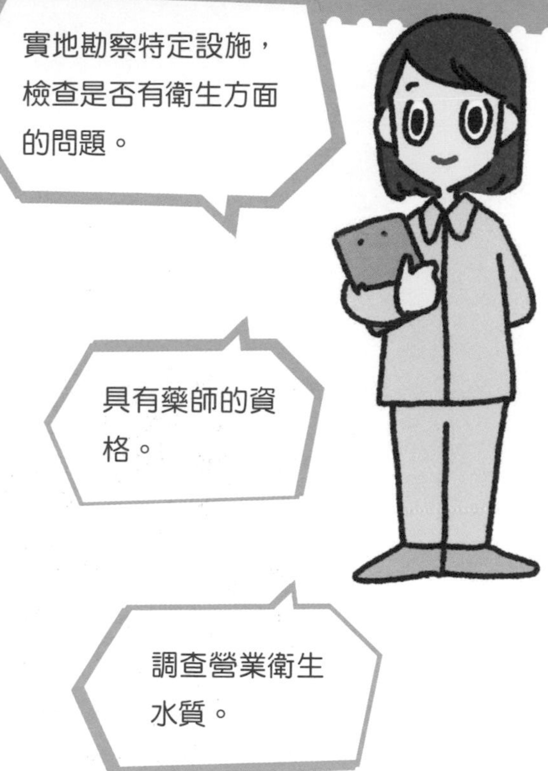

藥師、醫檢師等人的職務，是使用自身專業，從環境安全的視角來審視每個人的健康。藥師要進行藥品及衛材管理、食品及用藥安全行政等。而醫檢師要負責檢驗設施的衛生是否合乎標準；同時調查洗浴場所容易引發傳染病的軍團菌數是否超標，也為業主們提供輔導諮詢。都為了我們的環境提供了監視、安全把關。

衛生稽查員

衛生稽查員從食品安全的角度出發，守護每個人的安全。針對當地的餐飲店進行衛生方面的勘查、營業登記審查與營業輔導。此外，檢查店鋪販售的食品是否安全、細菌數有沒有超標、成分與添加物等標示是否清楚恰當等，而未達標準也要協助改善。食物中毒發生時，要前往現場調查原因，並輔導業者，以防疾病捲土重來。

避難所生活的注意事項有哪些？

平常也把自己的房間打掃得這麼乾淨就好了……
自豪
整齊
乾淨
水
水

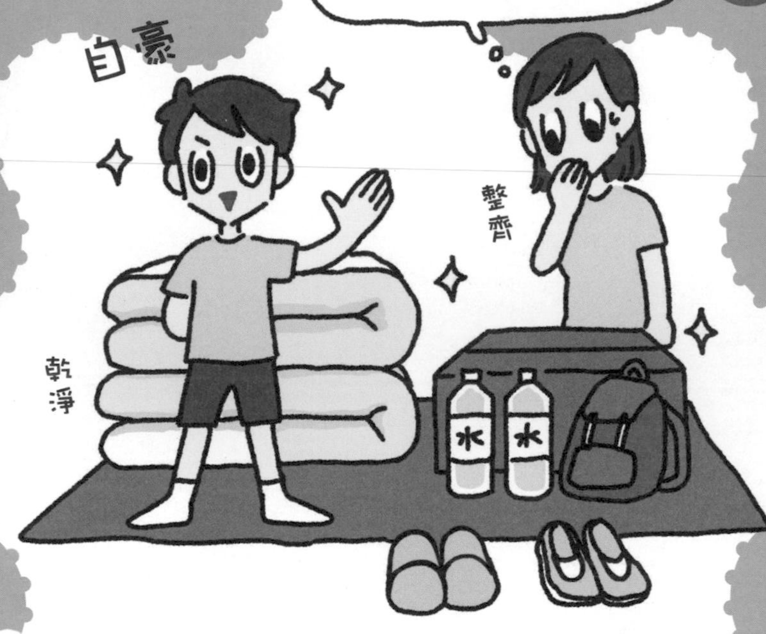

避免傳染病與食物中毒蔓延開來，要維持環境整潔

災難來襲時，有時會出現人們必須舉家搬到避難所生活的情況。難以習慣的生活環境，身體與心靈的和諧失去平衡，抵抗力也逐漸降低……避難生活令人抗拒。要適應集體生活，得時時謹記清潔兩字，認真對待避難時光，是遠離傳染病與食物中毒的重點。

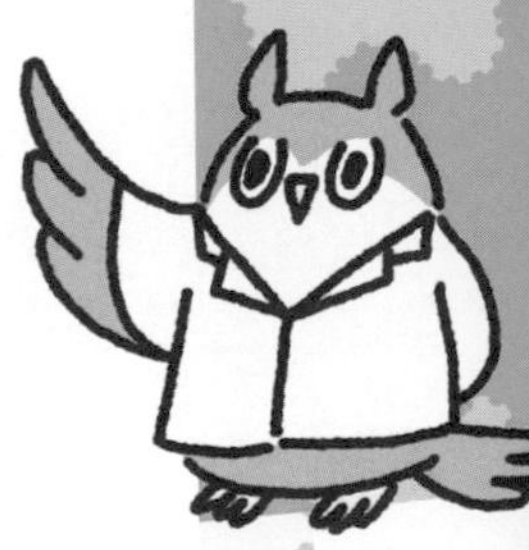

避難所是什麼地方？

狂風暴雨來襲、地震天搖地動，這類天災都可能導致家園毀壞、土石流、淹水等災難，繼續待在家中無疑是與危險相伴。此時，避難所將派上用場，為人們提供安身的場所。避難所通常是離家近的學校或活動中心，且會依據居住地區而有所不同，平常要先確認清楚喔。

注意事項

長時間生活在避難所，最重要的事情莫過於保持整潔。由於病原體可能黏在鞋子上一同進入避難所，所以最好不要穿鞋踏上生活區域，可以換上室內拖鞋來防止。洗手必不可免，但受災期間水資源更顯珍貴，隨身攜帶酒精消毒水或除菌溼紙巾，可以聰明省水。

避難所中的生活

避難所不是應有盡有的富裕場所，飲用水與食物都得等上幾天才會送達，預先準備幾天份的飲食，就不用擔心餓肚子。與家人一起準備避難包吧。紙箱這類資源也大有效用，可以做成床鋪或屏風，隔出隱私空間。屏風也是預防傳染病的大功臣！避難所還住著怕吵的嬰兒與老人，最好避免嘻笑玩樂，體貼他人。

緊急避難隨身物品確認表（範例）

- ☐ 酒精消毒水
- ☐ 除菌溼紙巾
- ☐ 室內鞋（拖鞋）
- ☐ 體溫計
- ☐ 口罩

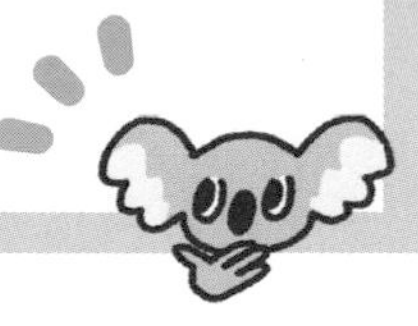

參考第82、83頁，和家人一同準備緊急避難時的隨身物品吧。

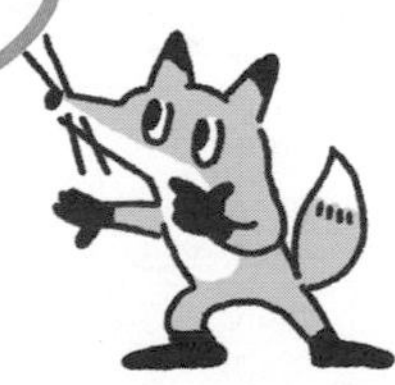

非常時期的隨身避難物品大推薦

避難情形總是突如其來，要想迅速打包逃難行李，可以事前先將三天份的物資整理到避難包裡。別忘了實際背背看避難包，檢查會不會過重喔！

貴重物品
現金或身分證（學生證）等

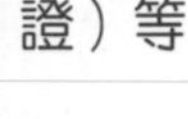

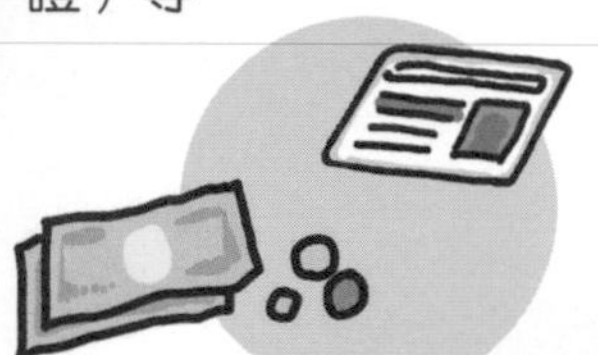

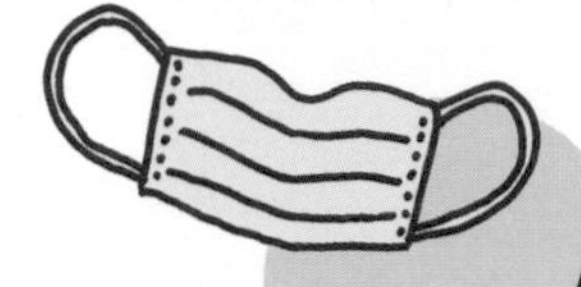

衛生用品
口罩、手部消毒液等

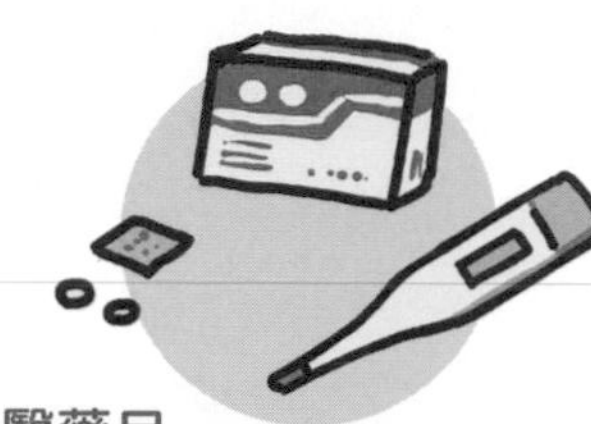

緊急醫藥品
體溫計、家庭常備藥

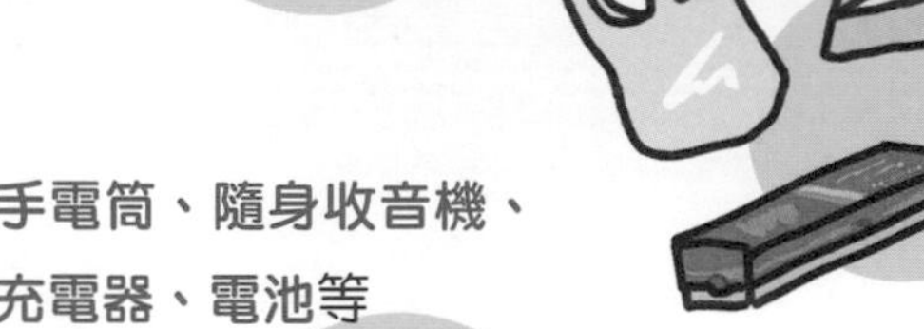

日用品
塑膠袋、毛巾、
衛生紙、保鮮膜等

手電筒、隨身收音機、
充電器、電池等

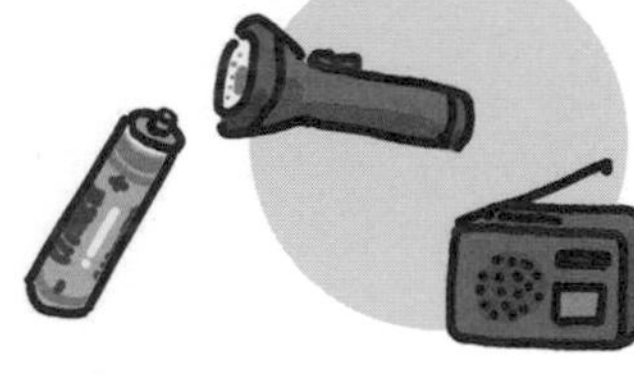

救難食品
營養機能食品（能量棒）、能量飲料、魚漿肉腸、即食米等

內衣褲、襪子、
手套、室內鞋等

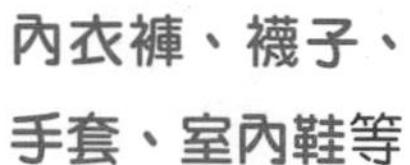

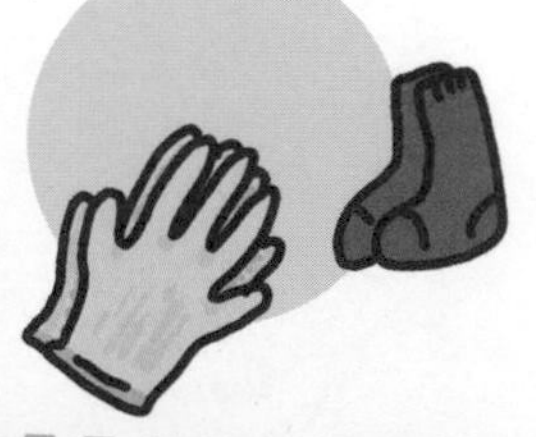

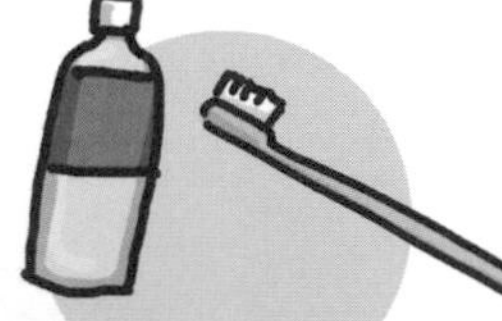

瓶裝飲用水
清理口腔用的口香糖、
牙刷等

避難所通常沒有冰箱，食物腐壞風險更高。儘量選保存期限較長的食物比較保險喔。

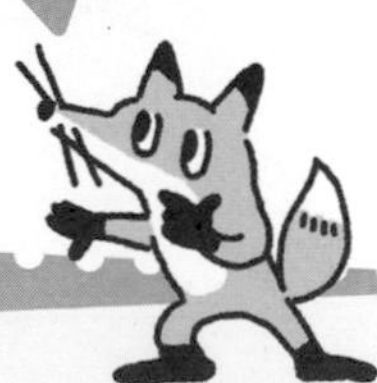

家裡的常備物品

依照家庭的人數，準備每人一週的份量。

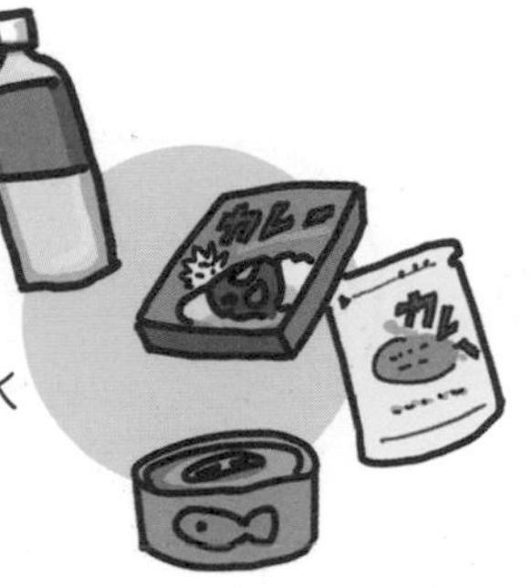

食品
即食米、罐頭、
真空包食品、飲用水

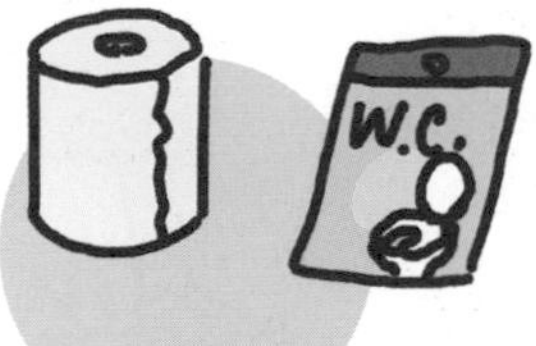

能擦拭身體的大浴巾等

如廁用品
衛生紙、
簡易廁所產品

吃飯餐具
免洗餐具、杯子等

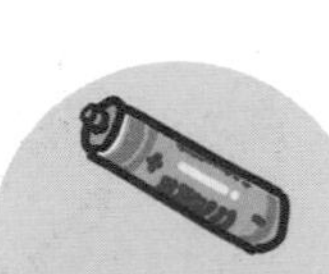

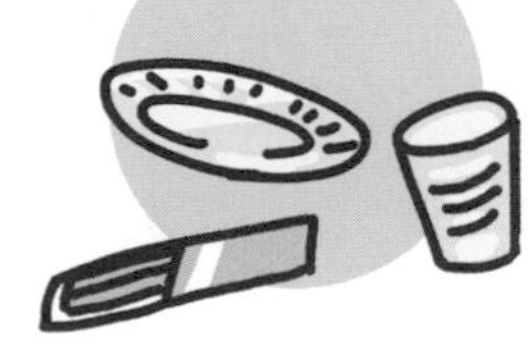

手電筒、隨身收音機、
充電器、電池等

廁所

若幸運住到有廁所的避難所，別忘了要常保廁所整潔。骯髒的廁所是傳染病的發源地。不僅要懷抱著不弄髒廁所的心，還要與大家通力合作，輪流擔任廁所值日生。且記，打掃廁所的時候，口罩、手套不離身，洗淨髒手前不要四處摸。

注意事項

擁擠的避難所生活，居住環境也相對容易招致傳染病，而且無法時常洗手，病菌繁衍更加猖狂。最重要的是人們得擁有環境整潔的共識。身體稍有不適，要趕緊通知身旁的大人，才能及時獲得妥善處理，避免病情惡化。

沒辦法用水洗手，該怎麼辦才好？

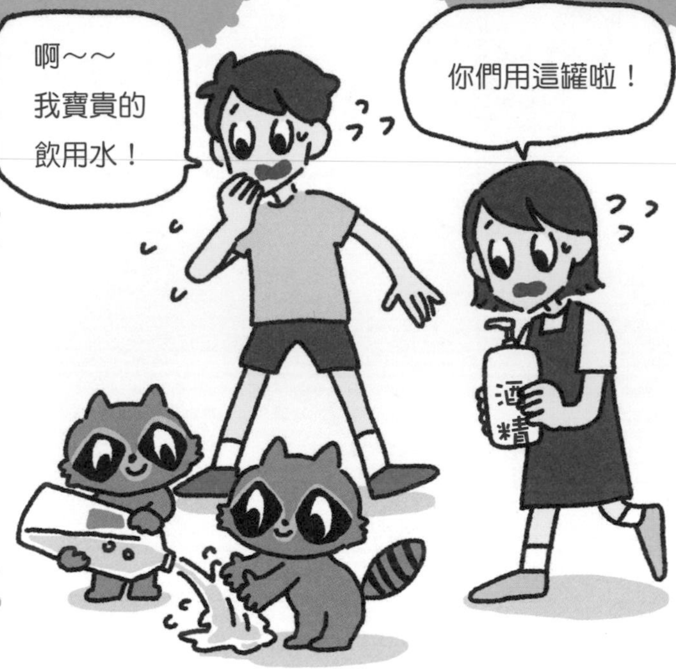

手部除菌就靠消毒酒精！

沒有水就不能洗手、漱口，更違論要好好保持衛生啦。這時候，隨身攜帶酒精消毒水，順手消毒不用怕！也可以選擇有除菌效果的溼紙巾喔。

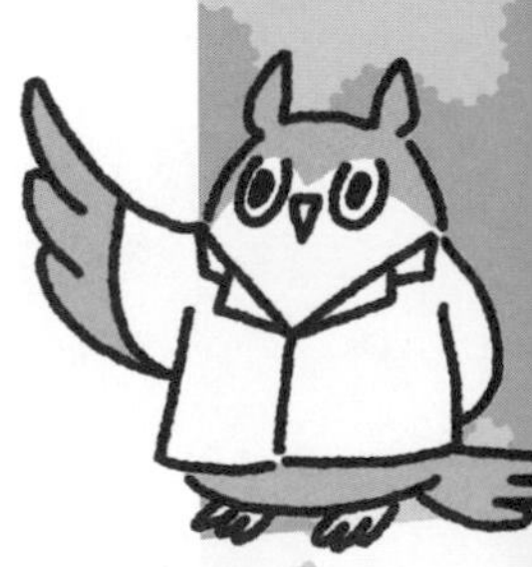

災害來襲會停水？

地震或颱風來襲，可能伴隨停電問題，出現停水狀況。因為淨水廠將乾淨的水送往各個家庭途中，得仰賴電力加壓才能順利運水。停水會怎樣？上廁所、洗澡、煮飯，甚至是洗手漱口，生活裡需要水的大小事全都停擺了。為了在停水時也能正常生活，事前的儲備非常重要喔。

洗手的替代方案

如果不能時常洗手，細菌或病毒就會不斷增生，成為傳染病流行或食物中毒的契機。所以得想辦法消滅細菌，避免可怕的疾病流行。可以在商店購買含有酒精的除菌噴霧、乾洗手或溼紙巾等產品。平時做好萬全準備，以便不時之需。

事前準備

考量到災害發生的時候可能會停水，事前準備不可少。像是颱風天前將浴缸放滿一缸水、買一些瓶裝水放在家裡備用。避難時，送水車可能要一週後才會到達，要隨時準備好能裝水的容器等物品。

酒精消毒

使用酒精消毒液，徹底除菌不用怕！（→第 28 頁）
將酒精消毒液噴在手上。

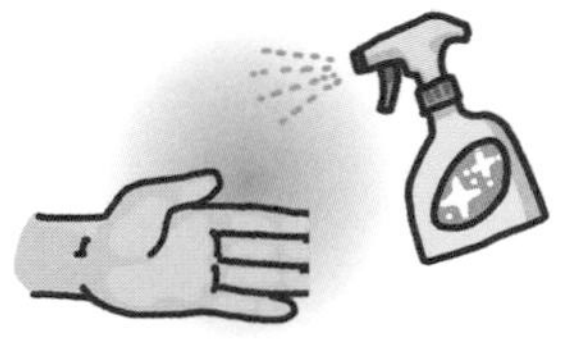

- 從指尖開始，搓搓手使酒精滲透。
- 仔細搓揉手掌心、指甲。
- 確實清潔指縫與大拇指。
- 別忘了手腕，還有徹底乾燥手部。

災害時的水資源很珍貴，碗盤放著不洗也沒關係？

今日特餐是三角飯糰佐昨天留在盤子上的咖哩醬～
偽裝成高級料理，我也不會吃的汪！

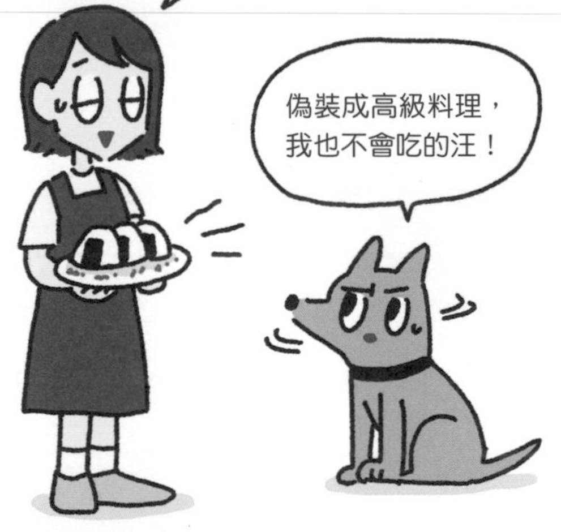

髒碗盤是細菌繁殖的天堂，捨棄不用、告別危險

髒掉的碗盤充滿了細菌最愛的養分，使用後會提高食物中毒的發生率，捨棄別用吧。儘量保持碗盤整潔，小心翼翼地使用。此外，善用碗盤清潔噴霧，也能達到除菌的效果喔。

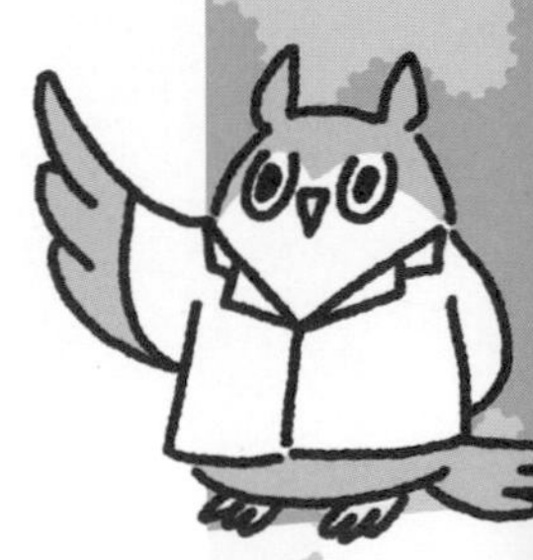

減少不必要的浪費

據說日常生活中，每個人每天的必需水量為 3 公升。當災害發生時，要每天取得 3 公升的水比登天還難。儘量減少不必要的浪費，一定要有節省水資源的覺悟。吃飯時多注意，別弄髒飯桌或碗盤，簡單刷洗就好。

碗盤清潔有妙招

一旦碗盤髒兮兮，就得耗費大量清水來刷洗。在盛裝飯菜之前，先墊一層保鮮膜、錫箔紙或烘焙紙在下面，就能讓碗盤隨時都乾淨潔白。不小心弄髒時，先用紙巾將髒汙擦乾淨，再稍微沖個水，節約水資源的同時碗盤也乾淨了。

缺水時的食器清潔法

為了用少許的水達到清潔食器的效果，花點心思洗碗盤吧。

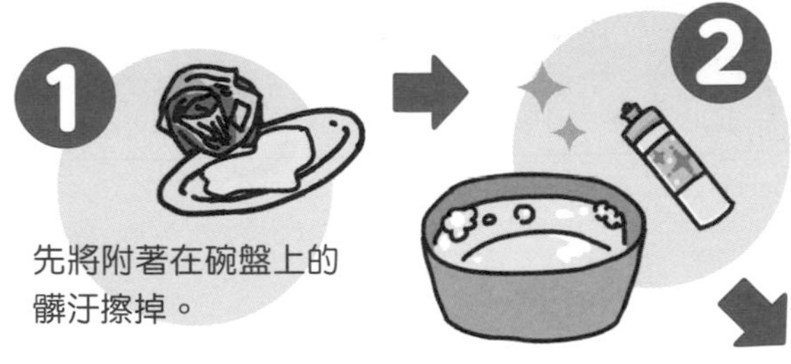

1 先將附著在碗盤上的髒汙擦掉。

2 在2公升的水裡加入1.5毫升的洗碗精，浸泡碗盤的清潔液就完成了。光泡清潔液就能去除髒汙。

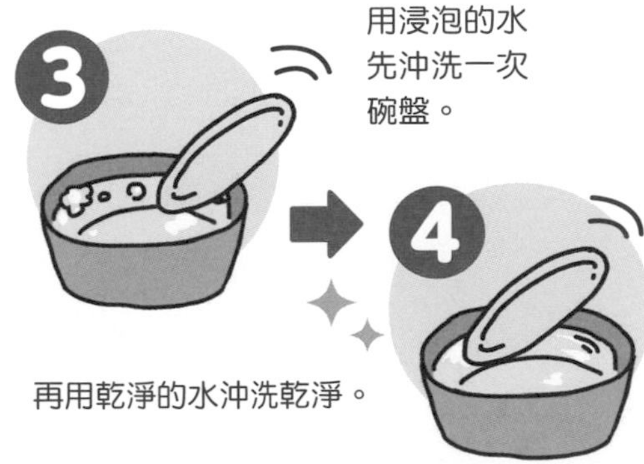

3 用浸泡的水先沖洗一次碗盤。

4 再用乾淨的水沖洗乾淨。

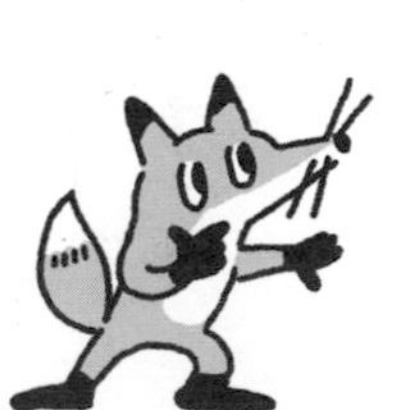

錫箔紙與保鮮膜是受災時的便利小能手！

沒辦法用水沖馬桶時該怎麼辦？

廁所不能用，
還是少喝點水……
還有其他辦法
喵～
W.C
水

只能穿紙尿褲
應急了嗎？

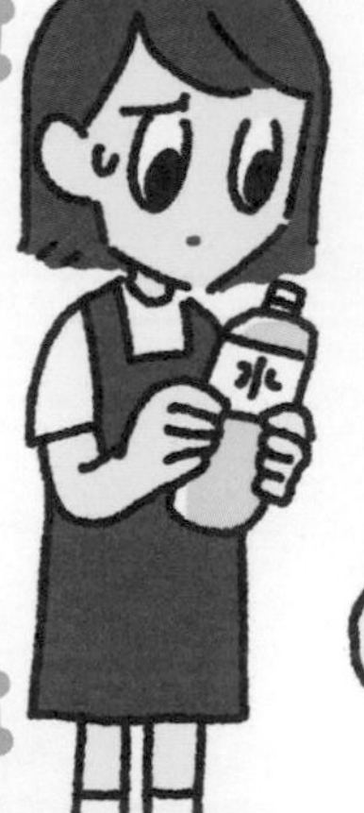

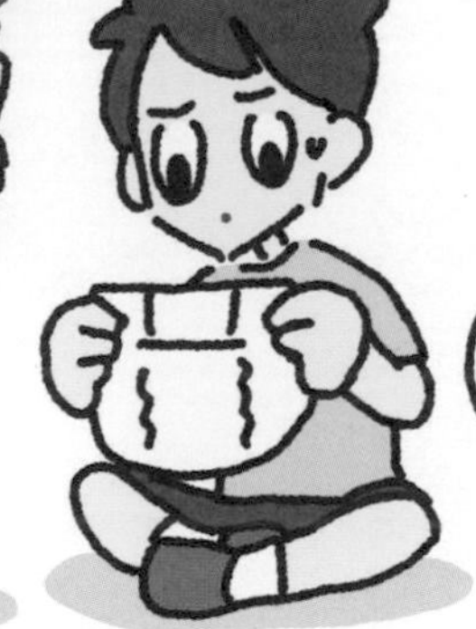

避難型簡易廁所，應急使用無負擔

當地震或颱風導致停電，造成停水，廁所也就無水可用了。沒注意到抽水馬桶不能用就直接沖水，排泄物可能溢滿廁所，這下大事不妙。排水系統失靈的時候，如廁就交給避難型簡易廁所吧。

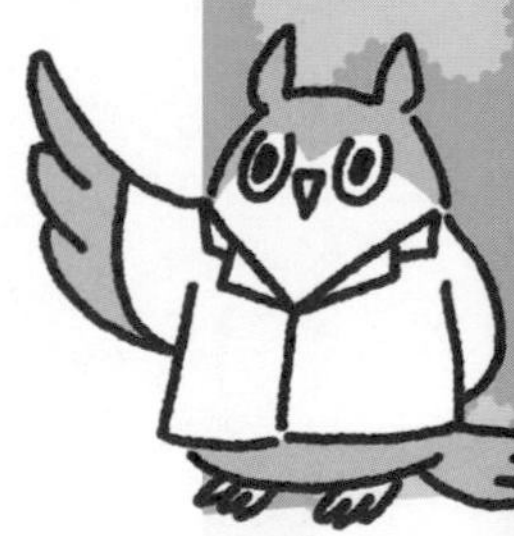

以備不時之需①

你我都有可能面臨居家避難生活，預先準備好簡易廁所吧！簡易廁所的種類五花八門，但都少不了大型塑膠袋、報紙與凝固劑。凝固劑份量怎麼抓？假設 1 個人 1 天要上 5 次廁所，每位家人都需要一週的份量，家裡有 4 位成員時，5 次 ×7 天 ×4 人，共要準備 140 份凝固劑。

以備不時之需②

廁所停水，但排水管可以正常使用的情況下，只要在馬桶裡倒入足夠的水量，就能沖走排泄物。然而，即便有 2 公升的水，水壓不足，排水也差強人意。況且家裡人數多，就需要更大量的水。因此預先在浴缸裡儲水，必要時才有充足水源可用。

避難型簡易廁所

打造家裡避難時會派上用場的簡易廁所，材料有大型垃圾袋（塑膠袋）、報紙與固化排泄物的凝固劑。

① 家裡使用西式馬桶的話，請將大塑膠袋鋪在馬桶裡。
② 上完廁所後倒入凝固劑（或者撒入固形粉末等）
③ 凝固成果凍狀後，用報紙包起來
④ 放入有蓋子的垃圾桶或紙箱內，拿到戶外通風

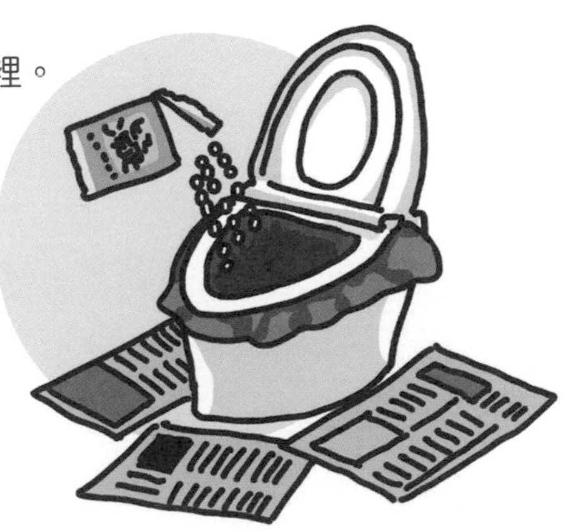

發生災害時，不幸停電、排水管故障，都要耗費一段時間才能復原。試著想像避難時的不便，做好萬全的準備。

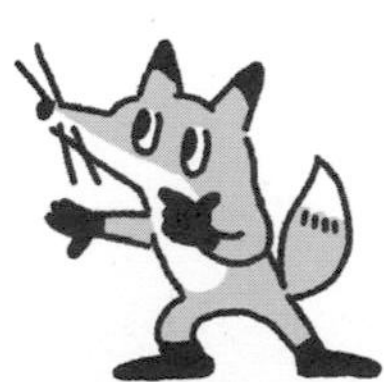

罐頭不會腐壞嗎？

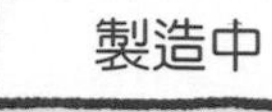

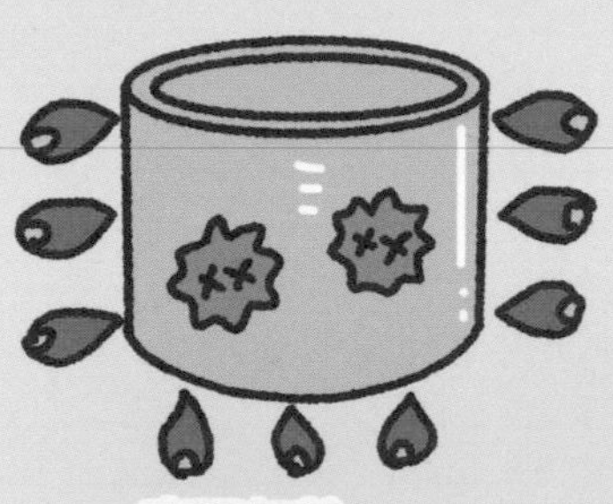

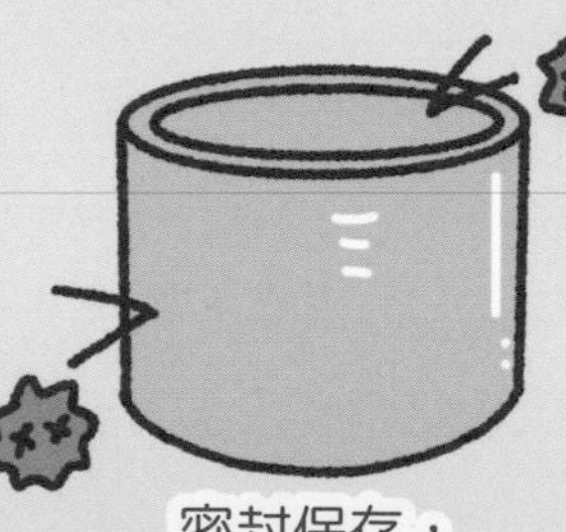

製造中

保存中
密封保存，
細菌進不去

高溫加熱，
殺死內部細菌

買一堆也不怕
壞掉喵！

你倒開心，
也不想想是花誰
的零用錢……

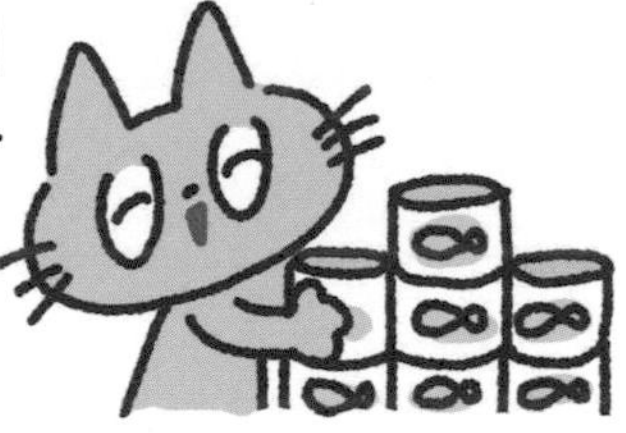

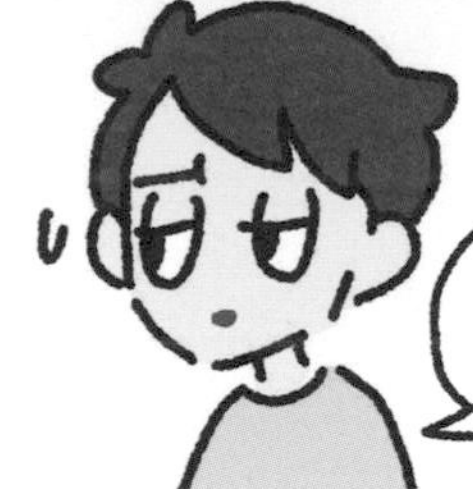

罐頭的保存期限天長地久

經過高溫加熱處理過的罐頭內部已經沒有任何細菌，因此不會腐壞。然而，若把罐頭放在高溫、潮溼、陽光曝晒的環境保存，老舊的罐頭可能會破洞或變形，微生物就能溜進去大飽口福，因此該怎麼保存罐頭也是大學問。

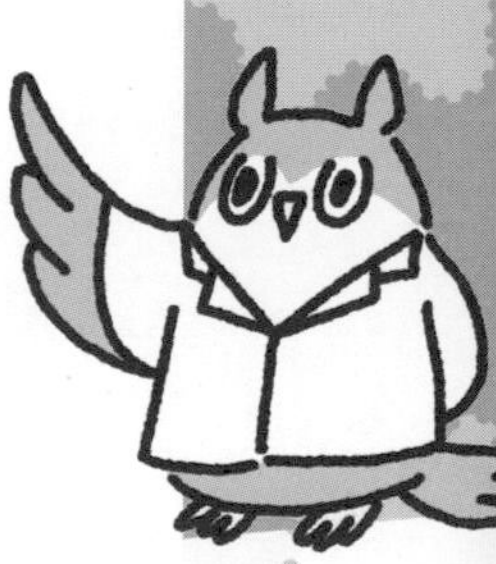

罐頭的保存期限

說起應急口糧，衛生署或農委會都推薦家家戶戶以罐頭當儲備糧食，但仔細一看，罐頭上也標明著賞味期限*。明明說細菌都被殺光，不會腐壞，為什麼還有期限呢？這可是罐頭的「賞味期限」。即便消滅了細菌，食物的風味也會跟著時間流逝。罐頭的最佳賞味期限為２～３年。

➡ 進一步了解最佳賞味期限請看 P.156、157

＊註：賞味期限為日本的包裝食品標示。

挑選應急口糧的妙招

應急口糧的特色是保存期限長，不用特別加熱、料理也能食用。罐頭可說是應急口糧中的佼佼者。在家中展開避難生活時，會有好幾天只能吃應急口糧維生，可以挑選不同的食材或各種口味豐富自己的糧食庫。口味都千篇一律的話，會遇到營養不均衡的問題。

循環儲備法

各位有沒有這樣的經驗？某天打開置物櫃，發現先前放進去的口糧早已過期。推薦大家試試看下圖的循環儲備法保存糧食！

罐頭放三年就會變得不好吃了呢。快去找找家裡有沒有被遺忘的罐頭吧。

食用
每個月一次，從保存期限較短的開始，吃掉一餐份量的口糧。

採買
購買新的應急口糧，補足被吃掉的部分。

儲備
準備家人們七天份的應急口糧。

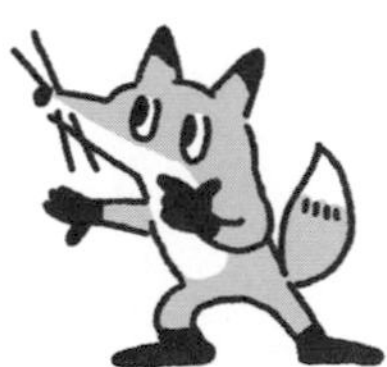

避難所配給的餐食一定要馬上吃完嗎？

你要蹲到幾點？
快忍不住了～

昨天的飯糰害我鬧肚子……

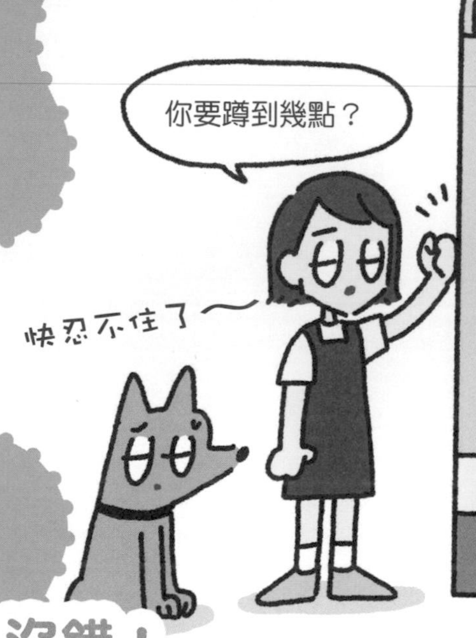

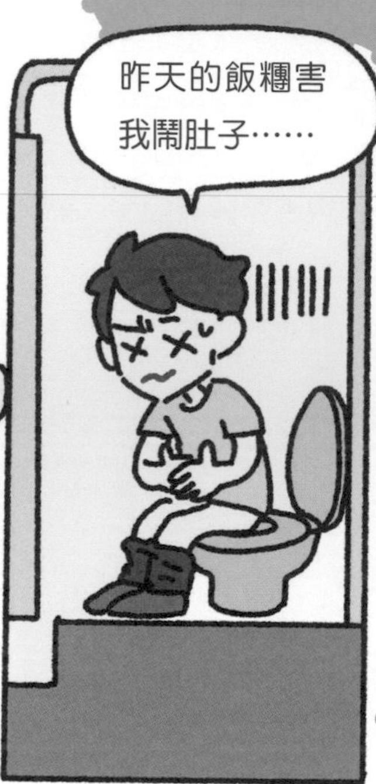

沒錯！食品不能長時間暴露空氣當中

長時間的避難生活使人身心俱疲，抵抗力也跟著變弱。難免會有無法馬上將配給的食品吃完的時候。但是，將食物暴露在缺乏冷藏設備的避難所是相當危險的。引起食物中毒（→第 169 頁）的細菌會大肆滋生，所以要儘快吃完配給的糧食。

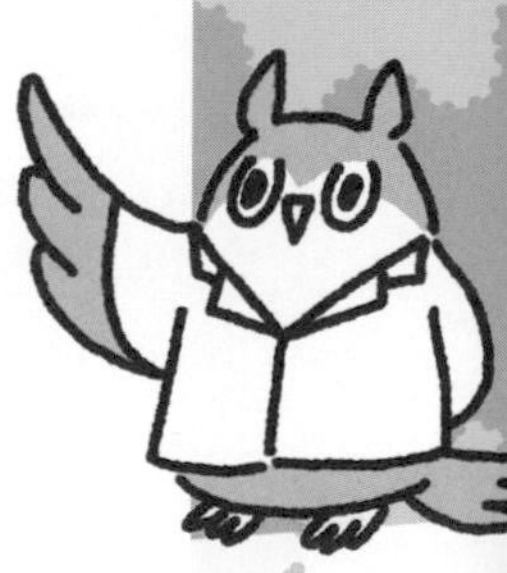

最重要的事情

吃飯皇帝大，避難所的生活也不例外。雖然不能想吃什麼就吃什麼，但能攝取充足營養，健康地活著就是萬幸。由於常出現纖維攝取不足等問題，可以先在防災背包裡放入果菜汁應急。身體缺水的話，會引發經濟艙症候群、脫水或便秘等，要記得隨時補充水分喔。

人滿為「患」

避難所裡人擠人，容易流行諾羅病毒等傳染病或食物中毒，甚至是季節性的流感。一人得病，萬人恐懼，要特別留心才不會使疾病擴散。平時就戴上口罩吧。事先準備酒精消毒液，停水時就能派上用場。

零食的食用方法

避難生活時，通常會拿到保存期限較長的配給糧食，如甜點、罐頭或甜麵包等。只是，這些高糖、高鹽的食品要怎麼吃才不會造成身體負擔？只要像平常吃飯有正餐與點心的區隔，聰明分配好食用的時間即可。也要小心不要攝取過多甜食。

即便避難中，還是很期待美食，能在規律的時間裡飽餐一頓就好了呢。配給的食品要立刻吃光，一點都別浪費。

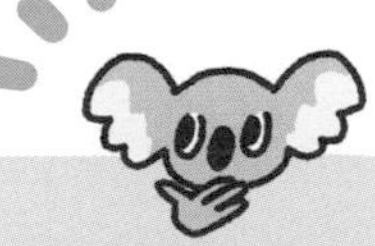

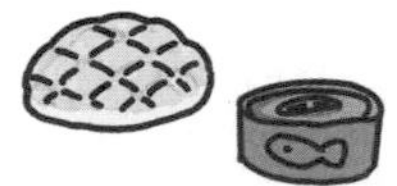

注釋

經濟艙症候群

不喝水、不進食，長時間窩在狹窄的空間，腿部無法好好伸展，導致腿部的靜脈出現小血栓，一旦血栓擴散至肺部的血管，會引發呼吸困難或心肺功能停止等症狀。

專欄

避難所的室內鞋兩三事

穿著室外鞋在人潮壅塞的避難所中走來走去是大忌。不僅因為室外鞋鞋底黏滿了外界的汙泥，也許還潛藏著壞菌。穿著室外鞋走動，或許會將惱人壞菌帶入人群聚集的避難場所。話雖如此，光腳走在避難所裡也可能會讓腳底受皮肉傷。

只要準備室內鞋，就能保持腳底乾淨，也能守護腳丫子。把乾淨的運動鞋或室內鞋用塑膠袋套起來，放進避難包裡備用。在避難所的入口處換上室內鞋，把外出鞋裝進塑膠袋，隨身收好，如此一來不僅能預防傳染病，也不會弄丟鞋子。

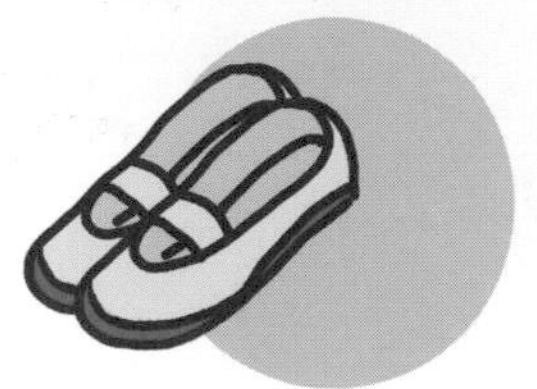
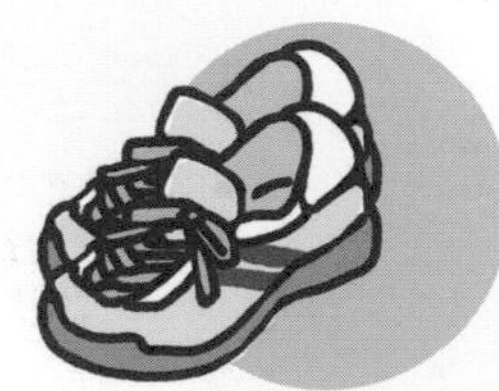
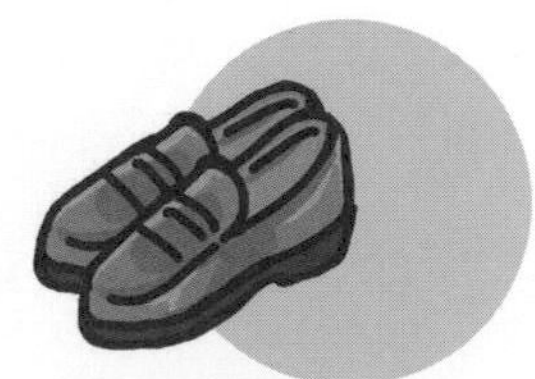

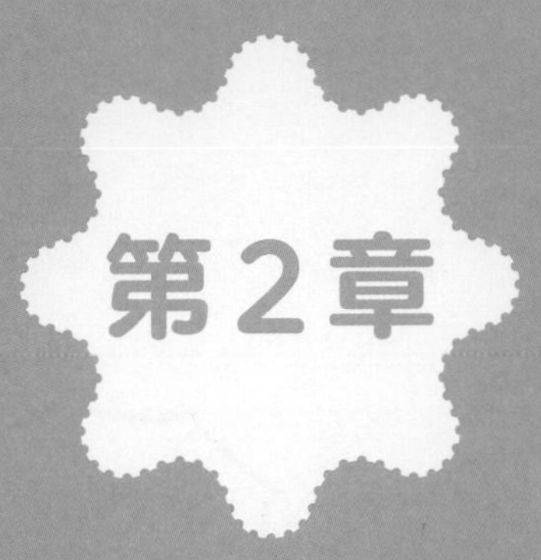

對抗傳染病的衛生學

介紹流行性感冒等各種傳染病與預防方式。

人為什麼會感冒？

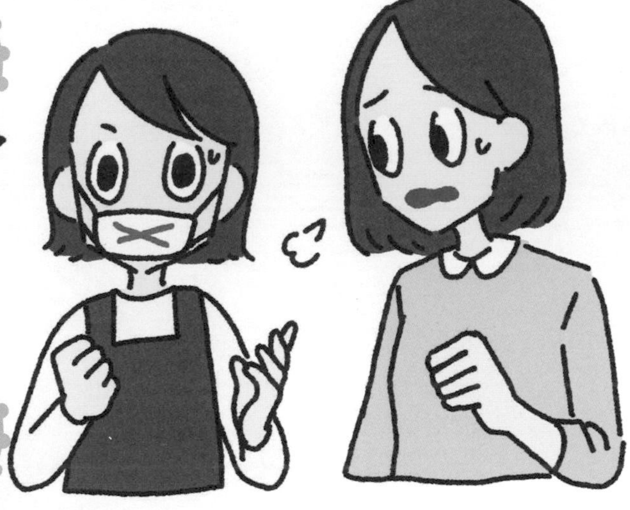

溜進體內的微生物增加了！

80%～90%的感冒都是病毒引起的。感冒病毒這類微生物進入口鼻後，會附著在喉嚨等黏膜組織，接著大肆增生。身體為了趕跑不斷增加的壞傢伙，會出現發燒、紅腫、疼痛的症狀。

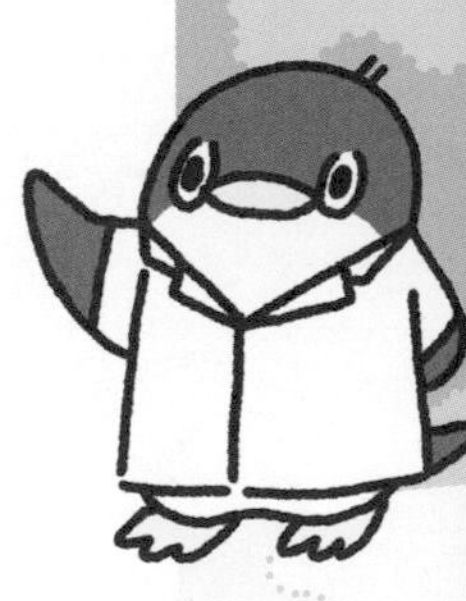

感冒症狀

感冒的正式名稱為「急性上呼吸道感染症候群」。典型的感冒症狀包含鼻塞、流鼻水、喉嚨痛、發燒等。感冒的症狀與嚴重程度，取決於微生物在體內增殖的部位，以及患者的身體狀況。千萬別對普通的感冒症狀掉以輕心，當中可能潛藏其他疾病。

預防感冒

最佳的防禦對策就是不讓感冒病毒潛入人體。出門口罩要戴緊、回家記得先洗手、漱口。此外，充足睡眠、均衡飲食、培養運動習慣等，抵抗力會隨著規律的生活提高，就能打造病毒難以攻破的強健體格，自然遠離感冒！

感冒的過程

微生物溜進身體裡悄悄增生，同時種下了感冒的病灶。每個人都有可能感冒，當你發覺自己好像出現感冒症狀，記得在家好好休養，隨時補充水分。

病毒這類邪惡的微生物入侵體內……

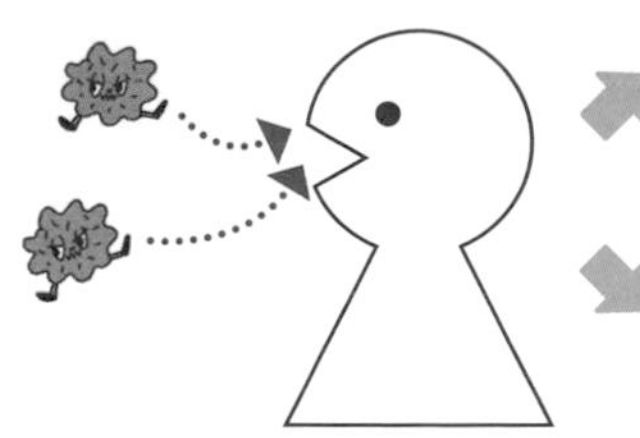

抵抗力強的時候
→微生物減少

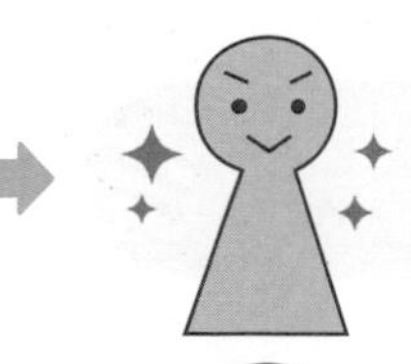

不會出現感冒症狀，或是症狀輕微

抵抗力差的時候
→微生物增加

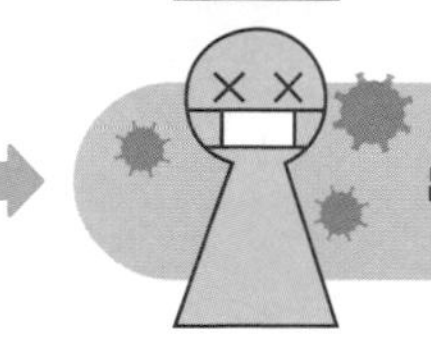

出現感冒症狀

慣性熬夜、偏食等不良的生活習慣都有害身體健康喔。

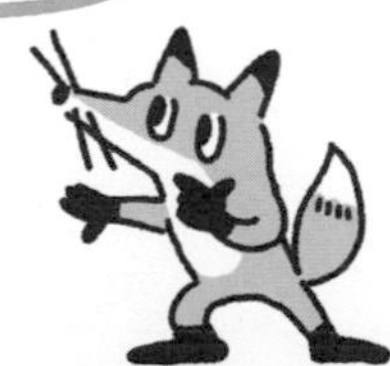

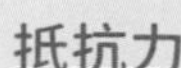

注釋

症候群

身體同時出現複數的症狀。

抵抗力

人類與生俱來、治癒疾病的能力。即便微生物入侵體內，只要抵抗力夠強，即便生病也不怕重症，甚至完全沒有症狀。

人怎麼被疾病「感染」的？

趁周遭沒人的時候盡情打噴嚏吧。

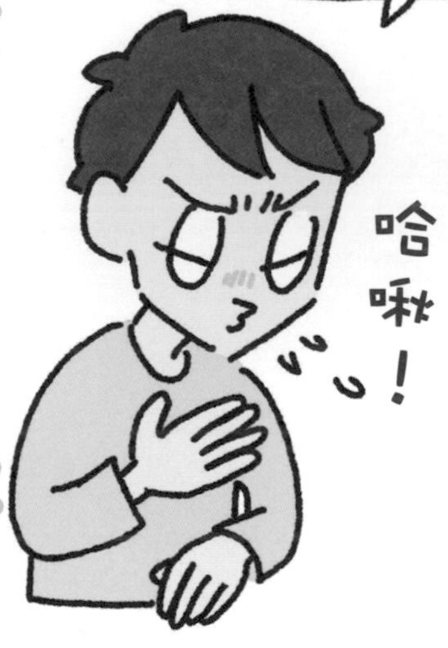

又不是只有打噴嚏才會傳染。

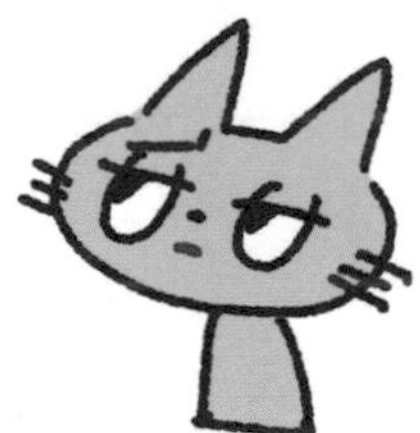

疾病的散布與蔓延

病毒、細菌等微生物入侵人體後，會找個容易繁殖的部位住下來，使人體出現症狀，這就是「感染」疾病。基於不同原因，疾病分成會傳染及不會傳染的種類。傳染病的傳播方式也會依致病微生物而有所不同。

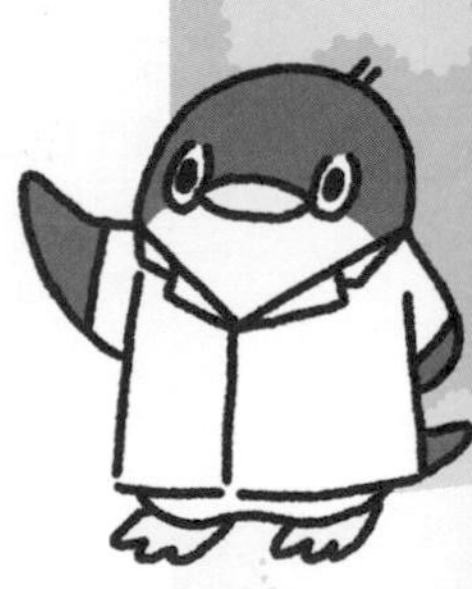

感染與發病

微生物剛跑進體內的時候，人看起來還是好端端的。但經過一段時間，體內微生物愈來愈多，身體陸續出現不舒服的症狀，就是「發病」。從感染到發病的間隔時間稱為「潛伏期」。潛伏期的長短因微生物的種類而異。會不會感染疾病、會不會發病取決於每個人的抵抗力。

傳染的條件

疾病的傳播裡有三個必要條件，分別是「傳染源」、「傳播途徑」、「感受性」。傳染源是指已遭受病毒等病原體感染的食物、人、動物。而傳播途徑則是病原體從傳染源轉移到他人的路線，有接觸傳染、空氣及飛沫傳染等。感受性是人容易受疾病的傳染的程度。

預防傳染病

控制疾病蔓延的首要之務是減少傳染源。不接觸罹患傳染病的人，不幸得病也別貿然與他人會面。確實戴好口罩，勤洗手、多漱口，就能阻斷傳播途徑。請務必習慣防疫生活。

不僅預防自己感染，更要保護他人不受傳染病侵擾。

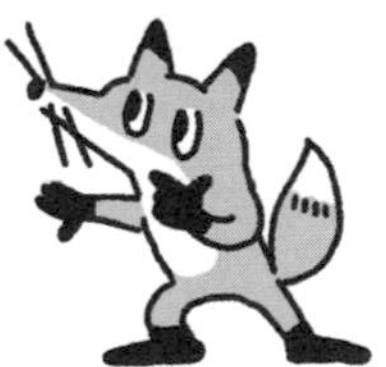

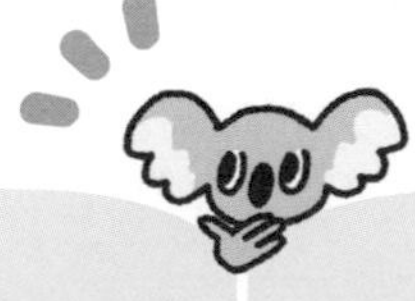

注釋

病原體

疾病的根源，泛指病毒、細菌等微生物。進入人體之後會帶來負面影響，引發各種生病的症狀。

為什麼病毒會傳染？

睡上下舖的我們同時
感冒了……
垂直才不是
這個意思咧。
垂直傳染呀！

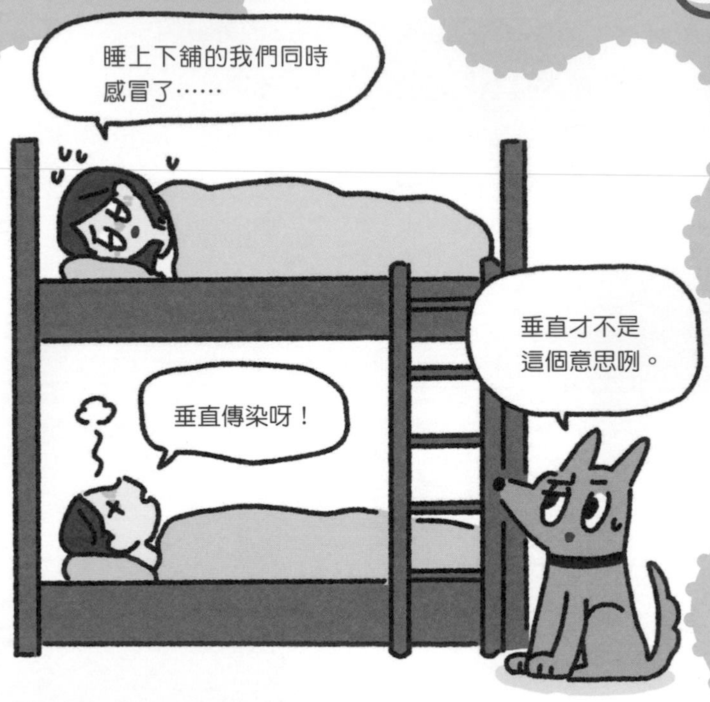

病原體會朝新大陸開疆拓土，增加更多新夥伴

傳染病的擴散，是病原體從人、物品往人體移動的過程。病原體進入人體的傳染途徑分成兩種，一種是媽媽直接傳染給胎兒的「垂直傳染」，除此之外都叫做「水平傳染」。病原體種類不同，傳染途徑也相異。而且，有些病原體的傳染途徑還不只一條。

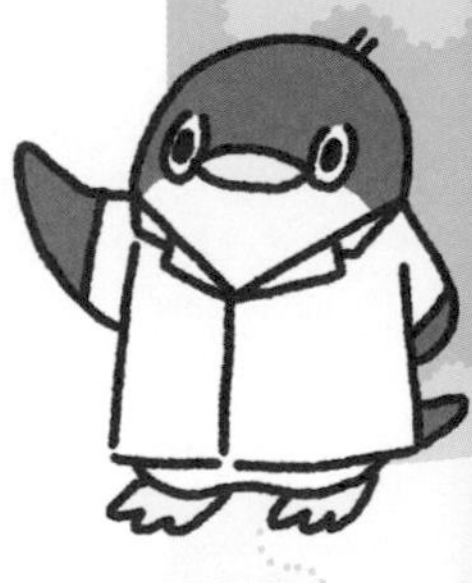

水平傳染

意思是病原體從某人、某物擴散到他人身上，大部分患者得病的原因都來自水平傳染。傳染途徑分五大類：直接接觸傳染源的直接傳染；將他人咳嗽、打噴嚏的微沫吸入體內的飛沫傳染；吸進懸浮於空氣中的傳染源而生病的空氣傳染；病原體從嘴巴侵入人體的經口傳染，以及因水汙染、食物、蚊蟲而得病的媒介物傳染。

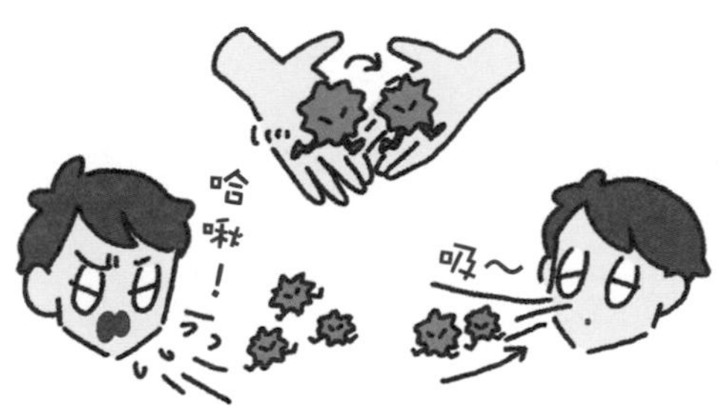

垂直傳染

意思是由母親傳播病原體給胎兒，又稱母體傳染。媽媽與嬰兒幾乎片刻不離，是相當容易互相傳播疾病的關係。胎兒有兩種染疫可能，第一種是媽媽本身具有會引發垂直感染的病原體，第二種是胎兒在媽媽肚子受疾病感染。懷孕中的媽媽罹患傳染病的話，可能會將疾病傳染給肚子裡的小寶貝。

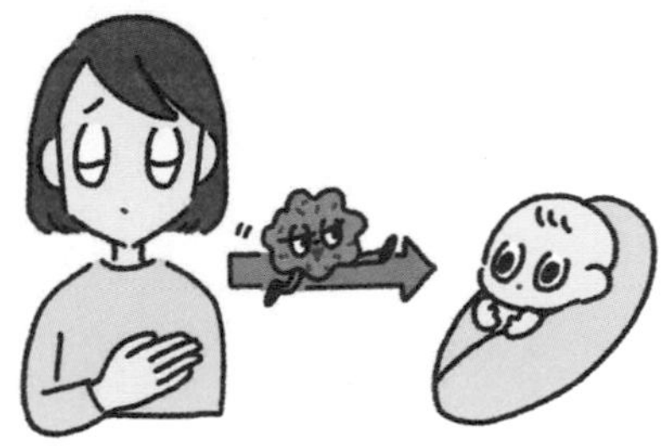

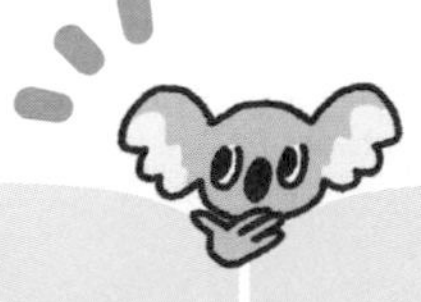

注釋

傳染途徑

病原體（邪惡的微生物）進入人體的方式。

懷孕時的媽媽抵抗力衰退，很容易被傳染病找上。

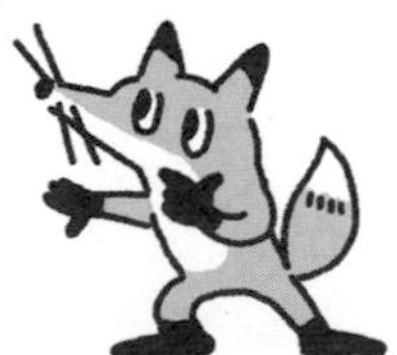

傳染途徑的種類

傳染病的水平、垂直傳染當中有許多條傳染途徑。傳染途徑會依照病原體的種類出現差異。一起來瞧瞧有哪些途徑吧。

水平傳染

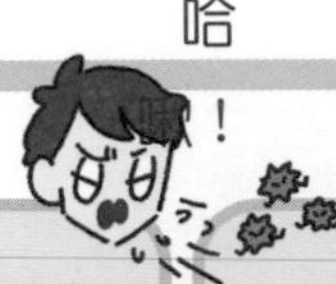

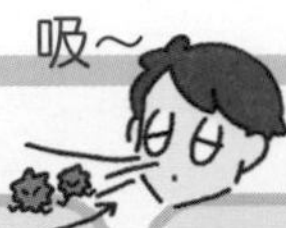

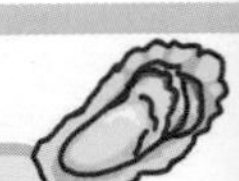

接觸傳染

直接觸碰確診患者的唾液，或者用手去摸患者使用過的手把、毛巾等物品，再接觸自己的眼睛、鼻子或嘴巴的黏膜，使病原體進入體內，進而得病。

典型的傳染病

諾羅病毒、流感、急性出血性結膜炎等。

預防方法

勤洗手，多消毒人們頻繁接觸的地方。

飛沫傳染

確診患者咳嗽或打噴嚏時，將病原體噴飛到周遭環境。病原體藉由咳嗽、打噴嚏的噴飛距離約為2公尺。範圍內的人吸入病原體就會生病。

典型的傳染病

流感、百日咳、流行性腮腺炎等。

預防方法

漱口
戴口罩

空氣傳染

吸入懸浮在空中的病原體而得病。經由咳嗽、打噴嚏等方式逸散到空氣裡的病原體，其挾帶的水分會在一段時間後蒸發，此時的病原體又小又輕，能長時間漂浮在空氣中。

典型的傳染病

結核病、麻疹、水痘、流感等。

預防方法

利用加溼器調節溼度、時常保持空氣流通。

經口傳染

食用附著病原體的食物或飲料，進而得病。也就是所謂的食物中毒。其中也包含接觸患者排泄物中的病原體，再經由口腔進入體內使人生病的情況。

典型的傳染病

諾羅病毒、腸道出血性大腸桿菌感染症（O-157）、沙門氏菌感染症等。

預防方法

煮飯、吃飯前要洗手、確實加熱食物。

垂直傳染

胎內傳染

懷孕中的媽媽將疾病傳染給肚子裡的胎兒。

典型的傳染病

德國麻疹等。

產道傳染

胎兒在分娩過程中被感染疾病。

典型的傳染病

B型肝炎、人類免疫缺乏病毒症候群等。

哺乳傳染

胎兒出生後，攝取具有病原體的母乳而染病。

典型的傳染病

成人T細胞白血病、人類免疫缺乏病毒症候群等。

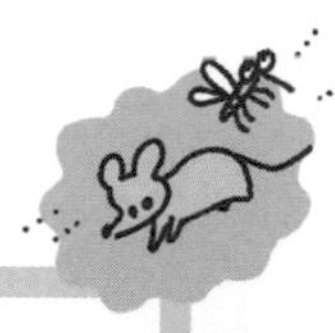

媒介物傳染

因接觸被病原體汙染的水、食物、血液或昆蟲而得病。媒介物本身不是病原體，卻能運送病原體。不慎接觸載運著病原體的媒介物，就會被感染。

典型的傳染病

霍亂、瘧疾

預防方法

勤洗手消毒，不接觸他人的血液。

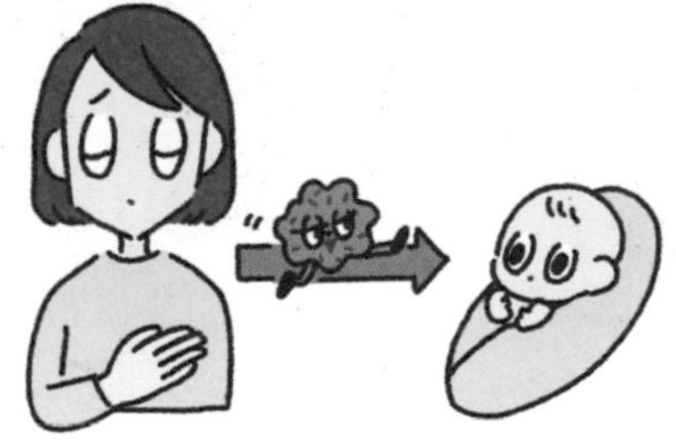

傳染途徑的種類可真是包羅萬象呀！

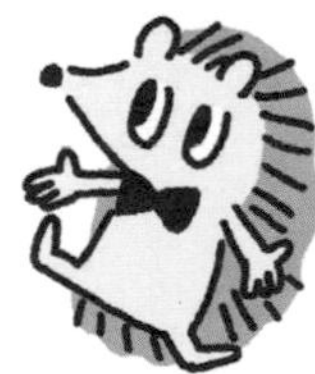

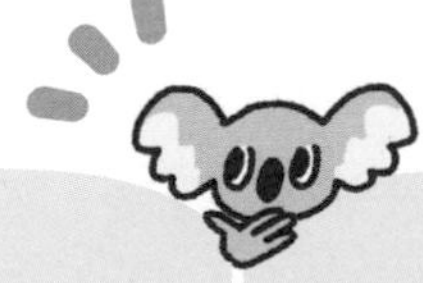

注釋

黏膜

鼻子、口腔或眼睛當中沒有被皮膚覆蓋、溼潤又柔軟的部位。

病毒是壞菌的一種嗎？

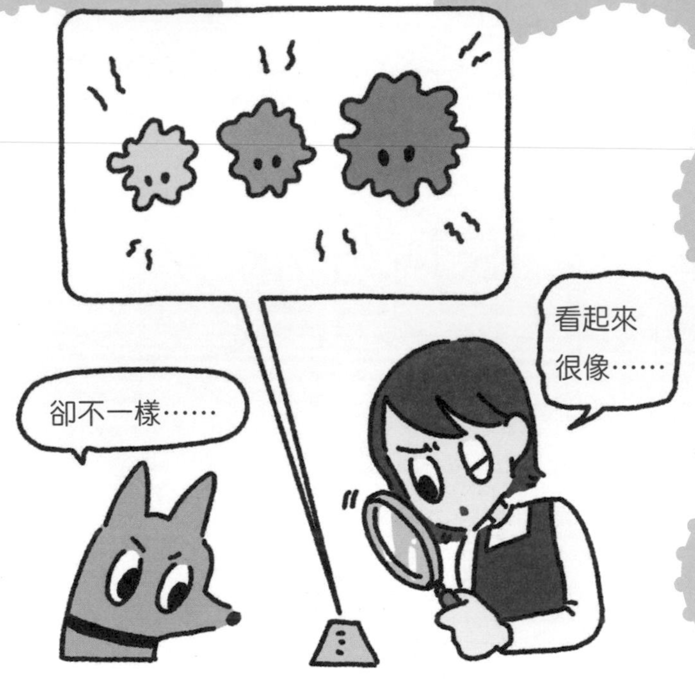

病毒是壞菌的成員之一

有沒有被人指責過「手上細菌很多」呢？壞菌是會使人生病的微生物總稱。微生物主要有病毒、細菌、黴菌（真菌），無論哪一種壞菌，都不是肉眼輕易可見的喔。

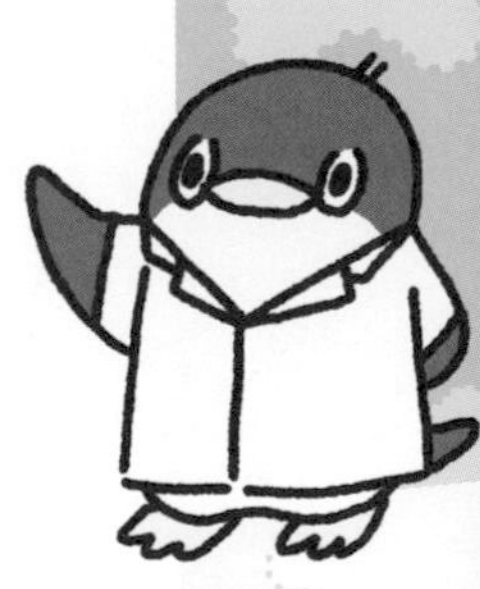

哪裡不一樣？

微生物當中，能夠做成優格、納豆的稱為善良微生物，而壞菌就是導致人們感冒生病的邪惡微生物，也稱為病菌。

細菌是比病毒還大的微生物。拿來製作優格或納豆的微生物也是細菌的一種。

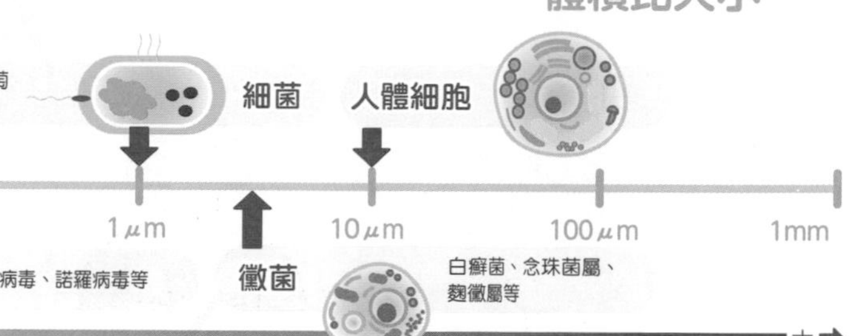

※1nm（奈米）=0.001μm（微米）=0.000001mm

病毒是最小的微生物，會在各種生物之間移動。據說全世界總共有3萬種左右的病毒存在。

黴菌（真菌）是體積比病毒、細菌還要大的微生物。種香菇、烤麵包使用的微生物也是黴菌的一種，迄今全世界已發現約5萬種黴菌。

導致人們生病的微生物種類

病毒、細菌、黴菌（真菌）的體積、身體構造與繁殖方式各有不同。

病毒	體積	約20nm左右（約細菌的50分之1）
	身體構造	沒有細胞，構造相當單純。
	繁殖方式	潛入其他生物的細胞內增生。
細菌	體積	大約1μm
	身體構造	由一個細胞構成的單細胞生物。
	繁殖方式	只要有養分和水分，就能自己進行細胞分裂、增加同伴。
黴菌（真菌）	體積	約6至10μm左右（三者間體積最大）
	身體構造	由數個細胞構成。存在於人體、家裡或食物等各種地方。
	繁殖方式	伸長猶如絲線一般、被稱為菌絲的構造，產生許多分支，從中不斷繁衍。

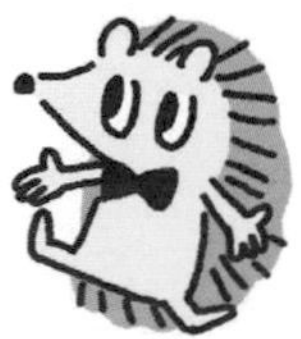

傳染病百百種，特徵各不同？

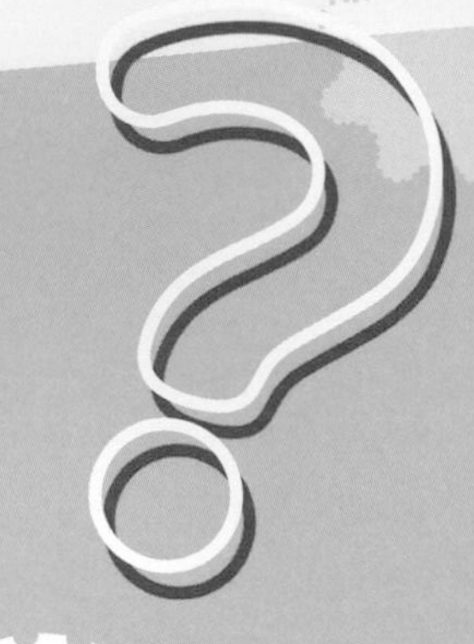

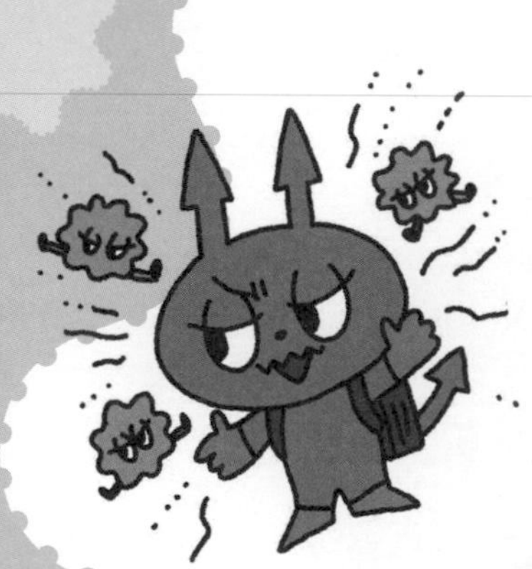

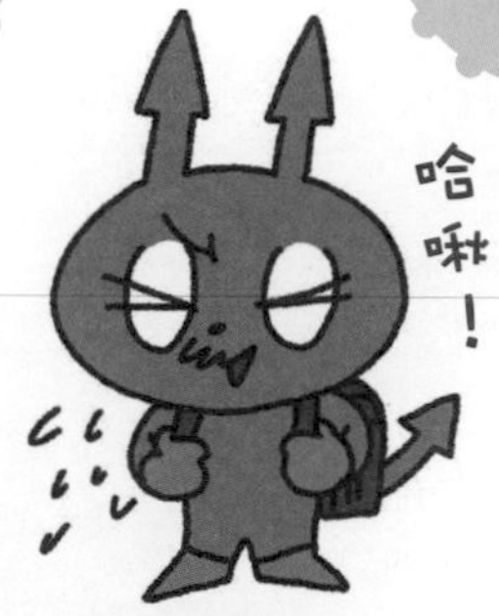

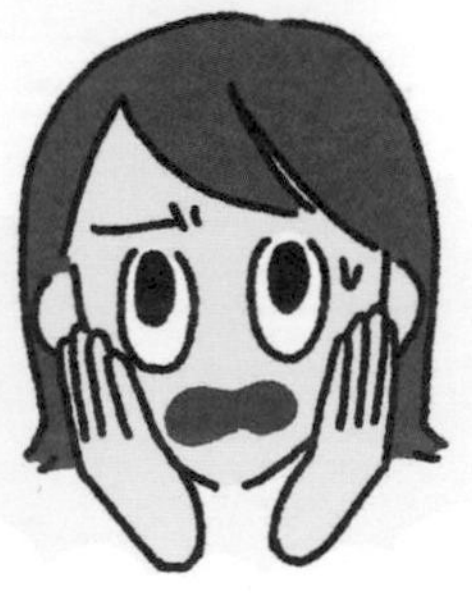

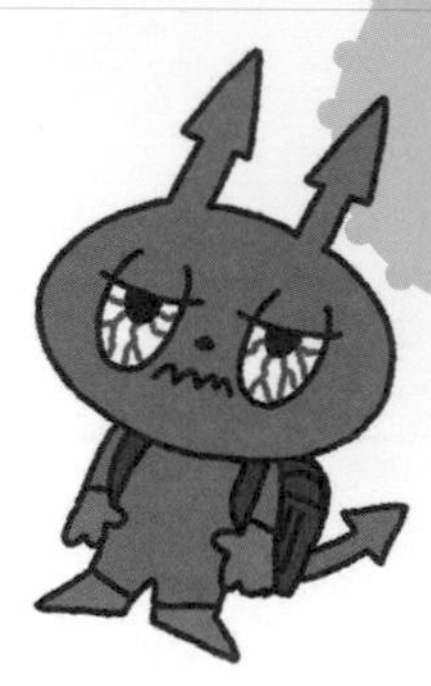

種類也太驚人了吧！？

病原體有幾種，傳染病就有幾種

世界各地充斥著各種各樣的病原體，而傳染病的種類等於病原體的數量。傳染的方式或傳染力也各有不同。學校也會基於傳染病擴散的危險性，將疾病分成三類，從中判斷要學校是否停課或採取其他對策。

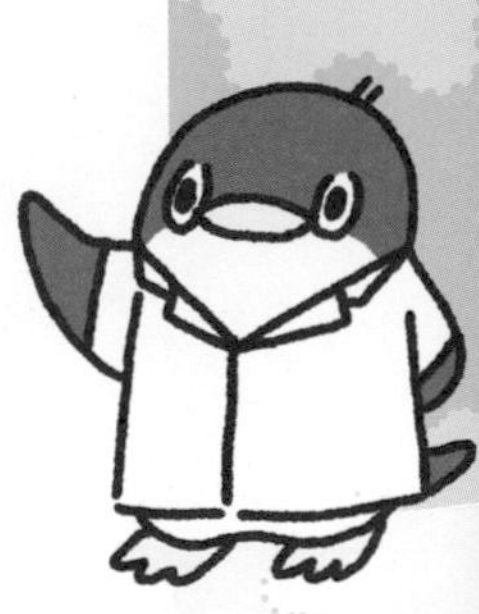

傳染病分門別類

傳染病當中也有校園小團體，它們叫做「校園常見傳染病」，包含學童感染後會特別嚴重的疾病，與容易在學校散播的疾病，其中大致分為三大類。每一個種類都有各別的停課標準。

第一種是什麼？

涵蓋法定傳染病的第一類與第二類傳染病（→ 138、139 頁）。第一種傳染病特指容易傳染給人類、受感染後更容易重症化的疾病。除此之外，過去曾大流行，一旦散播開來，疫情難以控制的傳染病也名列其中。患者痊癒之前都不能到校上課。

第二種有哪些？

第二類傳染病是經由空氣、飛沫傳染的疾病當中，小朋友容易被傳染、會迅速在校園蔓延的疾病。停課在家休養的時間取決於傳染病的種類。只要一個班或全校超過一定比例的師生罹患傳染病，例如流感，校方可能會採取班級停課或全校停課的方式防堵疫情。

第三種是什麼？

第三類傳染病是容易在學校流行的一般傳染病。經醫生診斷已無傳染風險之前，患者都得在家休養。

一旦罹患傳染病，要趕緊看醫生，同一時間通知校方。

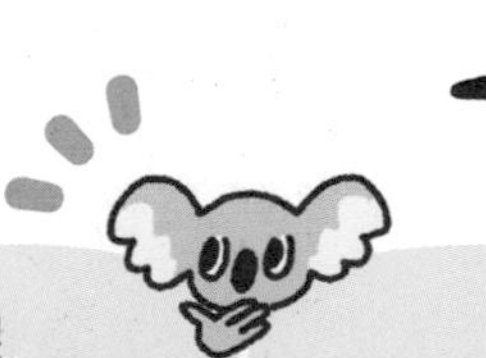

注釋

全校停課

好幾個班級，甚至整個年級都停課的時候，學校自行宣布停課的狀況。

班級停課

班級內罹患流感等傳染病的學生達一定比例時，全班休假在家休養的情況。班級停課的標準會因地區而有所不同。

第1類

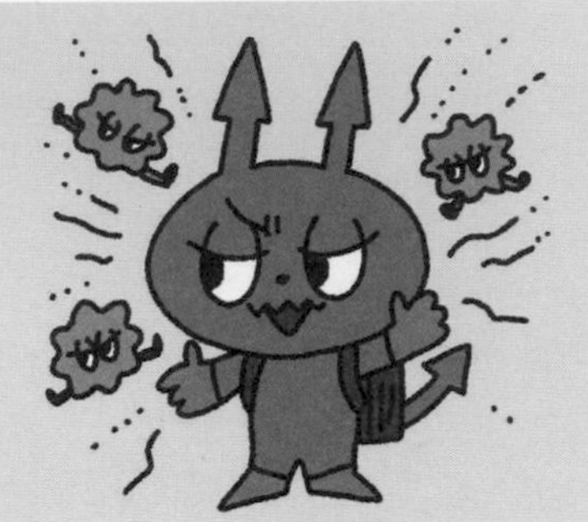

傳染病種類

狂犬病
鼠疫
天花
嚴重急性呼吸道症候群（SARS）。

第2類

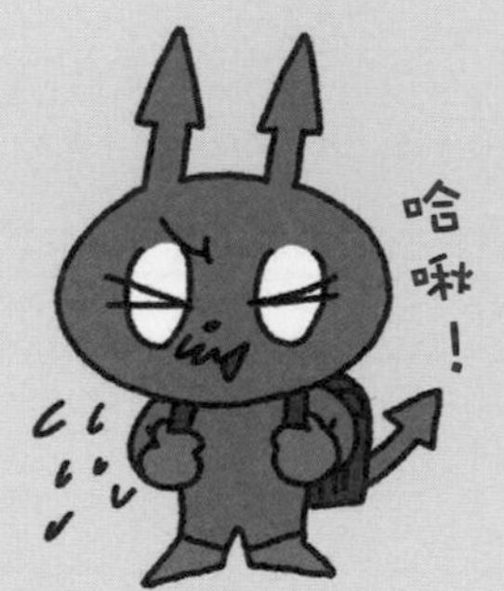

傳染病種類

登革熱……
痲疹……
流行性腮腺炎……
德國痲疹……
白喉……
結核病、流行性腦脊髓膜炎……

第3類

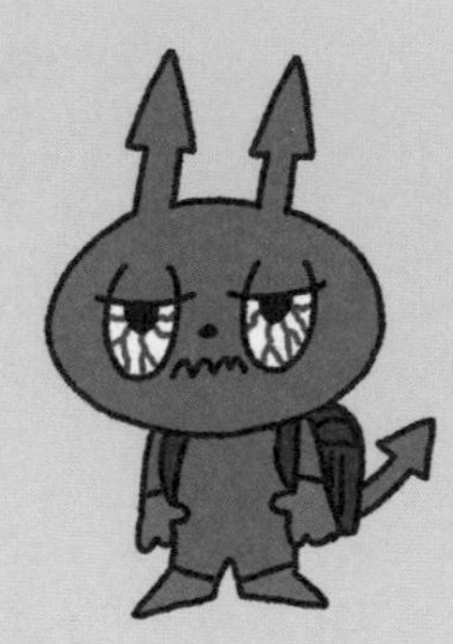

傳染病種類

結核病
淋病
腸病毒感染併發重症
日本腦炎
破傷風
流行性腮腺炎

暫時停課

………………到痊癒為止

註：臺灣《傳染病防治法》是由中央主管機關依致死率、發生率及傳播速度等危害風險程度高低分類之疾病。

暫時停課

………………有發燒情形，儘量請假在家休息 (5 天)

………………居家隔離 4 天

………………發現耳下或下顎腫脹開始至少 5 天，痊癒才可返校上課

………………所有的疹子都已結痂

………………建議主動請假在家休養

………………經醫師診斷已無傳染風險

註：臺灣校園傳染病停課流程與否，需要在 24 小時內完成通知當地主管機關。並依照指示並配合隔離治療，直到醫師診斷無傳染之虞。

暫時停課

百日咳

急性病毒性 B 型肝炎。

其他感染

………… 經醫師診斷已無傳染風險

註：一個班級 7 天內有 2 名以上 (含 2 名) 學童感染腸病毒，建議停課 7 天。

注釋

暫時停課

暫時不去學校上課的狀態，不僅能預防病情惡化，也保護他人不受傳染病打擾。

動物會傳染疾病給人類嗎？

好可愛、超喜歡、
來啾一個，
等等一起洗澎澎吧！
雖然很愛主人，
但人狗殊途呀汪

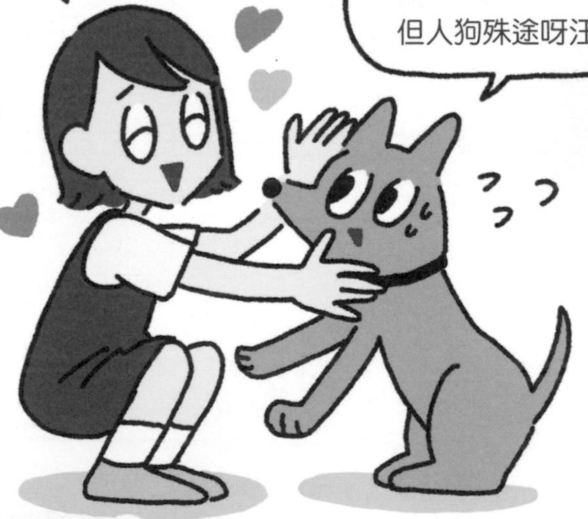

有傳染風險！

由動物傳染給人類的疾病，稱為「人畜共通傳染病」。病原體種類不同，動物或人類的發病情況也不盡相同，動物感染了某些傳染病或許不會發病，人類卻會出現病徵。有許多前所未見的新型傳染病都是人畜共通傳染病。

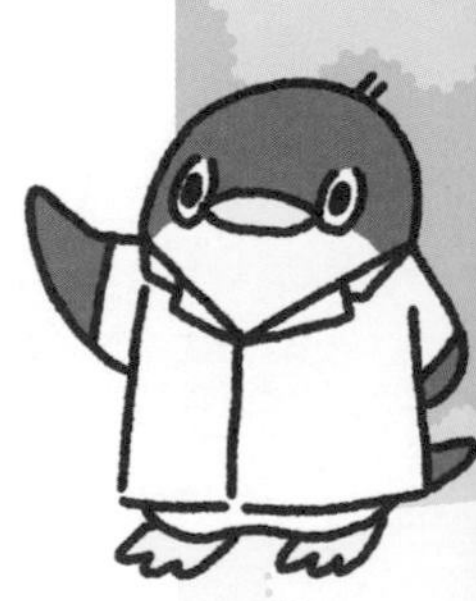

傳播途徑

人畜共通傳染病是動物散播給人類的疾病，並非人類互相傳染得病。罹患傳染病的途徑分為直接傳播與間接傳播兩種。據說全世界已發現超過200 種人畜共通傳染病。國外也有國內未曾見過的傳染病，所以出國遊玩時，千萬別隨手摸動物喔。

直接傳播

被動物嚙咬、亂抓一通或者觸碰，身上帶有傳染源的動物藉由親密接觸，直接把疾病散布給人類，就叫「直接傳播」。其中包含狂犬病、貓抓病、鸚鵡熱及鼠疫等等。不只貓狗，鳥、兔子與爬蟲類這類寵物身上也有會傳染給人類的病原體。所以別拿餵食寵物飼料的湯匙來吃飯，或者跟寵物一起入浴洗澡。

間接傳播

攜帶傳染源的動物向人散布傳染病的過程中，蚊蟲、跳蚤成為仲介，將疾病傳播給人類稱「間接傳播」。並不是蚊子、跳蚤或塵蟎將病原體搬運到人體內，而是把動物身上的病原體散布到水源、土壤等地方，人類食用了被病原體汙染的魚、肉等食物之後間接得病。登革熱、日本腦炎、諾羅病毒都是其中之一。

與寵物生活的注意事項

① 不要嘴對嘴餵食飼料、睡一張床
② 時常梳毛、剪指甲，勤加打掃小窩
③ 寵物排泄後要立刻清理
④ 撫摸完寵物一定要洗手
⑤ 不餵食生肉
⑥ 屋內要時常通風

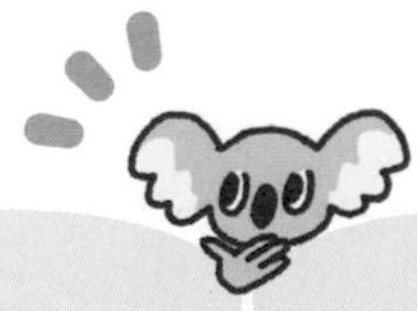

注釋

傳播

指病原體的散布。病原體從動物轉移到人類的過程。

「流行」是什麼意思？

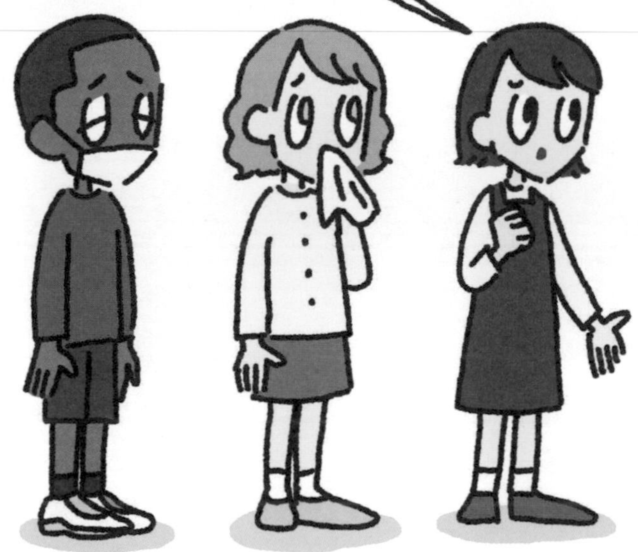

意味著有許多人感染同一種傳染病

「流行」是指某個地區在一段時間內暴增同一病例，而且大幅超過正常的規模。傳染病患者增加的時機會因病原體的特徵或地區等條件而不同。像生性喜歡乾燥的流感，常在日本冬季流行。

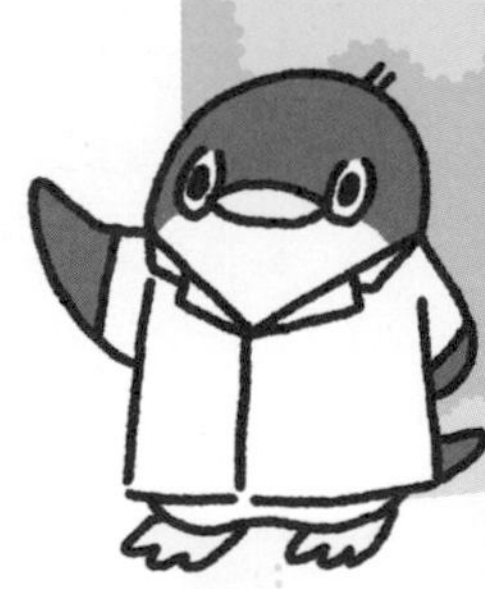

傳染病流行的原由

溫溼度等環境條件之外，居住地、交通等都是左右傳染病流行的因素。愈多人聚集的地方，傳染病就更容易蔓延開來。此外，即便感染了疾病，身體可能毫無異狀，在沒意識到自己染疫的情況下外出，會加劇傳染病的散播。

大流行真可怕！

大流行（Pandemic）是從國家至全球的大規模傳染病，出現多不勝數的患者。流行一詞會根據疾病的強度區分為不同種類。除了大流行以外，地方性是指傳染病在較小的區域裡、於特定季節流行，而流行性的區域比地方性更廣，染病者比平時都還要更多。

季節影響流行病

季節性的氣候變化與疾病的流行之間密不可分。比如說，冬天常見流感或諾羅病毒，夏天則好發咽結膜熱與手足口病。只要知道疾病的流行季節，事先進行預防接種、備妥家庭用藥，就能防禦疾病來襲。

人人具備防疫意識，罹患傳染病的人就會愈來愈少。

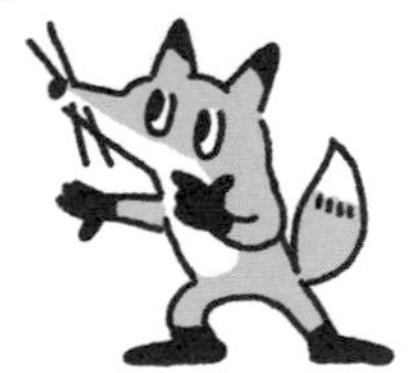

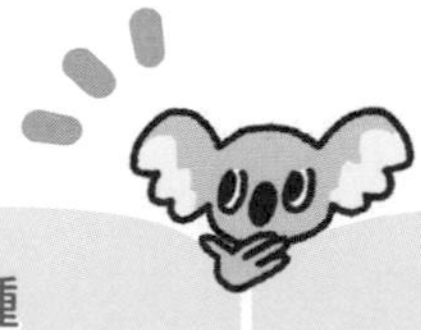

注釋

預防接種

注射疫苗，使身體具備對抗致病微生物的能力。

如何計算出罹患傳染病的人數？

流行性感冒加 1……
流行性感冒
諾羅病毒
016052
別用運動會計分方式統計患者人數好嗎……

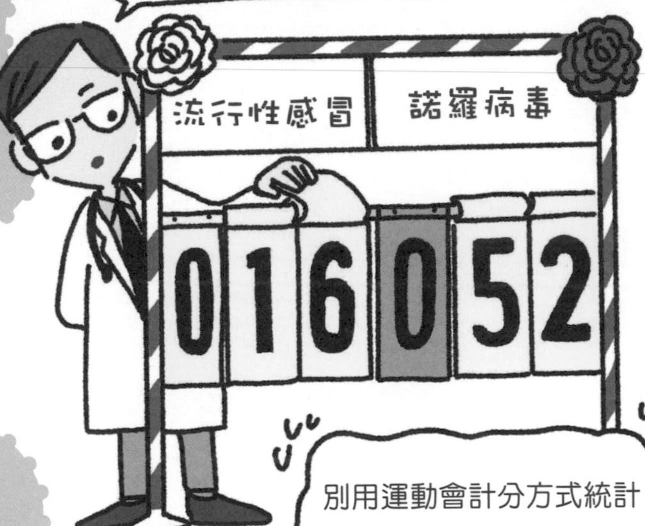

政府機關會負責計算人數

太輕忽傳染病可是會導致疫情一發不可收拾。只要在疾病爆發之前制定對策，就能有效預防疾病散播。對此，日本於 1981 年啟動了「傳染病發生動向調查事業」，目的是理解傳染病的罹患人數與發源地區。

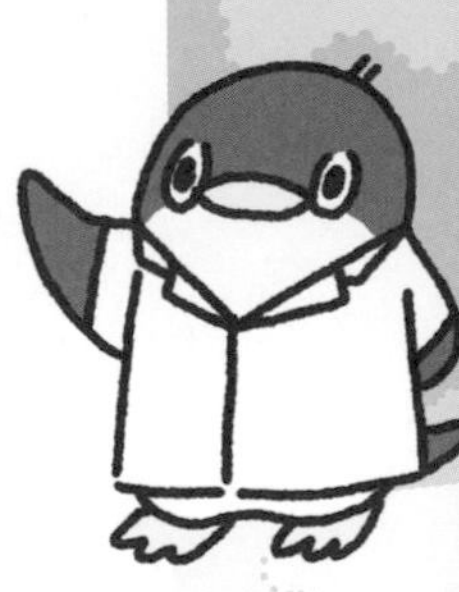

註：臺灣衛福部設置「傳染病統計資料查詢系統」供大家查詢傳染病概況與趨勢。

傳染病發生動向調查

由日本政府發起的調查方案，目的是確認傳染病流行的狀況，找出避免疾病持續擴散的對策。政府得留意傳染病的動向，觀察傳染病流行的地區並統計染疫人數。同時將消息發布給全國的醫療機構。

掌握資訊的方法

計算傳染病患者人數也是傳染病對策的一種。看病醫師必須向保健所通報罹患傳染病的患者資料。然而，當染疫的人數過多，已經沒有計算人數的必要時，只有特定的醫院必須向保健所通報疫情狀況。

掌握疫情動向

只要上日本厚生勞動省或國立傳染病研究所的官網首頁，日本民眾就能得知傳染病的即時疫情。請看以下圖表，可以明確知道傳染病流行的時期，也能與其他年度做比較，資訊相當豐富。

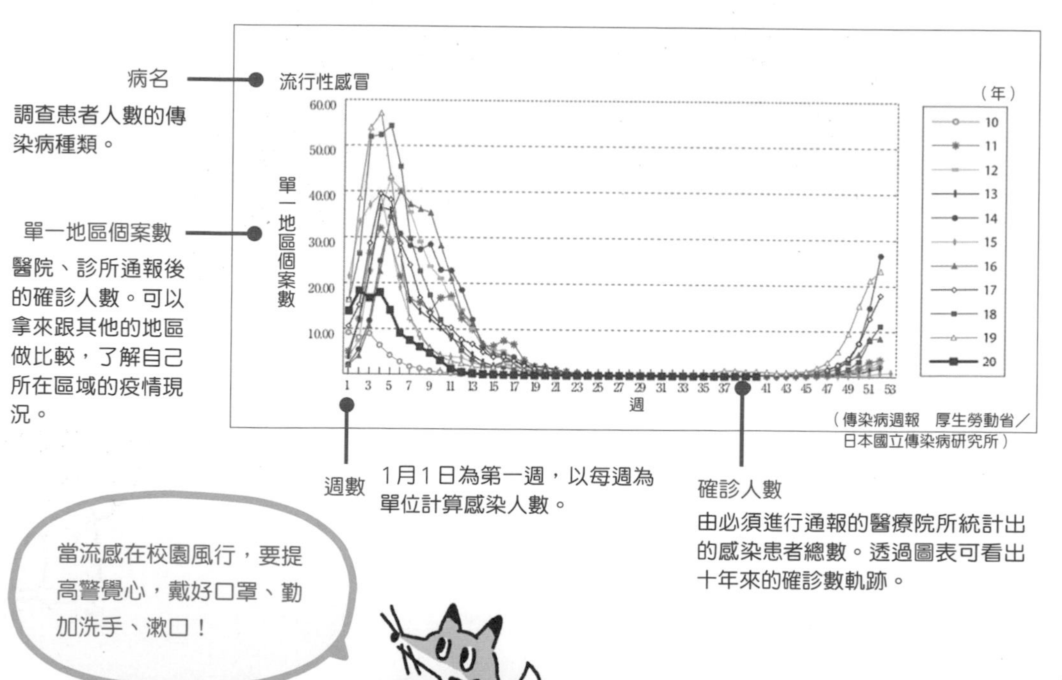

為什麼流行性感冒每年都會捲土重來？

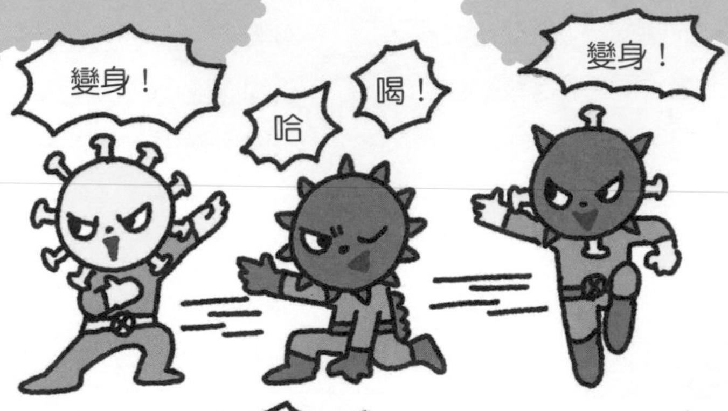

流感魔居然又變身了！

唔……

不管採取什麼作戰方式都消滅不了……

病毒會變種，千變萬化預測難

流行性感冒是病毒引起的傳染病。流感病毒力求續命，每年都拚命地改變外型。只要病毒型態有所變化，去年曾感染的人也可能再度得病。理解流行性感冒的特徵，生病了也要做好防疫，不散布病毒給他人。

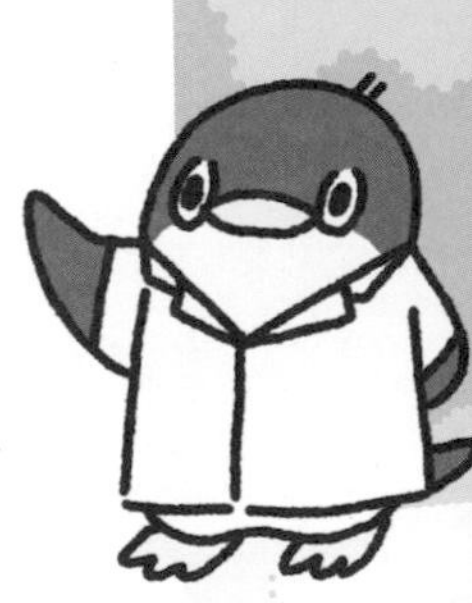

變種原因

流感病毒中有 A、B、C 三型，它們每年都會發生些許變化。明明曾經得過流感，身體有了抗體，或者打過預防針，為什麼又得病了呢？因為病毒型態不一樣了，人體裡缺乏新變種的抗體。另外，流感病毒偏好乾冷的環境，冬季最常發生流感。

流感症狀

流行性感冒的症狀與小感冒有些微不同，特徵有突然發高燒到 38℃以上、肌肉與關節疼痛、頭痛等，全身皆有症狀。有時會併發肺炎與腦炎，甚至惡化成重症。注意到自己發高燒、嚴重倦怠時，要趕緊去看醫生。預防方式有接種流感疫苗、勤洗手、多漱口、戴緊口罩。

感染的病程

與其他疾病相比，流行性感冒從感染到病發之間的病程相當短暫。一旦發現自己罹患流感，要立刻向學校請假。即使退燒了，也要乖乖在家靜養 2 天。

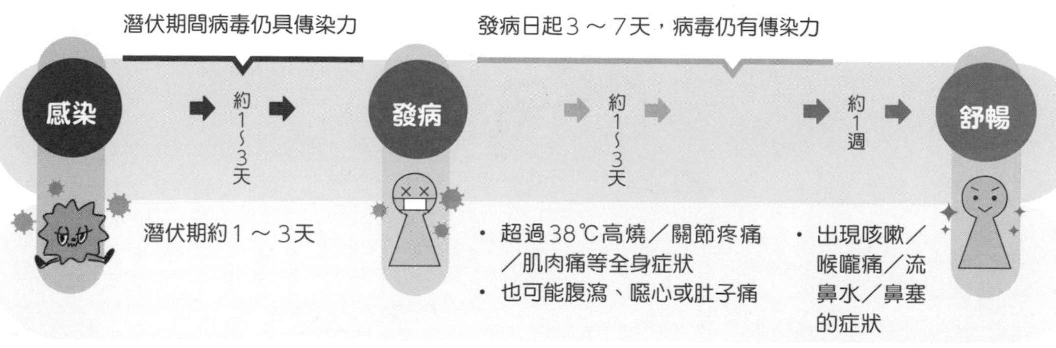

當家裡出現流感患者，抱持著自己也有染病風險的心態，做好防疫才是上策。到校上課也要記得戴好口罩，洗手漱口不能少。

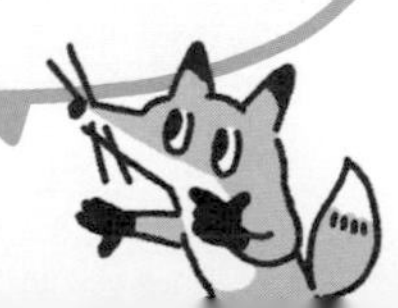

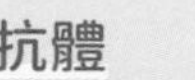

注釋

抗體

抗體會對入侵人體的病毒、細菌產生反應，是將壞傢伙逐出體外的對抗物質。

傳染病有可能從世界上消失嗎？

各地都還有沒消毒過的地方……
別妄想100%消滅病菌喵
除菌

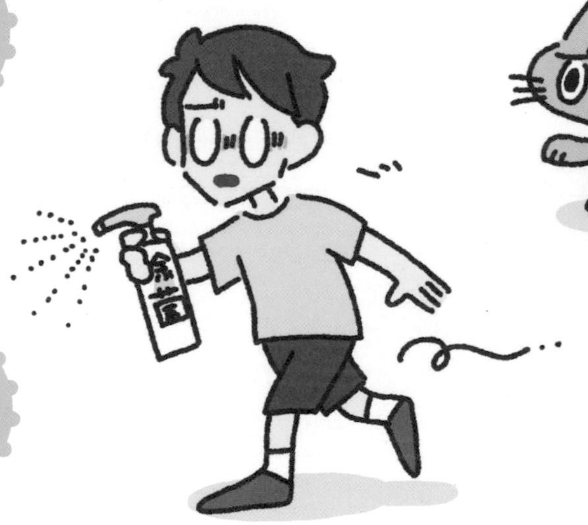

根除傳染病猶如天方夜譚

病原體是傳染病的源頭，藏在生活裡各個角落。要完全消滅它、從此再也沒有傳染病可說難如登天。我們只能盡自己本分，預防傳染病上身，不幸生病時也別四處傳染給他人，拒絕向病毒認輸。

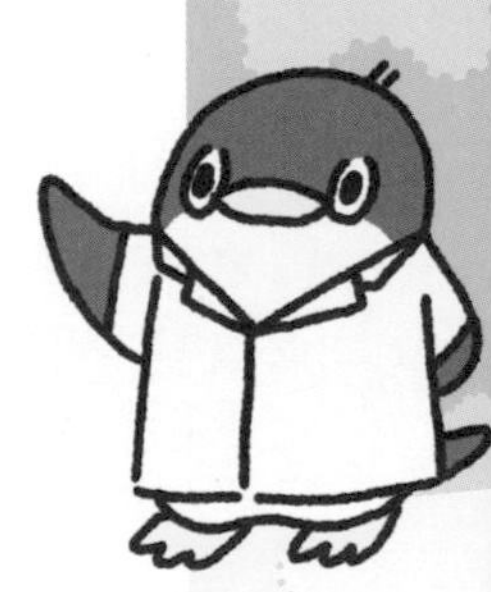

與傳染病的戰爭

早期的人們在傳染病流行時束手無策，眼睜睜看著疾病爆發，奪走數以萬計的生命。為了避免重蹈覆轍，人們開啟與病毒的戰爭，發明疫苗、研究藥品、提倡洗手與漱口等習慣，一路戰到今天。天花就是人類戰勝傳染病的例子，人人接種預防針，從此瓦解天花病。

傳染病的敵人

病原體在身體裡不斷繁衍，藉此增長壽命。所以只要想辦法讓它無從增生，病原體終有消亡的一天。人體也具備阻止病原體繁衍的機制，那就是免疫。免疫系統正常運作，即便病原體溜進人體也會被免疫打敗。打預防針也是一種強化免疫的方法。

天花

是世界上第一個人類打敗的傳染病。多虧以下 3 個原因，才讓天花從此消失：

① 一旦被傳染，幾乎都會發病

② 不會傳染給人以外的生物

③ 有效果卓越的疫苗

小兒麻痺症、麻疹等疾病也滿足這三個條件，有機會從世界上澈底根除。但目前僅有天花是完全消亡的傳染病。

看來只能和傳染病
和平共處了呢。

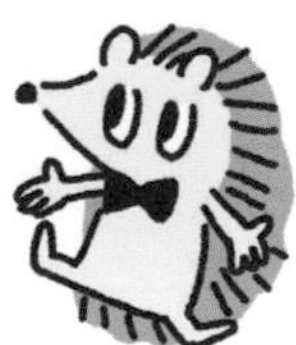

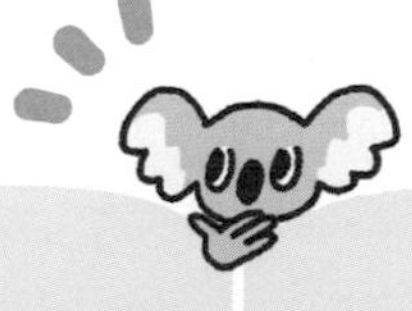

注釋

疫苗。

由病原體製作，接種疫苗能為身體增添打擊傳染病的能力。

如何才能躲過傳染病的感染？

仔細搓泡泡、
沖乾淨。
只差一點就能
從手上溜進嘴
巴裡了！！

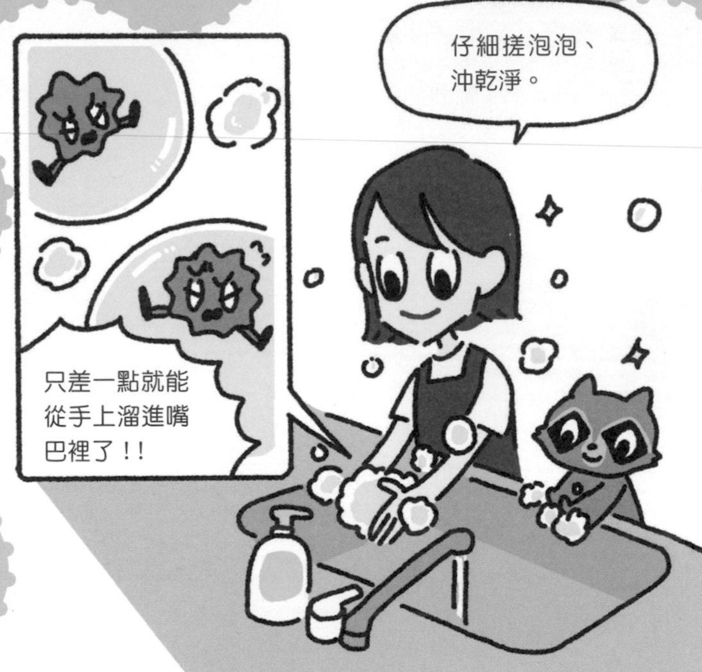

人人都有被疾病傳染的機會

人會不會生病，取決於身體遇到病毒時的健康狀態，躲過一時不見得能逃過一世。不過我們可以消滅傳染源、截斷傳染途徑、提高免疫力，如此一來就能遠離傳染病侵害。一起來瞧瞧有哪些預防傳染病的方式吧。

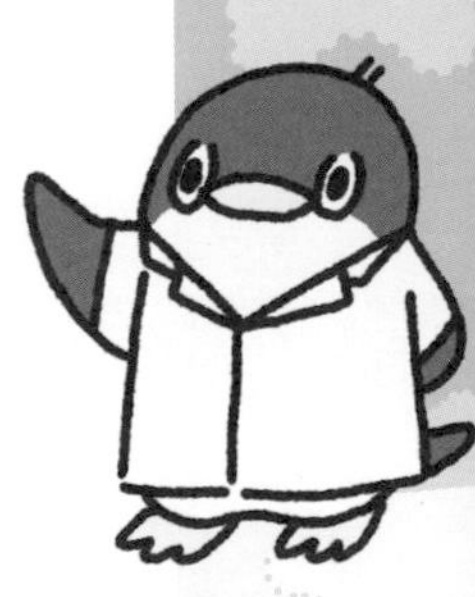

預防感染三原則

滿足「①傳染源（病原體）」、「②傳染途徑」、「③感受性」三個條件，傳染病就會找上你（→ 99 頁）。只要能減少當中的一項要素，就能預防疾病的傳染。特別是消除傳染途徑，能有效控制病毒擴散的範圍。了解哪些是力所能及的防疫工作，採取對策吧。

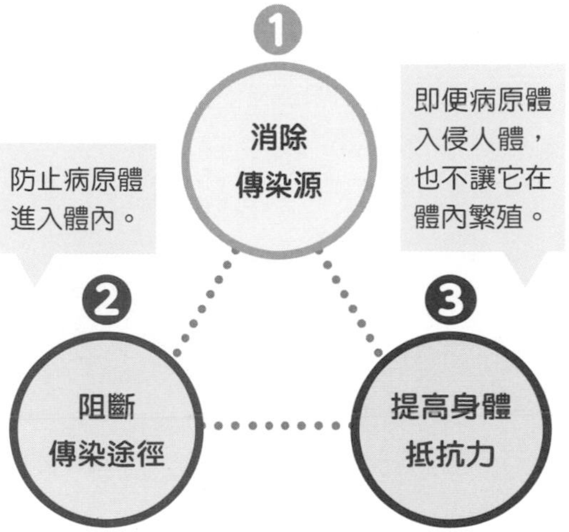

① 消除傳染源

剷除傳染源的關鍵就在消毒與除菌，能使病原體從此無所遁形。傳染源包含被感染疾病的人、動物、蟲或者食物。要抑制病原體生長，可以調整溫溼度，打造病毒難以生存的環境。這類對策能減少病菌，讓我們遠離傳染病。不讓傳染源大肆增生就是最棒的預防法。

消毒

使用酒精消毒，聰明消除傳染源。另外，讓染疫的人單獨住一個房間，也是降低傳染源的方法之一。

常常用酒精消毒，
一併趕跑病原體。

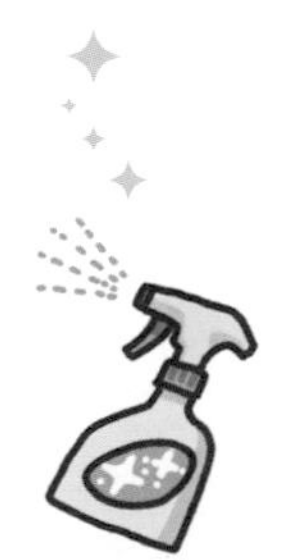

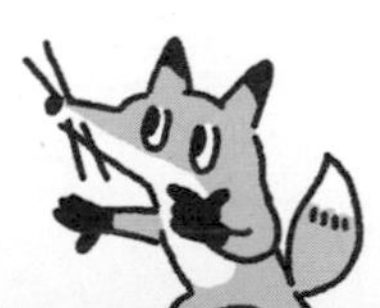

② 阻斷傳染途徑

想切斷傳染途徑，就要遵守三大原則：不帶進病原體、不攜出病原體、不散播病原體。用肥皂澈底洗淨手上的病菌，就能防止病原體溜入體內。此外，勤加漱口、戴口罩、常幫房間通風、不與別人共用毛巾等物品，不去人潮聚集的地方也能消除傳染途徑。

控制傳染範圍

預防傳染病的大重點，不只是保護自己，更重要的是不讓病毒擴散出去。要時時留心，不要將傳染病帶給周圍抵抗力較弱的親友。提高自己的抵抗力，同時也是降低被傳染的風險。過規律的生活，打預防針，打造百病難攻的體格，就是控制傳染範圍的好方法。

如何正確戴口罩？

打噴嚏或咳嗽時，懸浮在空中的飛沫可到達半徑 2 公尺左右的範圍。雖然戴了口罩，但方法不正確，保護能力等於零。仔細確認口罩有完全覆蓋鼻子、嘴巴，儘量不要出現空隙。與別人說話、吃飯時，要特別當心是否有保持 2 公尺的安全距離。

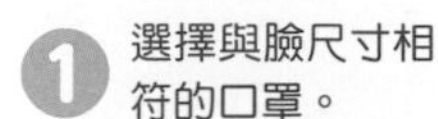

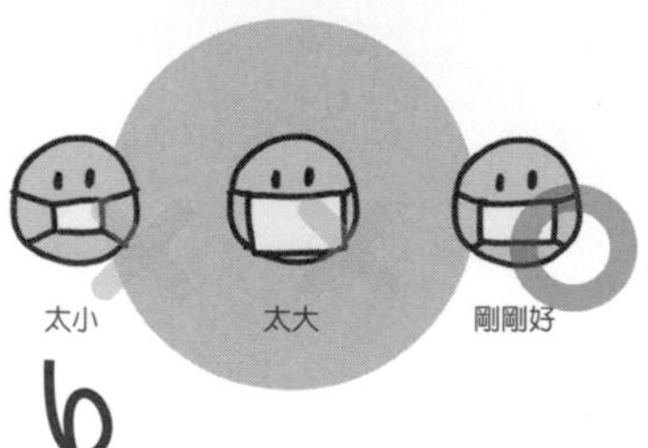

② 確實覆蓋鼻子到下巴的區域。

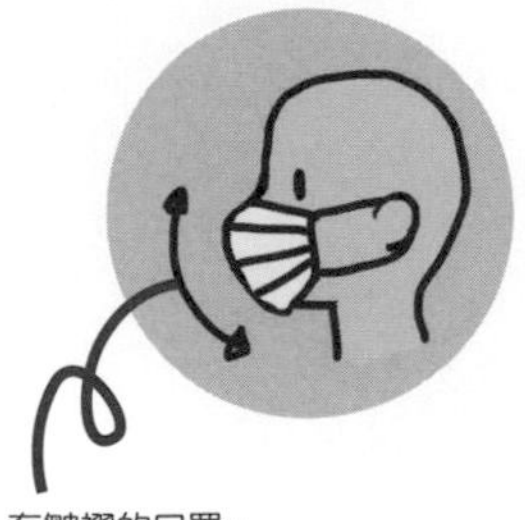

③ 口罩上方的鐵絲要澈底壓緊鼻翼。

③ 提高身體抵抗力

並不是所有人遭到病原體侵害都會出現症狀。攝取足夠營養、充分休息、提高身體抵抗力，就能與傳染病保持距離。比起小嬰兒與老年人，原本就生病的人抵抗力更差，被傳染的可能性也更高。此外，有些傳染病已有疫苗可以對抗，因此可以接種疫苗，提高抵抗力。

增強抵抗力的方法

強化抵抗力的方式五花八門，也會依據成年人或小孩而所有不同。這裡將介紹幾種適合學齡兒童的抵抗力增強法。

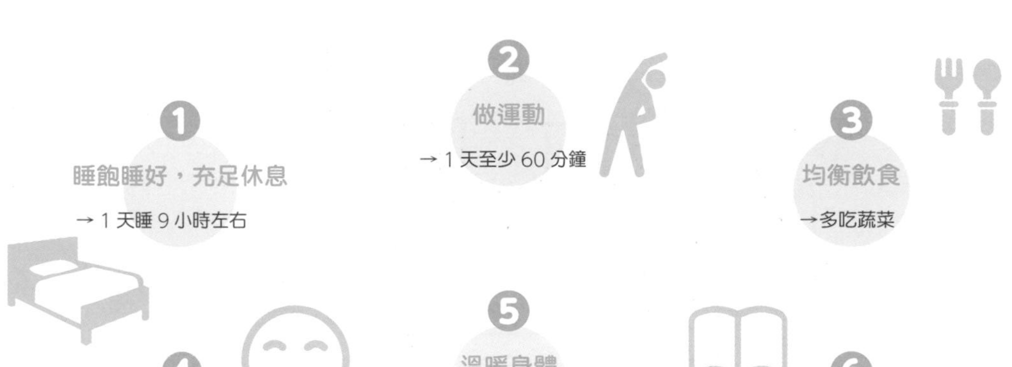

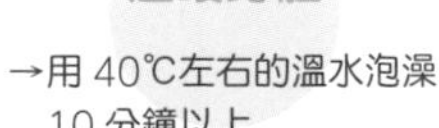

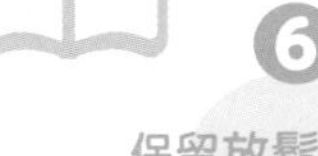

原來自己也能做這麼多事情來預防傳染病。

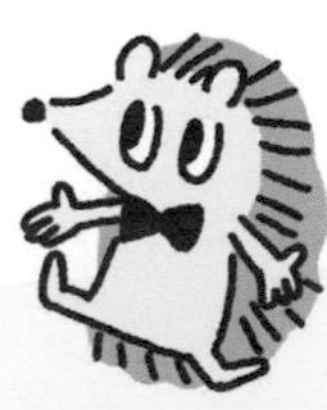

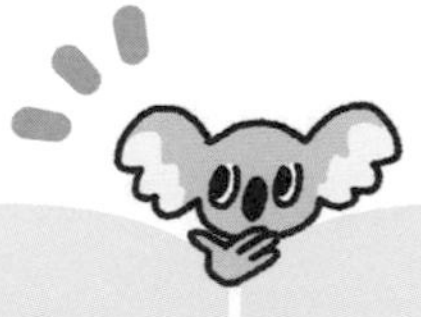

注釋

抵抗力

對抗疾病的能力。

傳染病入侵家園，我們也拿它沒辦法嗎？

我們兩人好兄弟，泡澡、浴巾都一起，

連感冒時機都一樣呢！！

摀……

摀……

真假～

我得用其他毛巾……

聰明預防家族內的群體傳染

傳染病患者的唾液或手部等處都藏滿了病原體。他們使用過的餐具與毛巾也可能遭受病原體侵占。不要與患者共用生活用品才能避免群體感染。戴上橡膠手套勤加清洗餐具與毛巾，防護更加倍。

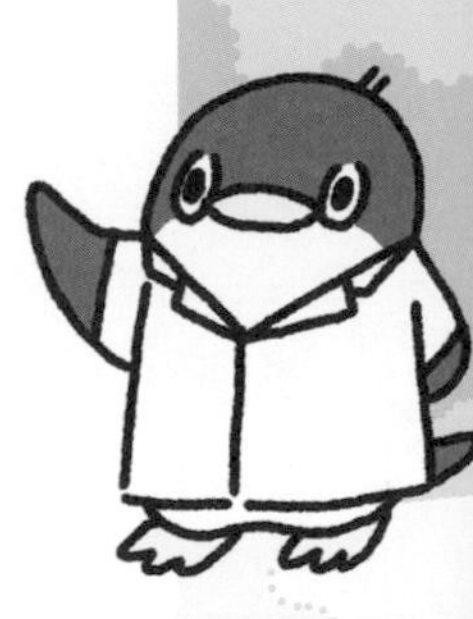

家族傳染

家族成員互相傳染疾病的情況並不稀奇。自己或家人罹患傳染病時，要分開生活才不會把病毒散播給其他成員。隨時消毒洗手間、洗臉盆等家人共用的地方，並常保通風。另外，戴過的口罩與擤鼻涕的衛生紙都含有病原體，所以患者的垃圾要分開裝，封緊之後再丟棄。

朋友生病怎麼辦？

任何人都有機會罹患傳染病。得知朋友生病了，維持以往的相處方式是最貼心的表現。你可能會對病毒感到恐懼，出現不想跟朋友說話、躲避對方的想法，換位思考看看，你會希望生病時朋友離你而去嗎？ 想想自己能做什麼，為朋友盡一份心力吧。

患者的生活方式

不幸罹患傳染病的話，要好好休養，採取不會傳染給家人的防疫對策、常保周遭環境的整潔吧。

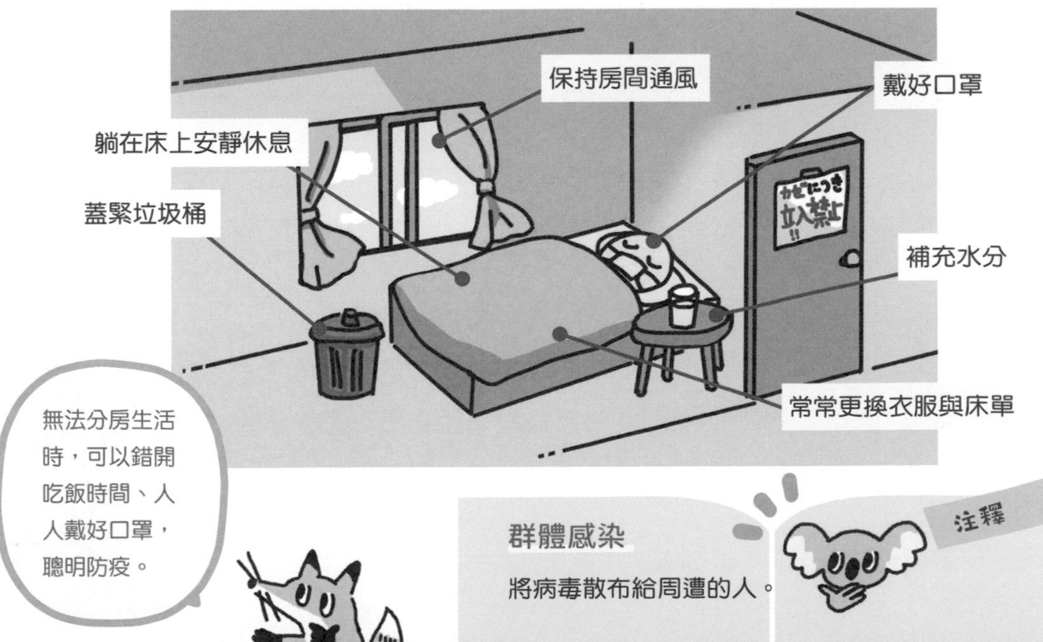

注釋

群體感染

將病毒散布給周遭的人。

有沒有抑制疫情失控的妙招？

鼻水直流、身體發燙……
算了，我出門啦！
7:30
流感疫情
持續升溫
等一下喵。你沒看到
新聞說什麼嗎？喵—

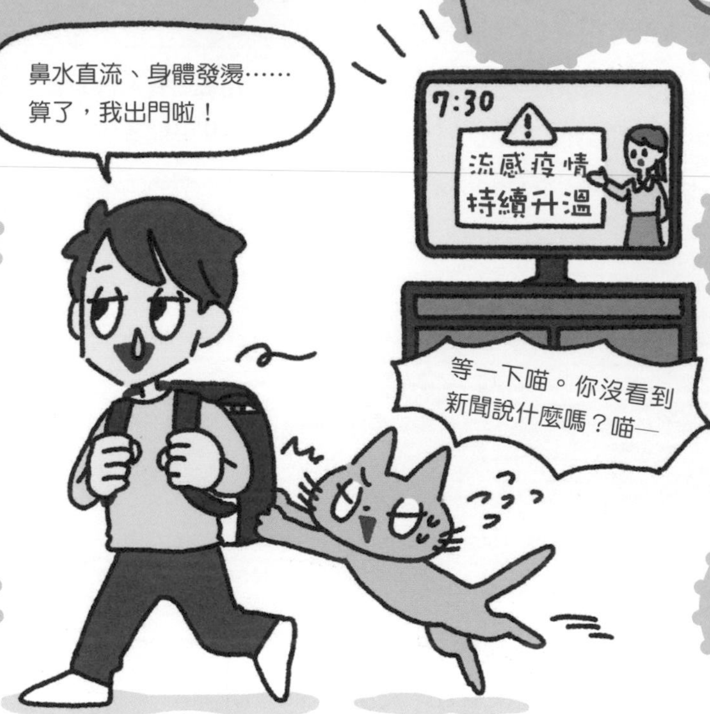

防止感染擴散，我們可以這樣做

傳染病的源頭是病原體，但因為我們看不見它，所以疫情可能在不知不覺間席捲各地。為了有效控制病毒擴散範圍，政府也會執行各種防疫政策。理解國家採取的對策與自己力所能及之事，就能遏止傳染病蔓延。

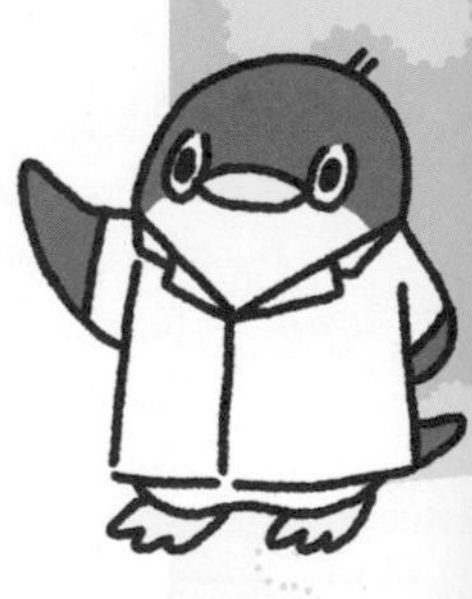

國家政策

政府機關著手調查、掌握哪些地區正受哪種傳染病侵襲，如此一來就能在疾病開始流行或尚未爆發時採取對策，打擊病菌。另外，他們也會透過報章雜誌通知人民做好自我防疫，或宣布班級、全校停課的消息，發布疫苗接種的最新情報等，視情況制定預防傳染病擴散的政策。

邊境檢疫

國家會實行相應的防疫措施，以防止國外流行的疾病入境到國內。像從傳染病疫區入境、歸國的民眾，必須在機場、港口完成傳染病篩檢。由於採檢到結果出爐需等候一段時間，相關單位也會規劃臨時隔離區，避免民眾在等候期間與他人接觸。

自我預防措施

多數傳染病都是人與人互相傳染而蔓延開來。意識到自己可能罹患傳染病，暫時不要外出、安靜休養、戴好口罩，才能防止病毒擴散；若不希望傳染病找上門，記得做好基礎防疫措施，回家先洗手漱口，戴好口罩再出門。

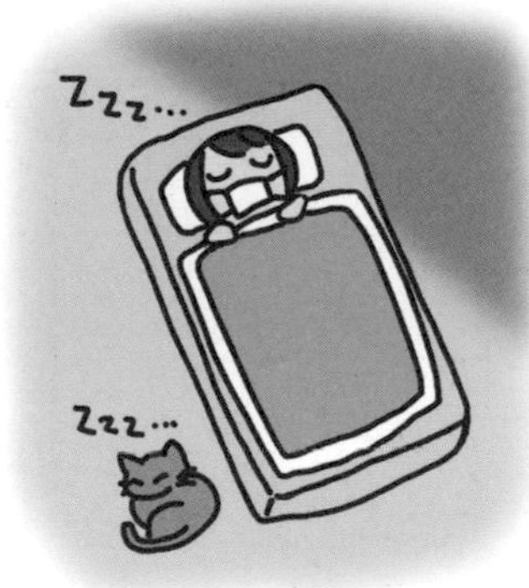

預防疫情擴大的關鍵是理解國家政策、配合做好防疫工作。

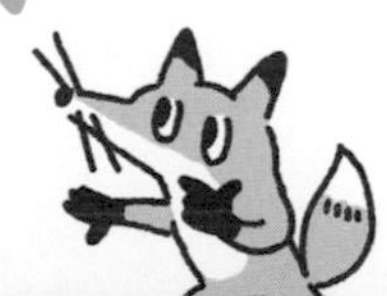

「隔離」是什麼意思？

謝謝你在我缺課時
送講義來。交給伸
縮手臂就好……
太厲害了吧。自主隔
離得真澈底耶……

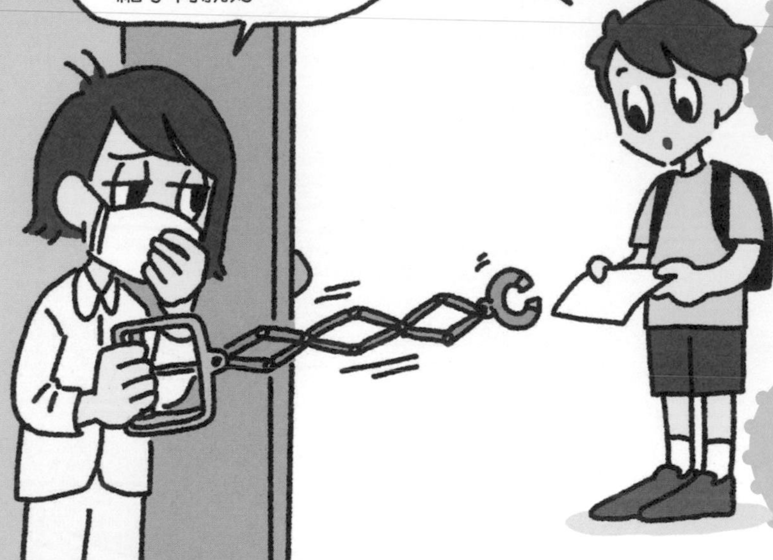

預防傳染病擴散，遠離他人

萬一罹患了人傳人的傳染病，只要盡可能減少與他人的接觸，就能預防傳染病的擴散。「隔離」是為了不讓罹患傳染病的患者與其他人接觸，將病患區隔開來的方式，也是將生病等因素造成抵抗力變差，絕對不能再被傳染病感染的患者分離開來的方法。

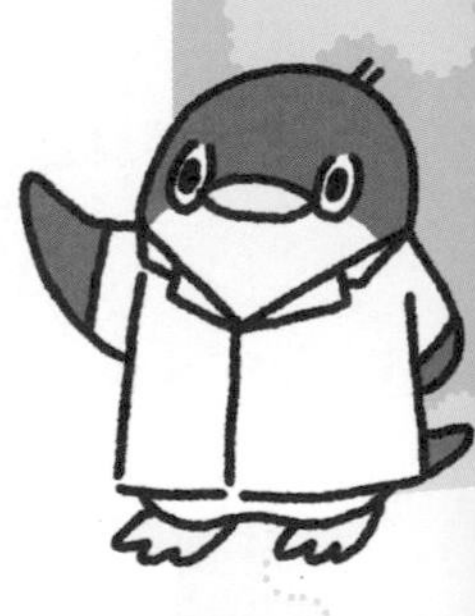

隔離傳染源

這是為了不讓罹患傳染病的患者與其他人接觸，而將患者區隔開來的方法。當家裡有人得了流行性感冒等傳染疾病，最好將患者單獨隔離在一個房間裡面，藉此預防擴散。若是罹患伊波拉病毒或結核病這類傳染性強且重症率高的傳染病，依據各國的規定，有些得前往指定的醫院進行隔離。醫院裡會劃分出傳染病患者的區域與非傳染病族群的活動範圍。

預防隔離

除了傳染病患者之外，也有因為生病等因素導致免疫力衰弱、無法再承擔染疫風險的族群。預防隔離就是將他們隔開，避免與病原體接觸的方法。比方說，正在治療癌症等疾病的病患抵抗力較差，一旦罹患傳染病，病情會持續惡化，這樣的情況下，會希望他們與傳染病患者或有傳染病風險的族群分開生活。

注意事項

隔離是遠離親朋好友的生活，有些人會因此感到害怕。當家裡或周遭有人因傳染病被隔離的時候，最重要的是要去關心他們症狀發生了什麼樣的變化，以及傾聽患者被隔離時的不安。此外，如果疾病的症狀好轉，不再需要隔離的時候，也要為回到正常生活做好準備。隔離的生活與日常生活天差地別，為了降低家人及周遭親友的恐懼與擔憂，一定要採取上述的行動喔。

必須和家人朋友分開生活，總會令人感到害怕。

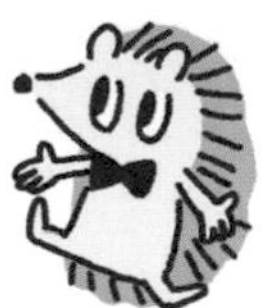

對於傳染病，我們必須有「不傳染他人、不被他人傳染」的認知。如果罹患傳染疾病，記得跟學校請假，在痊癒之前待在家好好休養喔。

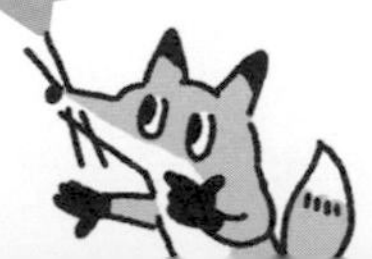

預防接種有什麼好處？

手臂挨針的疼痛算什麼，
我要守護全人類！
來吧，醫生！
第一次看到這麼
認真看待預防接
種的孩子。

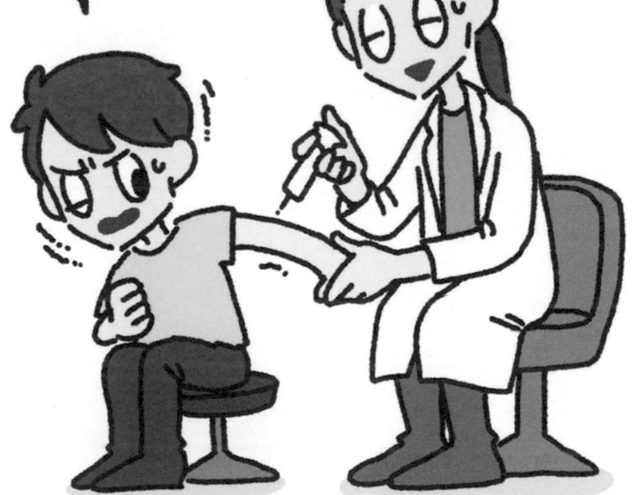

打造傳染病難以攻破的強健體魄

預防接種是把毒性變弱的病原體做成疫苗，再注射到體內，建立免疫機制。預防針益處多，能降低因傳染病而死亡的人數，減少社區感染的風險，大大降低了傳染病的危害。

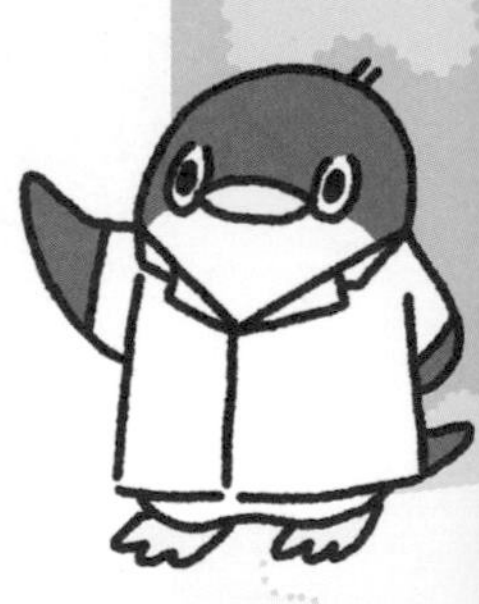

預防接種的效果

打預防針的好處有兩種，第一種是避免罹患傳染病，即便被感染，症狀也不會太嚴重。另一種益處是，當多數人擁有免疫能力，就算當中出現染疫者，也能避免傳染範圍擴大，具有社會性效果。減少因病死亡的人數、以前流行過的傳染病從此消失，都是預防接種的終極任務。

接種次數

有些疫苗打一次就夠了，但也有每年定期接種的疫苗類型。確實打滿疫苗次數與劑量，才能完善身體對病毒的免疫能力。通常每種疫苗都只要挨一針，身體就能建立陪伴我們一輩子的免疫力。然而，流感這類病毒每年都會改頭換面，因此要預先判斷今年會流行哪種類型的病毒，製成疫苗後供民眾定期接種。

預防接種的種類

根據傳染病的種類，預防接種也分成了建議接種與任意接種。日本在過去曾強制執行流行性感冒的預防接種，但因為副作用等問題，於 1994 年廢止了這項命令。

＊註：臺灣現行法未授權政府直接強制接種疫苗

建議接種	意思是法律上推薦人民接種的疫苗。目的分為群體預防與個人預防兩種。以群體為目的的預防接種施打對象是小朋友，主要針對白喉病、白日咳這類會人傳人且感染後症狀會惡化的傳染病。以個人為目的的預防接種則以高齡者為施打對象，傳染病種類以流行性感冒與肺炎球菌傳染病為主。除少數傳染病以外，大多為公費疫苗。
任意接種	意思是想打疫苗的人自行到醫院進行預防接種。要自行給付施打疫苗的費用，接種的年齡、次數、劑量會根據疫苗種類而定，且各醫療機關並無一定標準。採任意接種的疫苗有流行性感冒、流行性腮腺炎等。
強制接種（日本已廢除）	1957年，人稱亞洲大流感的新型流感大爆發，日本以此為契機，進入了強制施打流感疫苗的時代。往後11年間，校醫都會在學校幫中小學生打流感的預防針。1977年以後，因為副作用等相關問題，廢止了強制性的疫苗接種行為。

認識疫苗

疫苗是利用病原體製作的產物，人及動物接種後，體內就能產生對抗疾病的力量。預防接種所使用的疫苗是已經降低毒性，甚至無毒化的病毒、細菌等微生物。接種疫苗能為我們建立免疫力，所以不會再三被相同疾病侵擾，不幸罹病也會以輕症居多。

成人的預防接種

成年後才罹患痲疹或水痘，病情嚴重惡化的風險也較高。而孕婦得到德國痲疹，也會對胎兒帶來負面影響。所以不只孕婦本人，周遭的親友一起接種疫苗會更加保險。此外，也有必須施打或建議施打疫苗後才能出國的情況。

疫苗研發之路

疫苗問世之前得經過相當繁雜的程序，不僅斥資鉅額，也相當耗費時間。當中不乏研發失敗或難產的案例。除此之外，也有人工難以培養的病毒存在。

1 人工培養會致病的病毒或細菌

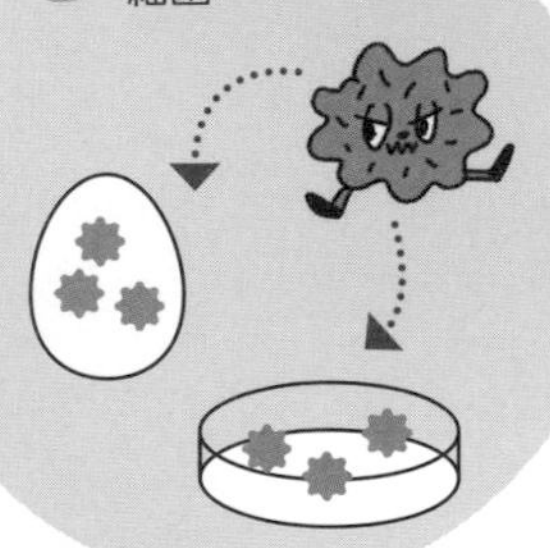

2 降低毒性或無毒化，讓人類施打後也不會生病

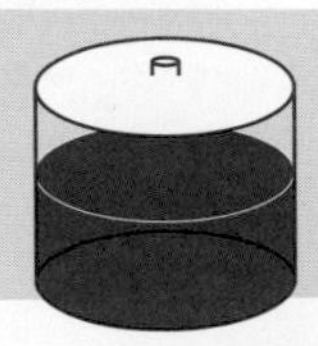

3 與其他溶液混和，便於針管注射

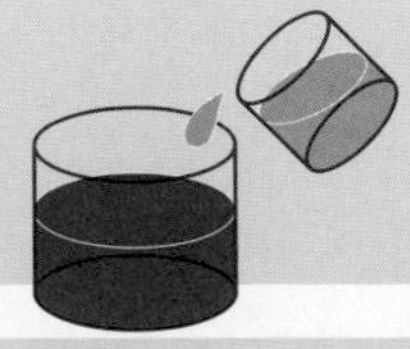

4 檢查對人施打的安全性及效果

5 通過國家審核，製作成產品

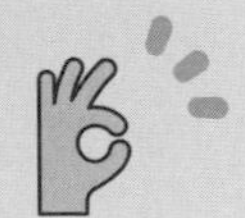

群體免疫

愈多人接種疫苗，疫苗覆蓋率更高，不具免疫力的人與染疫患者接觸的機會也降低了。在一個群體中，持有免疫能力的人超過一定比例，就能控制傳染病的傳播。例如麻疹，預防擴散的必要條件是95% 以上的人擁有免疫能力。疾病傳染力愈強，需要更多人獲得免疫來防堵疫情。

群體免疫運作方式

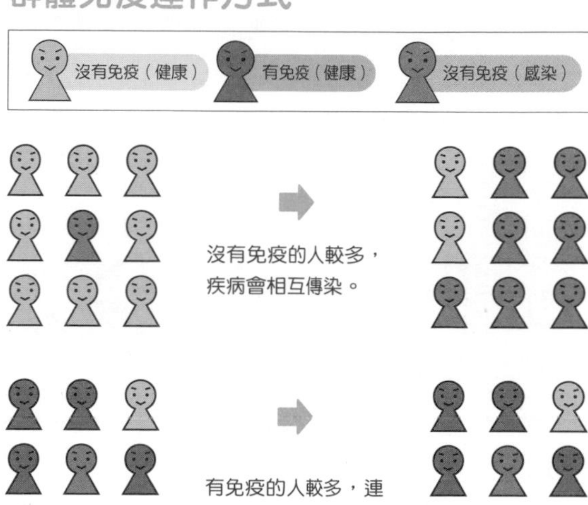

免疫的機制

巨噬細胞

吸收、分解病原體，向其他細胞傳遞病原體的資訊。

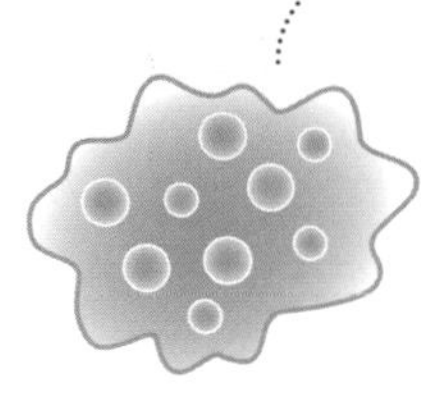

病原體

從體外入侵的病原體。

輔助 T 細胞

根據巨噬細胞提供的資訊，向B細胞下達製作該病原體抗體的指示。

T 司令塔

命令

殺手 T 細胞

一邊移動，一邊尋找被感染的細胞，並消滅它。

命令

B 細胞

變化自身細胞，製作抗體。此外，相同的病原體再度入侵時能快速製造出大量抗體。

B 製作

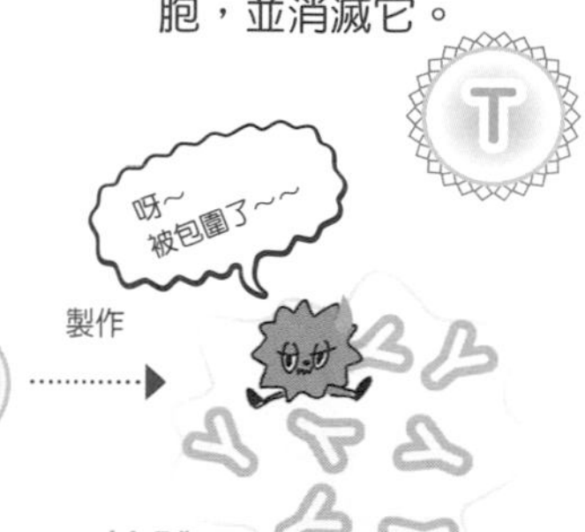

抗體

只要我們積極接種疫苗，容易重症化的嬰兒或老年人的生命就能多一層保障。

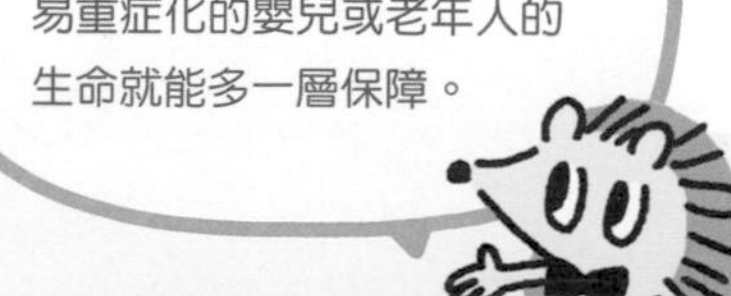

注釋

免疫

保護身體不受細菌或病毒等微生物傷害的人體機制。

為什麼需要「檢疫」？

瞞得好好的，
為什麼會被發現！?
先生，
你體溫過高，
不准離開機場。
檢疫

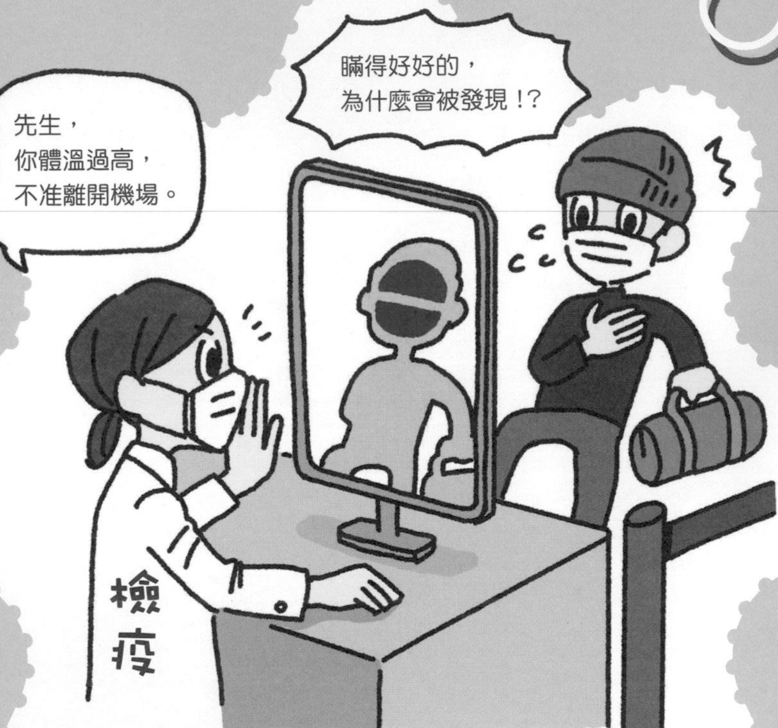

不讓外國傳染病踏入國門的防護策略

只要搭船或坐飛機，人們就能自由往來世界各地；然而，傳染病、有害物質或害蟲一起入境國內的危險性也升高了。設置在機場或港口的檢疫站，就是避免有害物入國的防護網。

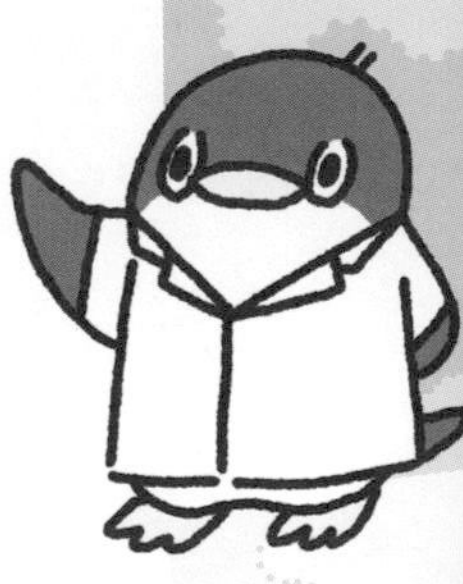

檢疫站

機場或港口的檢疫站歸國家管理，是防止民眾攜帶傳染病、害蟲出入境的設施。檢疫站裡會有檢疫官與檢疫犬共同執勤，從事與兩條法規相關的工作。

檢疫犬

檢疫站的功能之一，就是從國外寄來的包裹、行李中搜出肉品、水果，檢疫犬最在行了！狗狗裡面，嗅覺特別靈敏的米格魯最適合擔任檢疫犬，牠們從小接受訓練，練就嗅出任務目標的好本事。平時會與檢疫員組隊，一發現違禁品會立刻通知搭檔。

檢疫官

檢疫官事務多，駐守機場、港口監測旅客的健康，將疑似患有檢疫傳染病的患者隔離、消毒或做進一步的診察。此外還得仔細檢查抵達的飛機或船舶上，是否有老鼠、蚊蟲等病毒媒介物的蹤跡。非常時期也會幫旅客接種疫苗。許多國內前所未見的傳染病，最初就是跟著國外的動物一起入境國門，因此檢查進口動物也是檢疫官的責任。檢疫官必須持有護理師證照。

《食品安全衛生管理法》規定的檢疫工作

- 監督、審核對人有害的進口食品
- 輔導進口食品相關事項
- 進口食品的病原體檢測

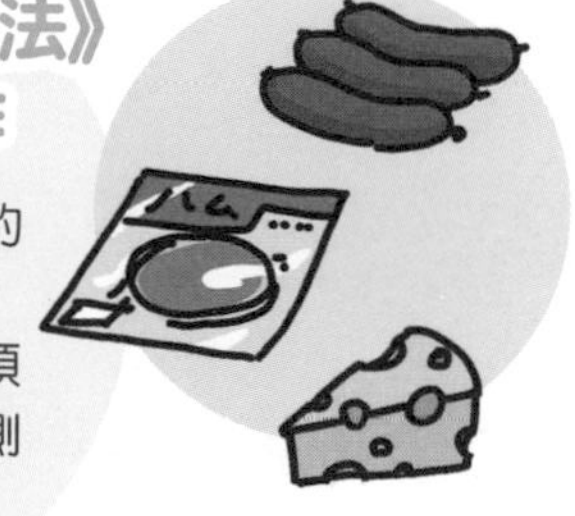

《檢疫法》相關規範的檢疫工作

- 監測、評估入境旅客的健康狀況
- 評估出境旅客的健康狀態
- 確認是否有蚊蟲、老鼠等害蟲
- 調查船隻內部的衛生狀況

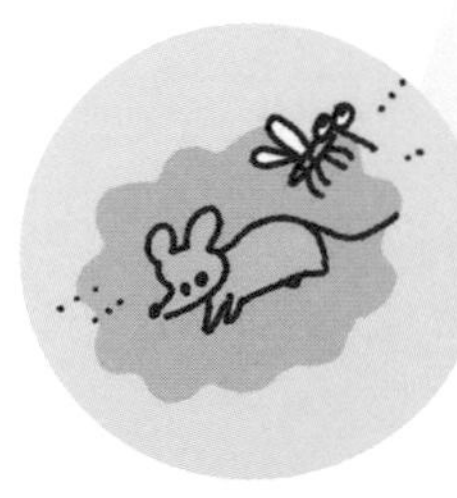

對人檢疫

檢疫站的檢疫官得確認入境國家的旅客是否患有特定傳染病。從《檢疫法》規範的傳染病流行疫區訪臺的旅客，需填寫健康聲明卡，並交給檢疫官。如果旅客出現了症狀，檢疫官也會提供健康評估與診察，並迅速將疑似染病的旅客送往指定醫院，進行隔離、消毒等動作。

動物檢疫

這是基於《動物傳染病防治法》、為了杜絕動物身上的傳染病入境所做的檢疫工作。在臺灣，進出口時必須檢測是否受傳染病汙染的動物包含：牛、豬、山羊、綿羊、馬、雞與其他鳥類、兔子、蜂類等，以及動物肉加工而成的肉類產品。而貓狗、浣熊、臭鼬等動物則要接受狂犬病檢查。

檢疫傳染病

檢疫站是檢查傳染病的防線。為了阻止病原體從國外大舉入侵，《檢疫法》規定了幾種必須監測的傳染病種類。主要的檢疫傳染病有伊波拉病毒、克里米亞 - 剛果出血熱、天花、鼠疫等。檢疫站發現這些傳染病時，會「隔離」確診患者或請疑似感染的旅客「暫留觀察」，將他們與健康的人分開，以免傳染病擴散開來。

行李入境要當心

到國外旅行時，絕對少不了大包小包的伴手禮。但是，攜帶國外商品入境時要特別注意！有些物品必須進行申報，也有禁止攜帶入國的商品。

國外旅行購買的土產，不是
全部都能安全入境的喔。

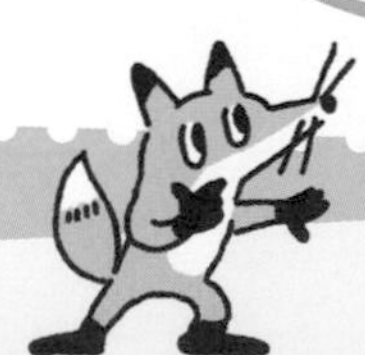

植物檢疫

有些植物會挾帶害蟲，所以《植物防疫檢疫法》規定要檢測進口植物，免得害蟲踏入國門。而出口農產品到國外時也要做檢查，並消毒、銷毀有問題的商品。從國外攜帶農產品回國時，也會根據來源國家或地區出現不同限制，禁止攜入的植物可不少呢。

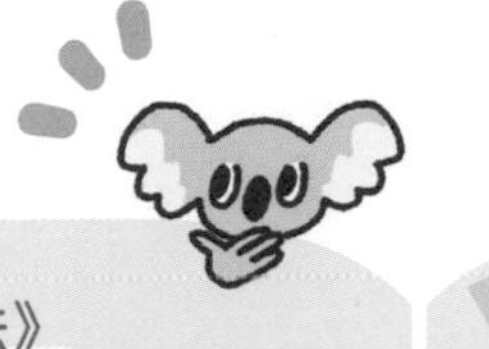

注釋

《檢疫法》

避免國內沒有的傳染病透過飛機或船舶入境而制定的法律。

暫留觀察

將疑似罹患傳染病的患者留在醫療院所或船上等地方隔離一段時間，傳染病的檢查報告出爐後，才能解除暫留觀察。

❶ 肉、肉類加工食品

→可能有罹患傳染病的動物製成的商品

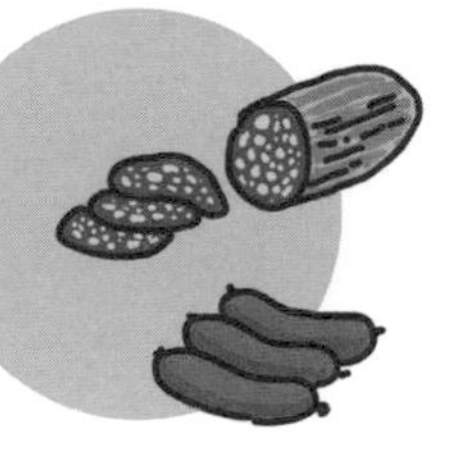

❷ 蔬菜水果

→有挾帶害蟲的可能

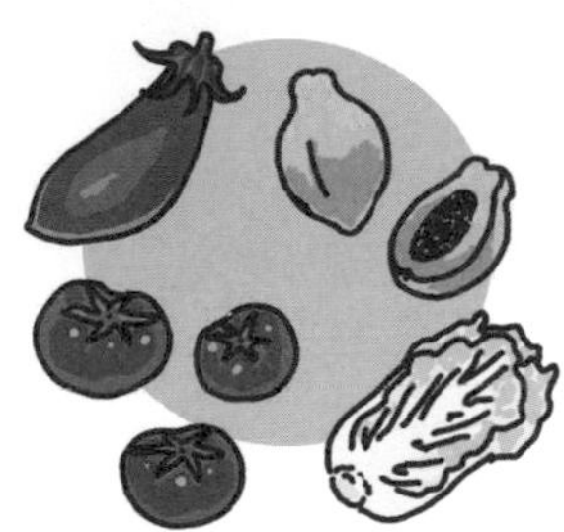

❸ 植物，尤其是含有土壤的商品

→有挾帶害蟲的可能

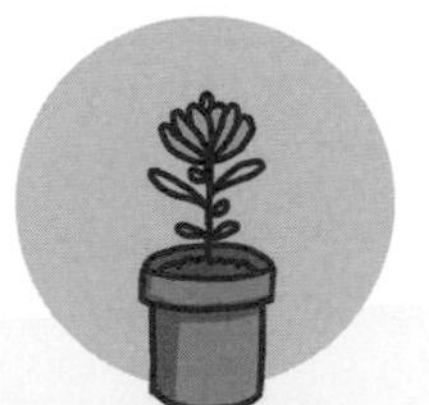

❹ 起司等乳製品

→可能含有壞微生物

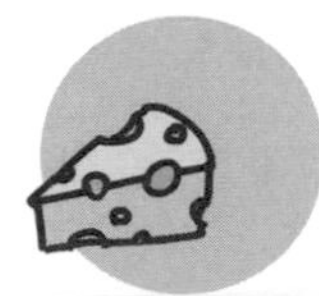

❺ 動物的皮革產品

→可能有罹患傳染病的動物製成的產品。

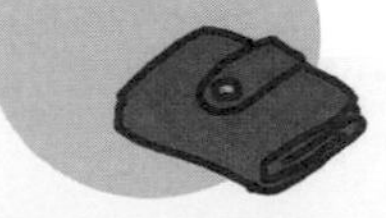

專欄

傳染病的分類

106～109頁提及的傳染病類別，是校園內不可不防範的傳染病種類。實際上，臺灣的〈傳染病防治法〉依致死率、發生率及傳播速度等危害風險程度高低分為5類。有助於傳染病的預防及治療。

第一類傳染病

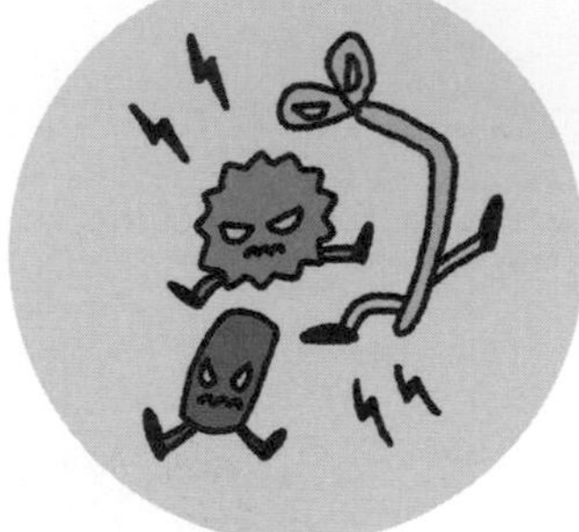

特徵

一旦感染會危及性命、必須特別當心的傳染病。

病名

狂犬病、鼠疫、天花、嚴重急性呼吸道症候群（SARS）。

第二類傳染病

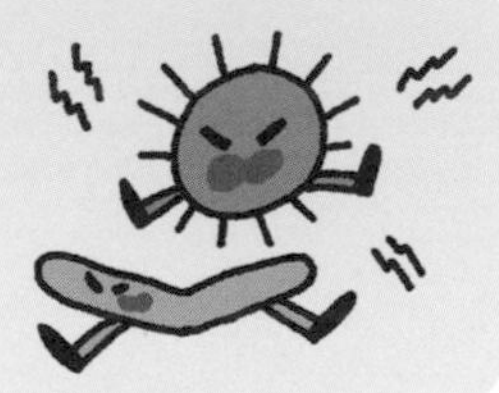

特徵

染疫後會出現嚴重症狀，但威脅生命的程度比第一類低。

病名

白喉、傷寒、副傷寒、登革熱、麻疹、霍亂、瘧疾、猴痘、阿米巴性痢疾、炭疽病、西尼羅熱、茲卡病毒感染症、腸道出血性大腸桿菌感染症、小兒麻痺症等。

第三類傳染病

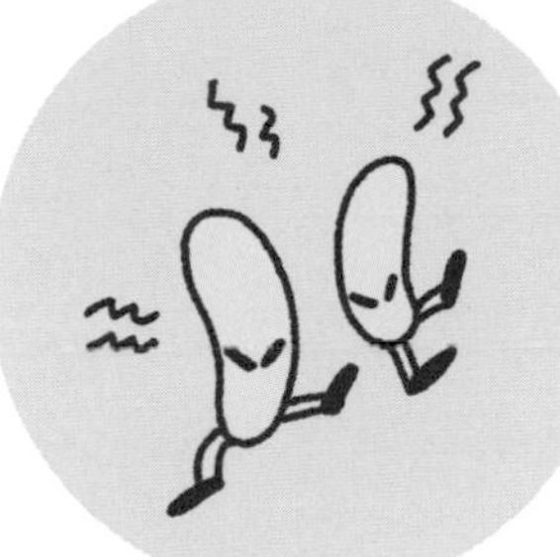

特徵

傳染力不高、症狀的危險性也較低，但非常容易引發社區感染的傳染病。

病名

結核病、淋病、腸病毒感染併發重症、梅毒、日本腦炎、破傷風、流行性腮腺炎、人類免疫缺乏病毒（俗稱愛滋病）、百日咳、急性病毒性B型肝炎等。

第四類傳染病

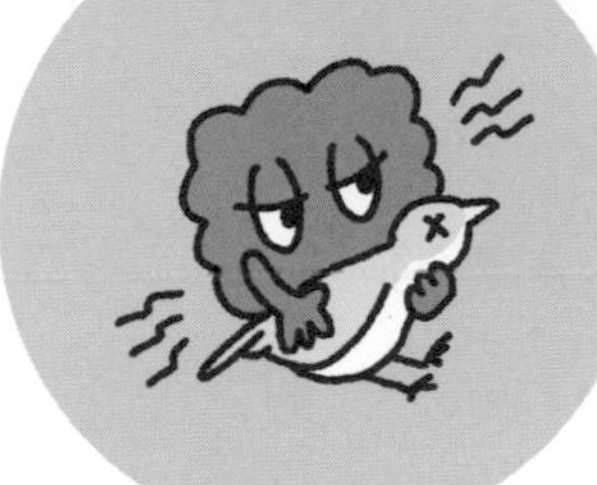

特徵

屬於監測性疾病，多為人畜共通的傳染病。

病名

地方性斑疹傷寒、水痘併發症、李斯特菌症、流感併發重症、發熱伴血小板減少綜合症（SFTS）、皰疹B病毒感染症、肉毒桿菌中毒、侵襲性肺炎鏈球菌感染症等。

第五類傳染病

特徵

需向民眾、醫生及醫療從業人員公開傳染病資訊的疾病。藉由資訊透明化，以抑制疾病擴散的傳染病都列為第五類。

病名

嚴重特殊傳染性肺炎、新型A型流感、黃熱病、裂谷熱、中東呼吸症候群冠狀病毒感染症、拉薩熱、馬堡病毒出血熱、伊波拉病毒感染。

專欄

嚴重特殊傳染性肺炎（Covid-19）

傳染病百百種，也存在著疾病性質尚未明朗、沒辦法用 138、139 頁的分類法歸類的傳染病。像是一開始爆發的嚴重特殊傳染性肺炎（Covid-19）。因為其嚴重性，所以用第五類傳染病的對應方式對抗它。也因如此，相關單位每天都會從確診人數監測疫情動向，為疑似確診的民眾提供免費篩檢，健保也會補助因病住院與治療的費用。同時，嚴重特殊傳染性肺炎也名列「檢疫傳染病」的名單，入境旅客必須進行檢測，確診的旅客也得配合隔離。

與其他傳染病一樣，人人都得留意傳染 3 條件：「傳染源」、「傳染途徑」、「感受性」。嚴重特殊傳染性肺炎的傳染途徑多與接觸傳染、飛沫傳染、空氣傳染有關，所以最重要的防疫行為就是勤洗手、戴口罩與保持通風。疫情期間常聽見社交距離等新詞彙，這是防治飛沫傳染的妙計之一，意思是要與旁人保持 1 公尺以上的距離。但知易行難，生活中總有無法維持社交距離的情況，此時戴上口罩、讓環境通通風，將防疫融入生活才能告別病毒的侵擾。

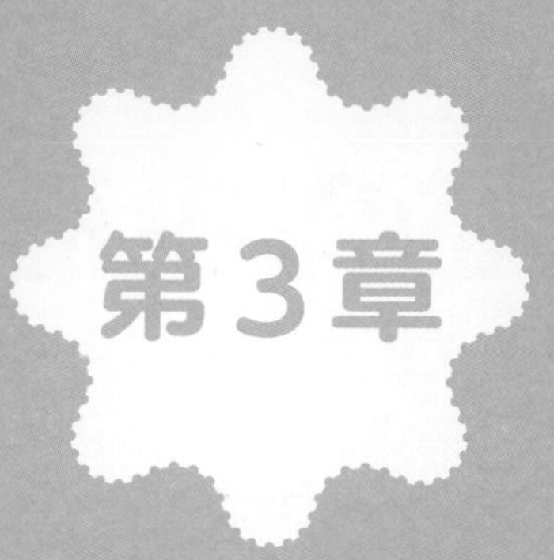

食品的衛生學

食物與健康的關係
教你預防從食物引發的疾病

食物臭酸的兇手是誰？

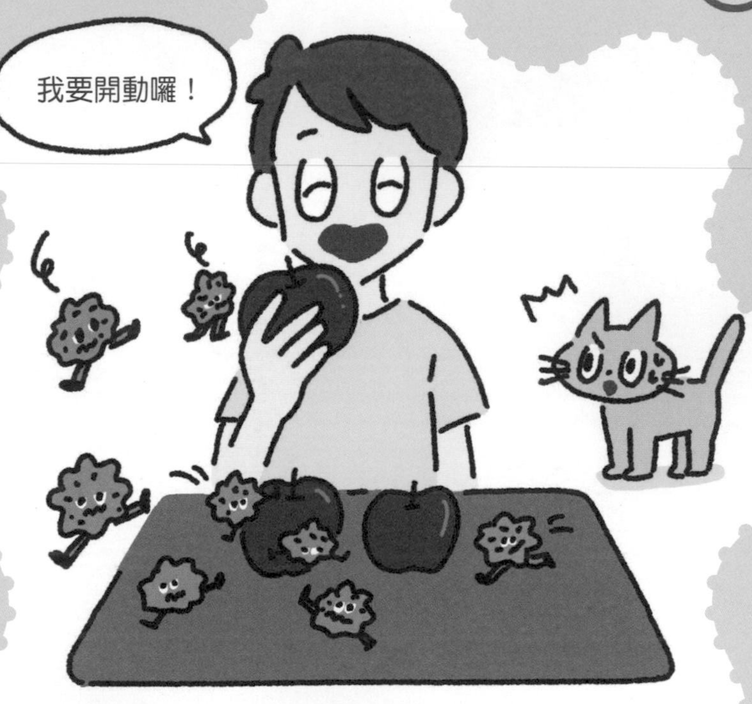

在食物裡繁殖的微生物，使食物腐壞

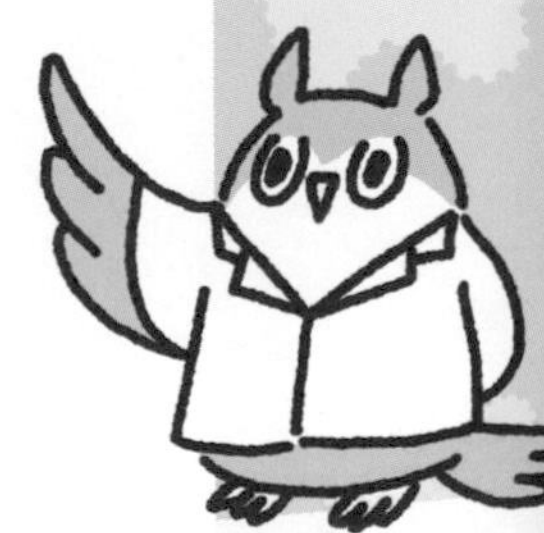

空氣中懸浮著許多微生物，它們將食物當成養分來源，不斷地繁殖再繁殖。急遽增長的微生物會搞破壞，將食物變成不適合人吃的臭酸模樣，這種狀態就稱為「腐壞」。

腐壞的要素

養分、適當溫度、適量水分都會使微生物增生，進而導致食物腐敗。集齊所有有利條件，維生物就能精神百倍，繁衍不懈。愈變愈多的微生物大軍大肆破壞碳水化合物與蛋白質，加速食物的分解，促使食物腐壞。

臭酸食物能吃嗎？

附著在食物上的微生物變多，不斷分解碳水化合物與蛋白質，使食物顏色起變化、嘗起來有股酸味、質地也黏糊糊的，這就是食物逐漸「腐壞的狀態」。吃了臭酸食物可能會引發腹瀉或嘔吐的症狀。

食物腐壞的過程

微生物遍布生活周遭，從未消失過。集齊微生物的有利條件，食物就有腐壞風險。

❶ 微生物附著在食物上

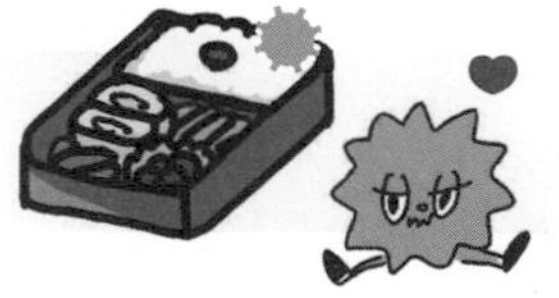

❷ 放在微生物感到舒適的環境

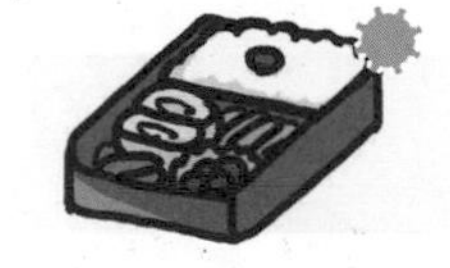

❸ 微生物逐漸變多

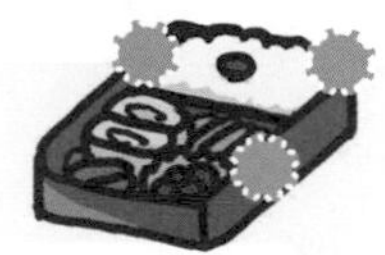

❹ 食物被分解

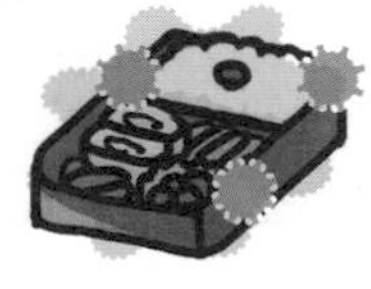

外觀、味道改變，
甚至出現黏性

❺ 吞下肚會使身體不適

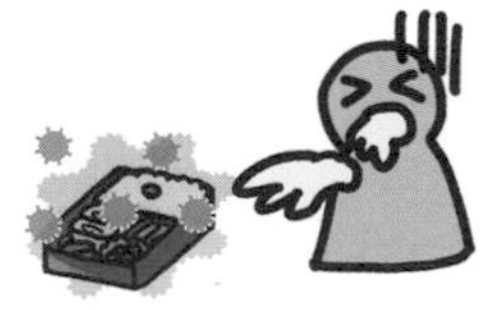

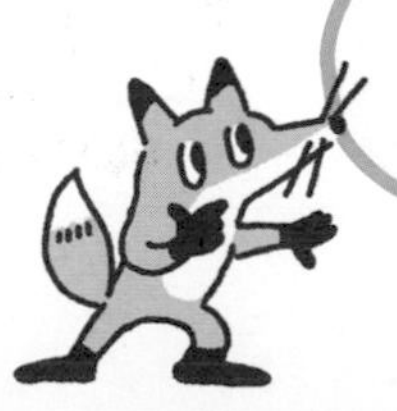

知己知彼，百戰百勝，打造一個不利微生物繁殖的環境吧。

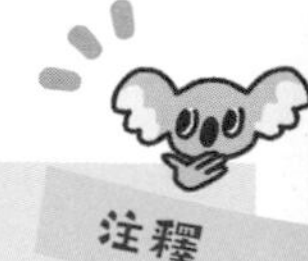

注釋

微生物

黴菌、細菌、病毒等肉眼看不見的微小生物。

長菌或生黴的食物還能吃嗎？

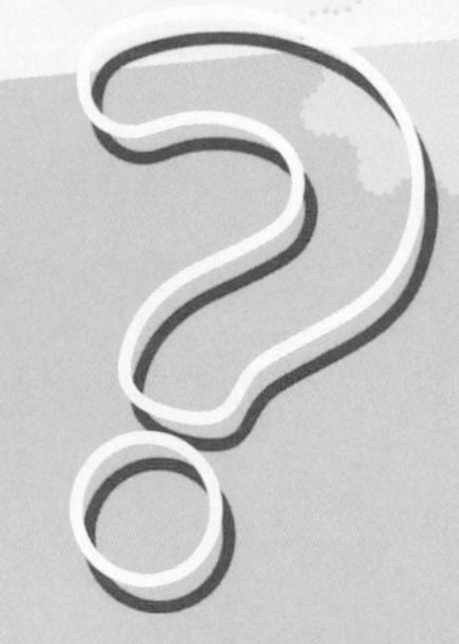

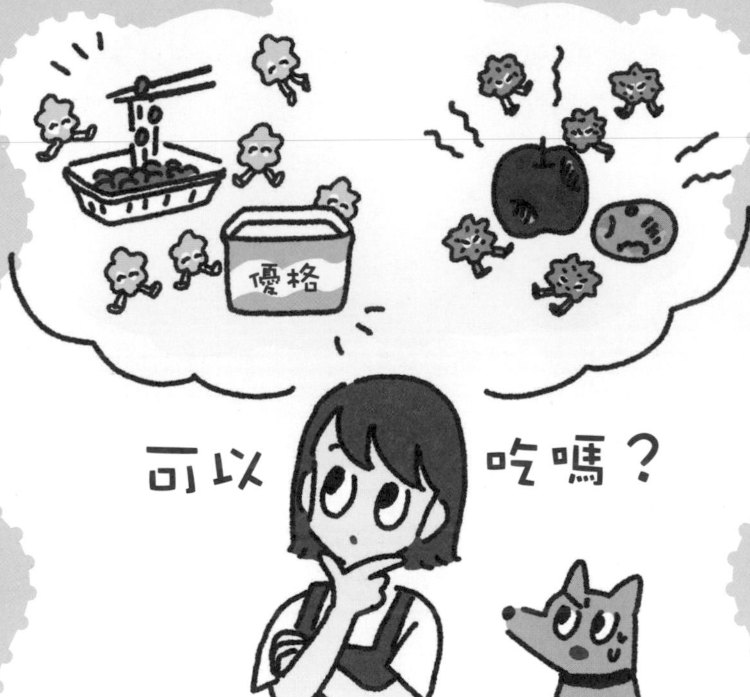

有些食物可以放心吃

食品種類琳瑯滿目，有些食物還借助微生物的力量，增添風味與氣味，甚至提高營養價值。我們稱它為「發酵食品」。因為發酵食品有益身體健康，想強身健體可以多加攝取。

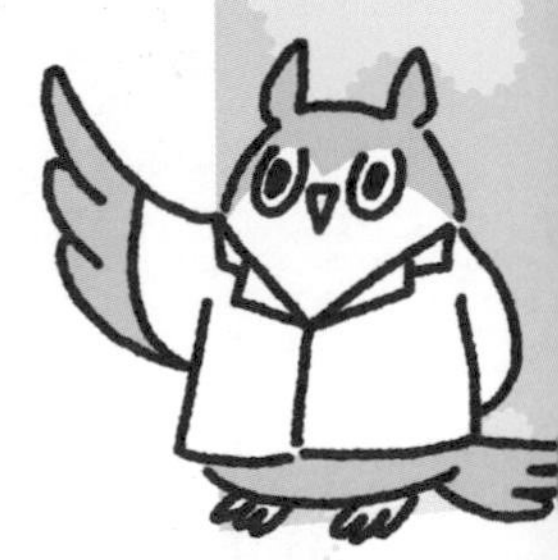

腐壞、發酵的不同？

腐壞也好，發酵也罷，都是微生物在食物裡繁殖、分解後，改變了食物的性質。微生物帶給食物的影響好壞兼具，損害健康的稱為「腐壞」，有益人體則稱為「發酵」。優劣的差異取決於食物與微生物的搭配。

發酵食品

從古至今，人們時常借用黴菌或酵母的力量，創造各種發酵食品。舉例來說，納豆菌促使大豆發酵成納豆；乳酸菌幫助牛奶發酵成優格……大部分發酵食品都很耐保存，但絕不是永遠都不腐壞的喔。

吃了讓你元氣充沛

活力泉源「發酵食品」

聰明選擇發酵食品，不僅味道、風味比起原食材更上層樓，還能同時攝取對人體有益的營養。

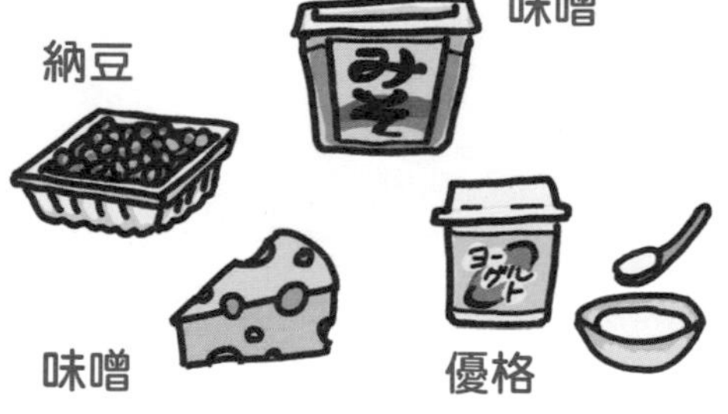

誤食讓你身體不適

腐壞的食物

食物長滿黴菌、聞起來很噁心又黏糊糊，大多是腐壞的警訊。吃了會讓人身體不舒服，千萬別硬吃。

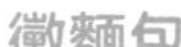
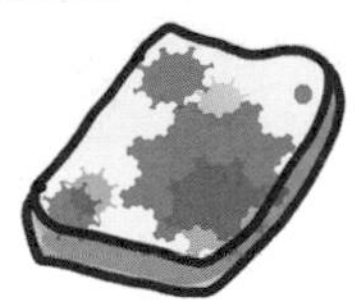

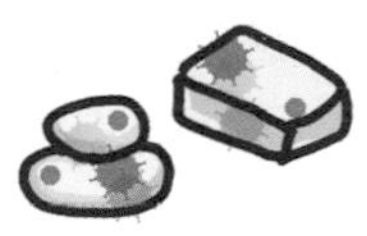

想避免腐壞，食物還是趁新鮮吃吧。

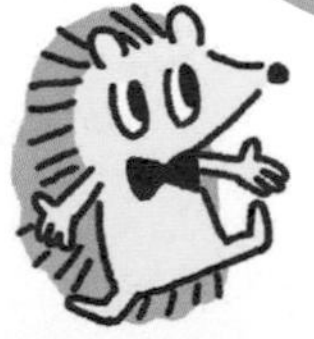

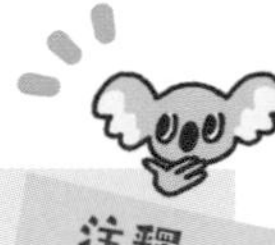

注釋

發酵

微生物附著在食物上，讓食物成為對人有益的美食（更美味或富含營養等）。

酵母

是一種真菌類的單細胞微生物。

年糕上的黴菌怎麼來的？

哇～這些年糕
都發黴了耶……
還好心提醒我們：
「千萬別吃～」
千
萬
別
吃
！

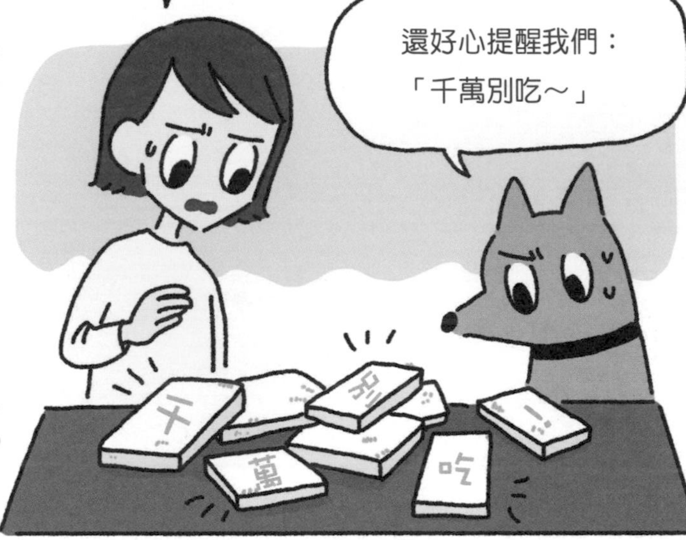

年糕上充滿黴菌喜歡的元素

黴菌繁殖的必要條件，溫度、溼度、空氣、養分缺一不可。年糕富含蛋白質、脂肪與水分，是黴菌滋生的營養來源。沐浴在養分裡的黴菌逐漸成長、擴大勢力。別以為切掉發黴的部分就能吃，黴菌的菌根可是深植在眼睛看不見的部分呢。

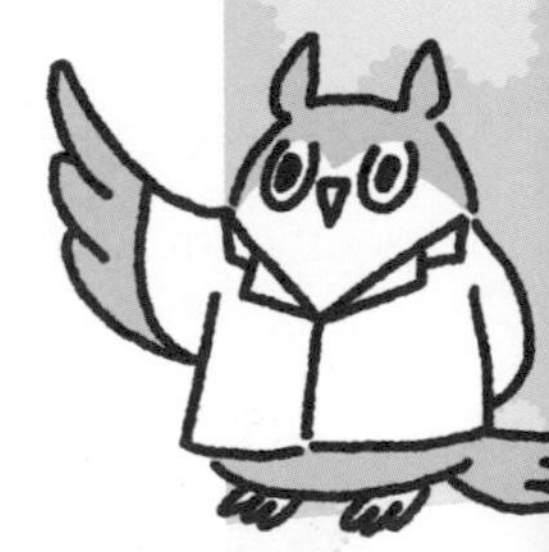

黴菌的特徵

仔細觀察生長在年糕上的黴菌（真菌），或白或綠，顏色好繽紛。黴菌家族一點也不單調，種類五花八門。主要黴菌有黑黴、青黴、鐮孢菌、麴菌等。其中包含了誤食會引發食物中毒、過敏症狀的黴菌種類。黴菌孢子恆常漂浮在半空中，當它們降落到食物上，會伸長絲線般的菌絲繁殖同伴，當黴菌形成一個大家族後，我們才會驚覺它的存在。

20℃至 30℃是黴菌繁殖的最佳溫度，超過 36℃則非常不利黴菌增生。然而，這並不代表黴菌會被高溫熱死。此外，有些黴菌偏好涼爽的環境，因此冰箱也會長黴。溼度愈溼，黴菌愈活躍，環境溼度高於 80％最有利黴菌繁殖。黴菌無法自行製造養分，因此營養來源與氧氣是必不可少的要素。

黴菌的生長

1

環境符合各項宜居條件，各種黴菌開始冒出頭來。

2

黴菌的根深植在年糕裡。

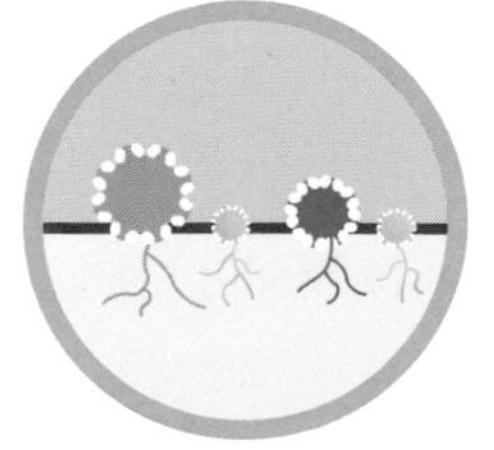

防範黴菌

別用手直接摸放年糕的容器，可加入芥末一起保存。保存年糕的方法百百種，泡水、冷凍、日晒通通行。無論採取哪種方式，只要讓年糕遠離黴菌喜愛的環境就不容易長黴了。

現在清楚為什麼年糕長黴就不能吃了吧。動動腦預防減少黴菌滋生，再也不浪費糧食。

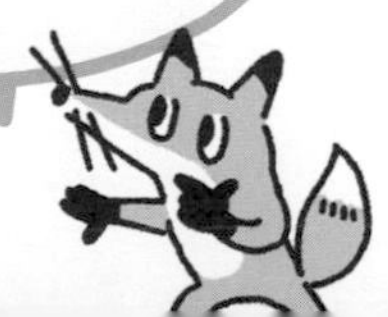

食品安全

有沒有防止食物腐敗的方法？

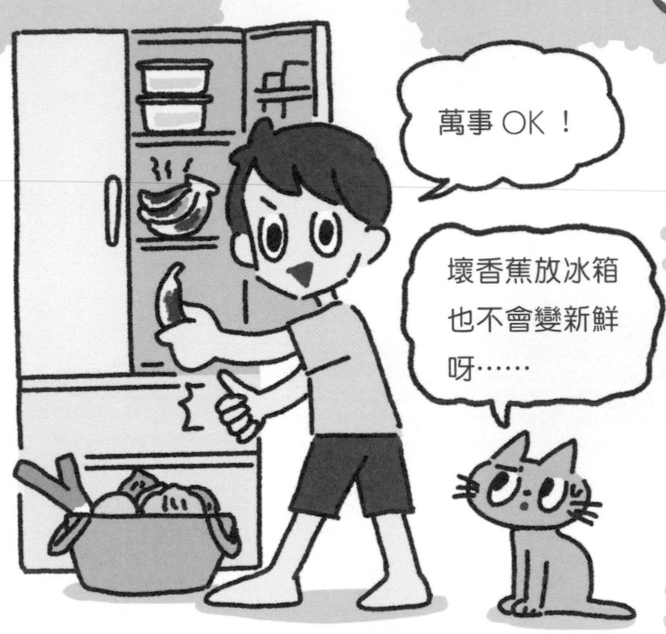

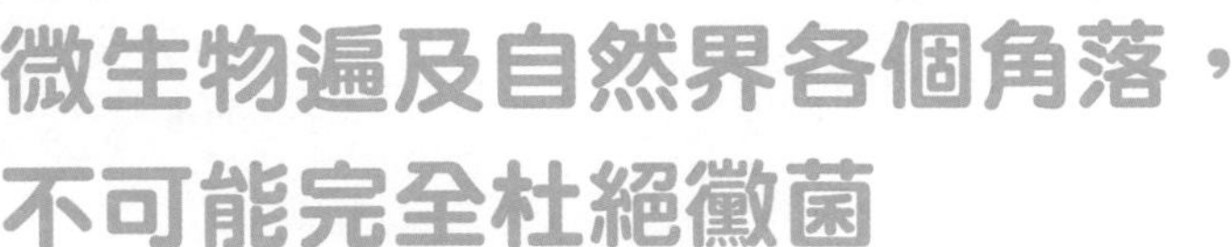

微生物遍及自然界各個角落，不可能完全杜絕黴菌

完全消滅微生物可說難如登天，因此也沒有任何方法能夠百分之百預防食物腐壞。不過，新鮮的食物不容易引來微生物，維持微生物難以繁殖的環境，就能延長食物的保存期限。但還是趁新鮮好好享受美食吧。

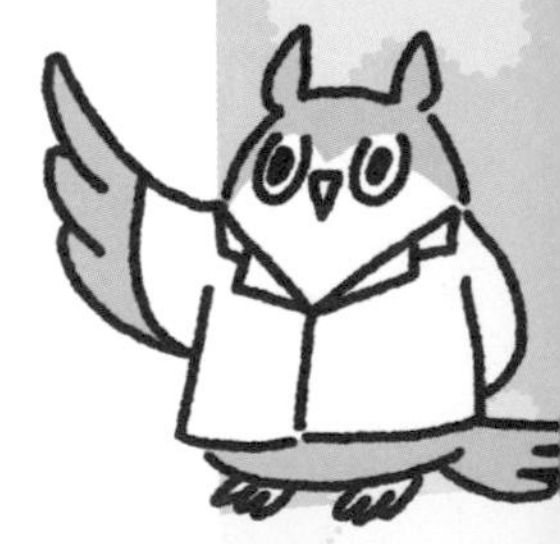

防止腐壞有祕訣

微生物繁殖的必要條件包含養分、適當溫度、適量水分，缺少任何一樣都不利微生物增長。不同種類的微生物偏好的環境也大不相同，進而影響了食物的保存方式。

低溫保存

對人體有害的微生物大多只能在30℃至40℃的環境生活，所以把食物放進冰箱低溫保存，通常不易腐壞。想長期存放食物的話，不妨冷凍保存在零下15℃左右的地方。

保存方式與種類

除了冷藏、冷凍之外，還有許多防止食物壞掉的妙招。生活中常見的食物保鮮法如脫水、烘乾，是褪除食物中含有的水分；加熱殺菌則是使微生物失去活性。

冷凍（−15℃以下）

冰淇淋、冷凍食品

冷藏（10℃以下）

冷飲、雞蛋、豆腐、奶油、味噌等

低溫冷藏（5～−1℃）

鮮肉、鮮魚、火腿、香腸、魚板、起司、優格

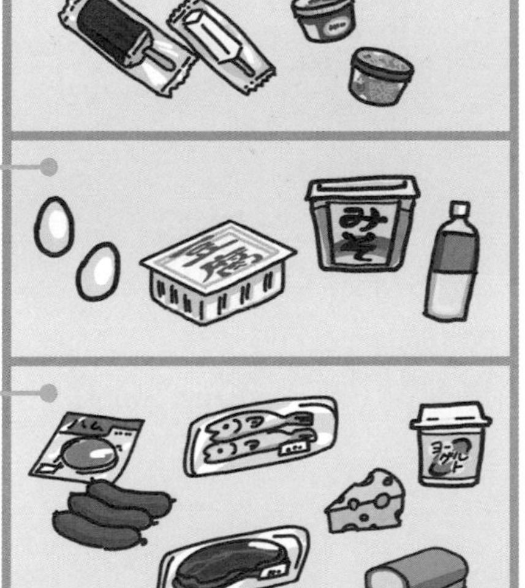

烘乾（日晒等自然乾燥、加壓乾燥法等人工乾燥）

乾香菇、果乾、即溶咖啡

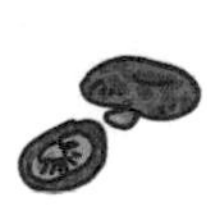

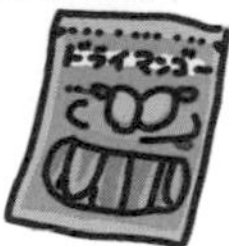

加熱（約120℃ 4分鐘以內）

魚罐頭、果醬等瓶裝罐頭、袋裝微波咖哩

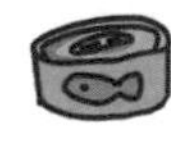

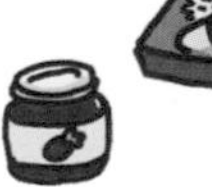

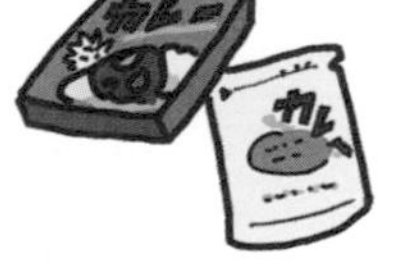

近年推出的冰箱分隔了多樣化的空間，還能根據食物的保存需求設定溫度呢。

➡ 更詳盡的保存方法請看200、201頁

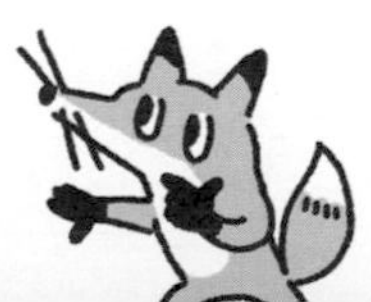

食品安全

為什麼草莓果醬可以長期保存？

水分
砂糖
做成果醬就不會壞了吧！
長期保存不代表不會壞……
JAM

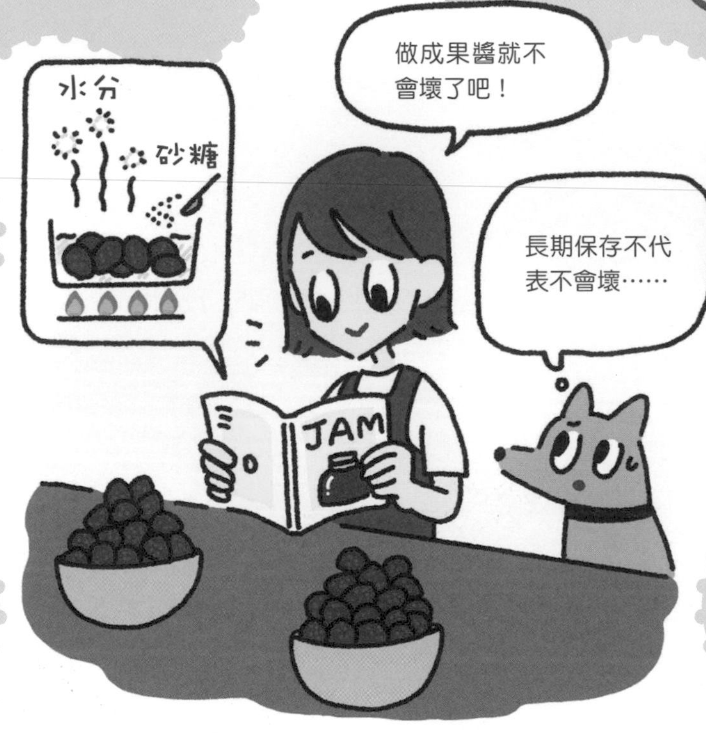

孕育微生物的水分被吸光了

將草莓與大量的砂糖放入鍋裡燉煮一番……草莓果醬完成！砂糖有非常卓越的吸水性，一下子就將草莓裡富含的水分吸取殆盡。就這樣，生存必須的水分都被砂糖搶光光，微生物再也無法繁殖了。

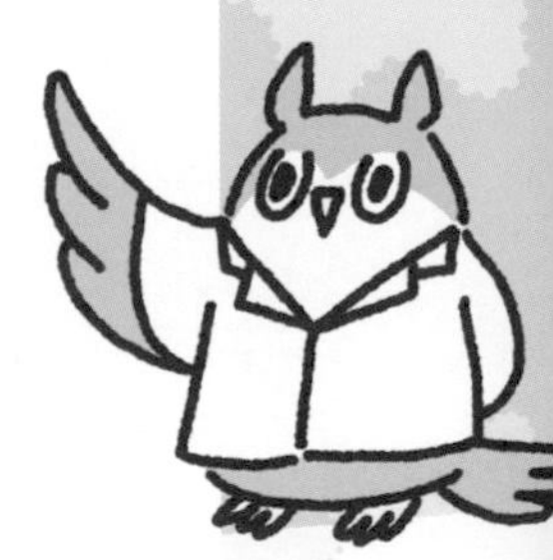

製作原理

微生物必須利用食物中的水分溶解營養成分，才能餵養更多微生物。溶解養分的水稱為「自由水」。一旦砂糖這類成分進來攪局，奪走微生物需要的水分，吸附在砂糖上的水會變成「結合水」。砂糖的比例愈多，結合水隨之增加，自由水跟著減少，微生物的處境就更困窘了。利用砂糖產生大量結合水製成的果醬有長期保存的優點。也有使用相同原理，但改用食鹽保存食品的方式。根據砂糖或食鹽延長保存期限的方法，分別稱為「糖漬」或「鹽醃」。

糖漬的流程

砂糖與食鹽等調味料是水的好朋友，當它們同在一起，就能延長保存期限。接下來為各位介紹糖漬的原理。

① 微生物利用食物中的自由水繁殖。

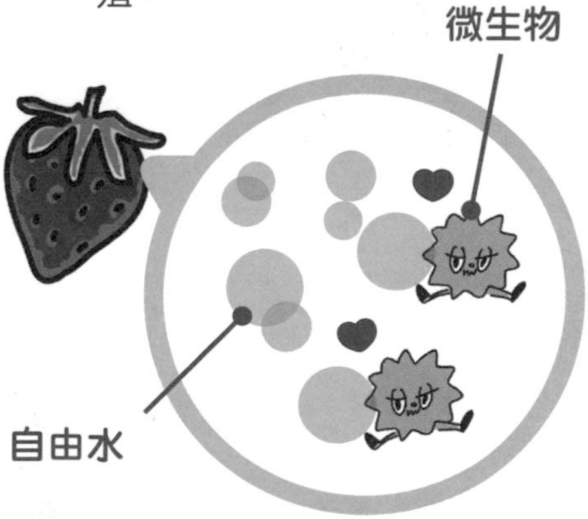

微生物

自由水

② 砂糖與水經由滲透壓聚合，變成結合水，微生物就沒水可繁殖了。

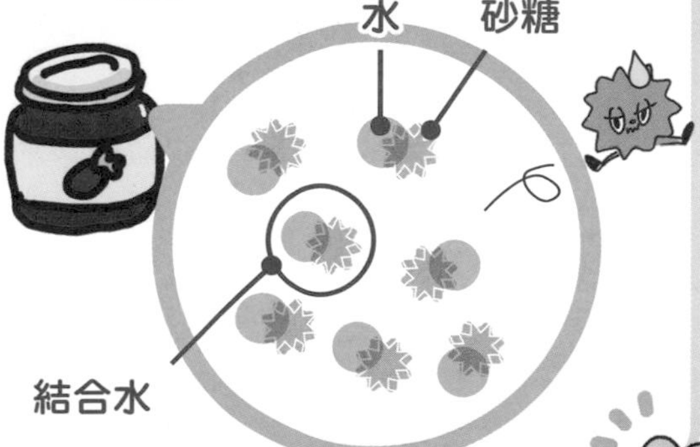

水　砂糖

結合水

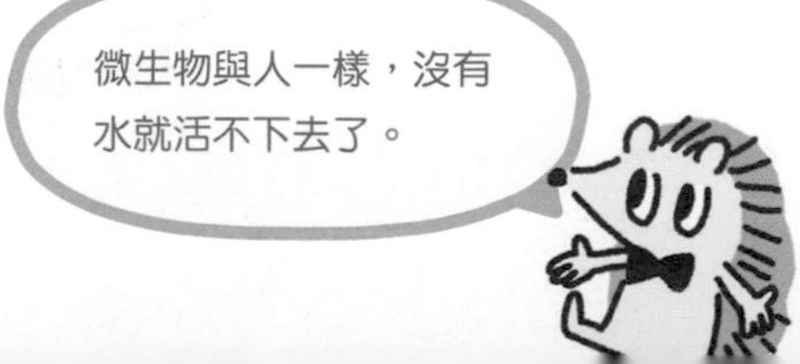

微生物與人一樣，沒有水就活不下去了。

注釋

滲透壓

當水分濃度不同的物質同時存在，濃度低的水流向濃度高的部分，使濃度平衡的過程。

食品安全

兩年前放進冰箱冷凍的冰淇淋還能吃嗎？

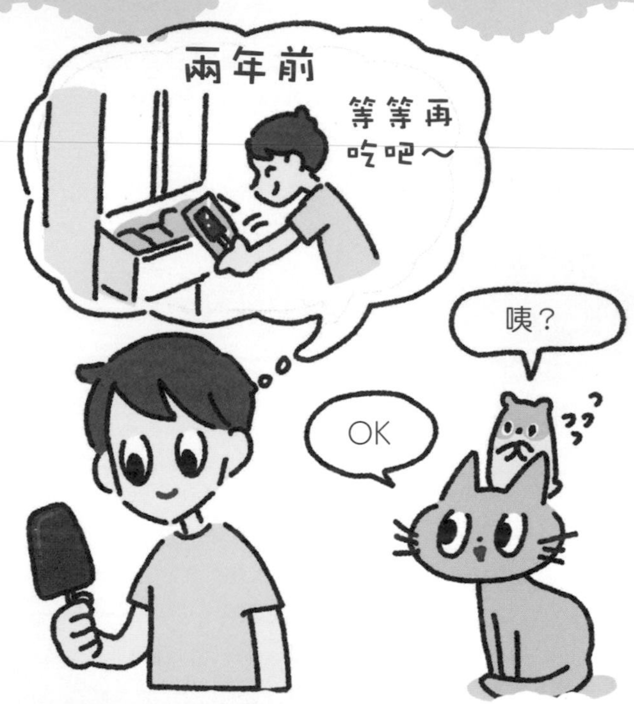

從沒離開過冷凍庫的話，安心吃吧！

幾乎所有的微生物待在零下 10℃的環境就會失去活性，再也無法繁殖。長久存放在冷凍庫的冰淇淋沒離開過零下 15℃的環境，自然不會腐壞，食用後也不會導致身體出狀況。正因如此，日本的冰淇淋上不會標示保存期限。

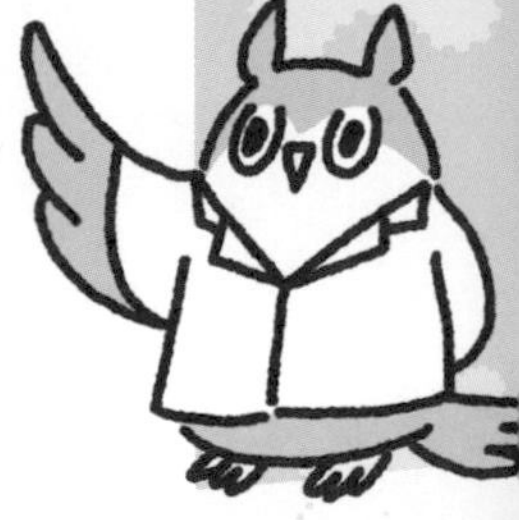

註：臺灣的冰淇淋會標示保存期限。

冷凍保存的特徵

絕大部分食物進到冷凍庫，保存期限也變長了。因為零下 5℃左右的環境會阻礙多數微生物生長，若溫度降到零下 10℃以下，微生物根本無從繁殖。在臺灣，冷凍食品必須保存在零下 18℃的空間裡。

注意事項

離開商店冷凍庫跟我們回家的途中，冰淇淋面臨了驟然升高的溫度；開關冰箱也會造成冷凍庫溫度改變。不僅如此，就算能阻擋微生物繁殖，也無法抵擋冰淇淋隨時間流逝的風味。即使是冷凍食品，還是愈早享用愈美味。

可以退冰再冷凍嗎？

把融化的冰淇淋放回冷凍庫，也無法「冰回」風味。祕密藏在製作過程裡。將乳製品、砂糖、蛋黃、香料、水等原料拌勻，冰淇淋就大功告成了！澈底融化的冰淇淋，意味著原本被「拌」在一起的組織也跟著分崩離析，再拿去冷凍也無法合而為一。而且重複冷凍會使冰的結晶變大，讓冰淇淋的口感愈來愈粗糙，不再綿密順滑了。

乳製品
香料
冰淇淋
蛋黃
水
原來如此，把融得又溼又黏的冰淇淋拿回去冰，味道也變差了。

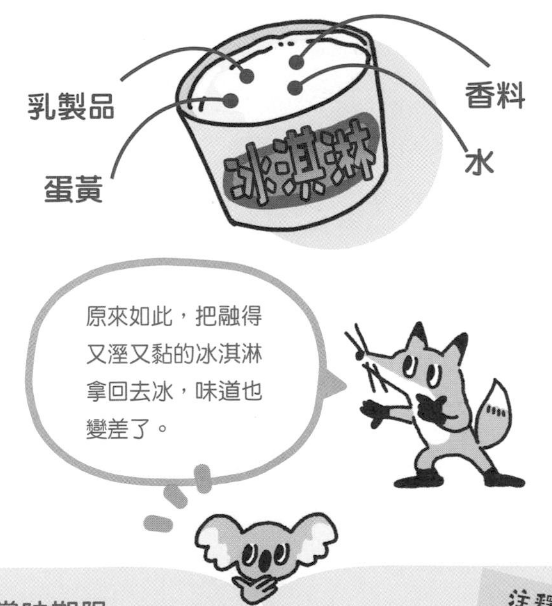

注釋

賞味期限

日本標示食物最美味的品嘗期限。

優格裡加了菌，真的假的？

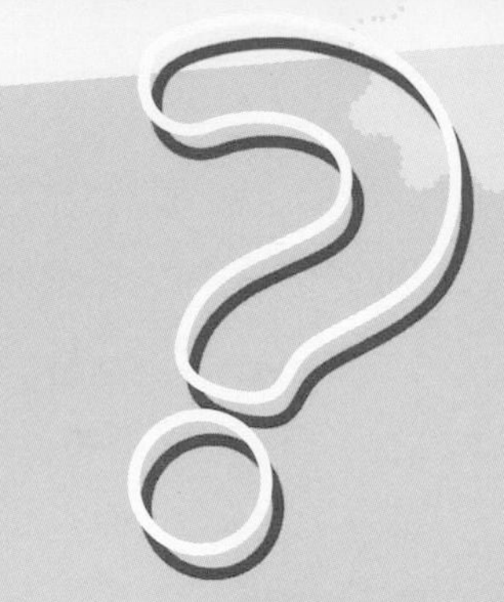

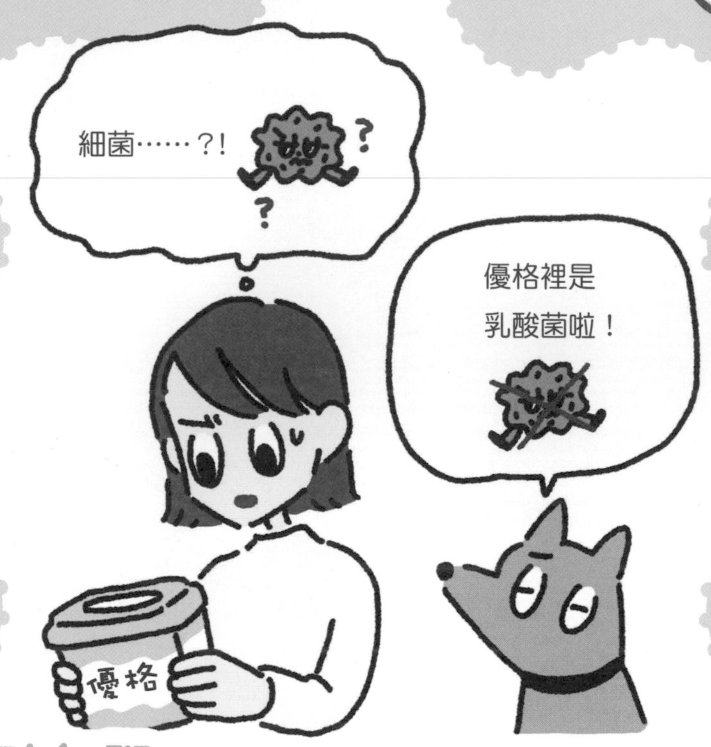

正確無誤！

在牛奶或乳製品中加入乳酸這類菌種，製作而成的食品就叫優格。菌種會分解乳製品內的碳水化合物，把它們當成食物吃掉，獲得能量後繁殖更多乳酸菌。菌種一邊孕育新夥伴，一邊製造乳酸的過程稱為「乳酸發酵」。

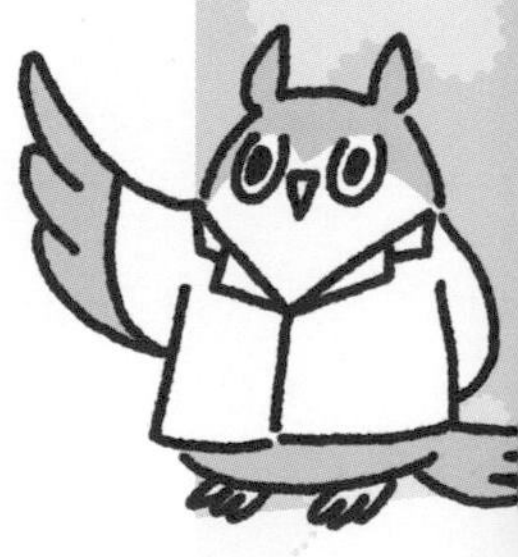

乳酸菌的作用

牛奶經由乳酸發酵變成優格的過程中，質地會發生各種變化。

- 乳酸菌創造出獨特的風味與口感，讓優格變好吃。
- 牛奶因乳酸菌的作用變成酸性，腐壞菌與病原菌難以增加。
- 鈣質轉化成方便身體吸收的型態。

乳酸菌的種類

製作優格的時候，會在生乳或乳製品等原料中混入菌元，產生乳酸發酵。菌元包含雙岐桿菌、保加利亞乳桿菌、LG21 等乳酸菌。

為什麼要保持腸內平衡？

人的腸道裡住著成千上萬的微生物（菌）。將它們粗略分成兩類，滋補人體的朋友是益生菌，破壞健康的損友是害菌。益生菌與害菌長年在體內爭鬥，雙方勢均力敵才有強健的體格。若害菌陣營壯大，會引起發炎等病狀。做優格時加入的乳酸菌或雙岐桿菌都是乳酸菌，它們進入體內後會奮力打擊害菌。

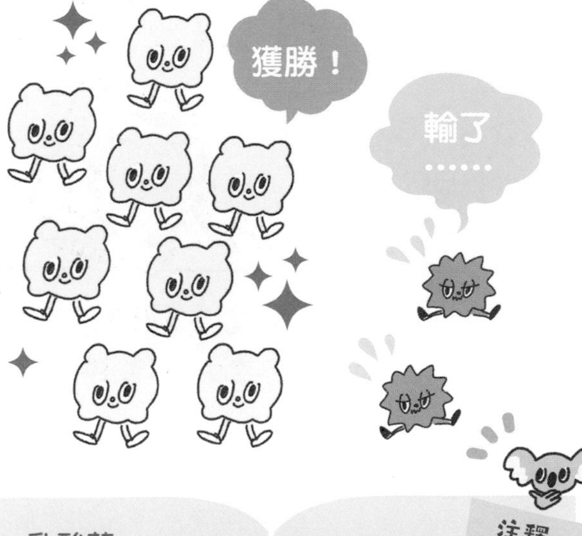

注釋

乳酸菌

微生物的一種，為了供給繁殖必須的能量，會分解碳水化合物並製造乳酸的菌種總稱。

雙岐桿菌

乳酸菌的一種。普遍認為是對人體好處多多的益生菌，具有整腸作用、防止人體被病原菌入侵等好處。

多吃優格，培養更多腸道益生菌吧。

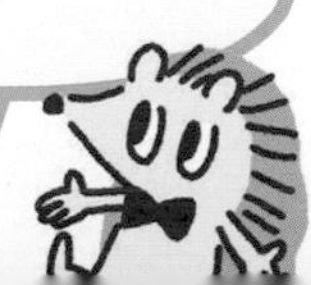

食物超過賞味期限就不能吃了嗎？

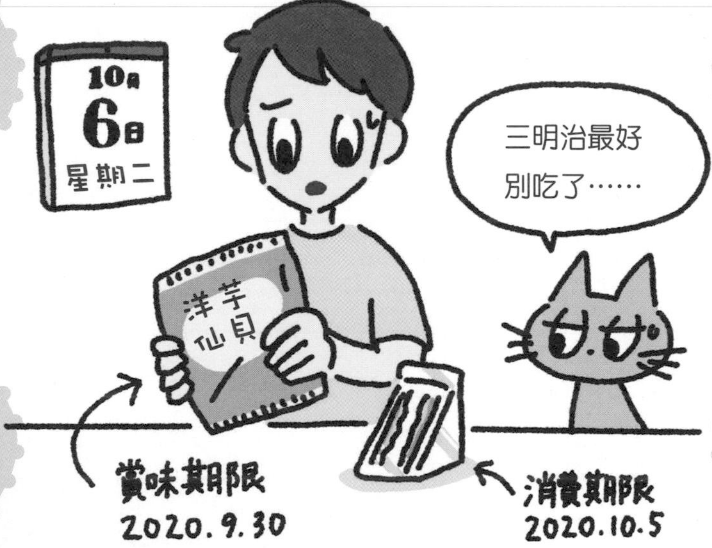

不是所有食物過期就不能吃了

食品包裝上標示的賞味期限，是能品嘗到食物最佳風味的期限。一旦過期，味道或許不再美味，但絕不代表不能吃了。食物不會剛過期就立刻腐壞，但享用之前還是先詢問家長比較保險。

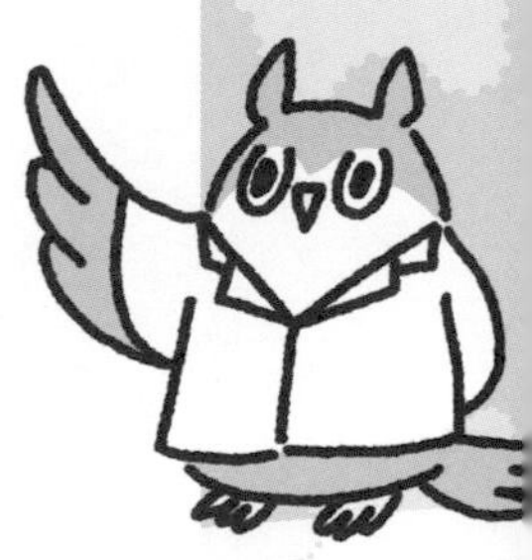

註：賞味期限是確保食物最好吃的期限，過期不代表壞掉。消費期限則類似於臺灣標示的有效期限，超過消費期限，食品必須丟掉。

賞味期限的特徵

食品製造商一而再、再而三實驗後，才拍板決定賞味期限。他們希望消費者在期限內享用商品，品嘗食物的美味。所以請務必在最可口的時候大快朵頤一番。此外，賞味期限是指產品在未開封、適當室溫的狀態下保存的期限。仔細閱讀食品標示，按照建議存放才不易變質。

消費期限的特徵

除了賞味期限，食品標示還會註明「消費期限」，為什麼？消費期限大多出現在保存期限短的商品上，是表示為了健康著想，一旦過期就不能再吃的基準日期。所以絕對要嚴守保存期限。無論哪種食物，附著的微生物也會隨著時間蓬勃發展，讓食物的脂肪酸化，為人體帶來負面影響。儘量在衛生可口的時候吃掉吧。

賞味期限、消費期限大不同

賞味期限

可品嘗食物最佳風味的期限。過期了仍可以食用。如仙貝餅乾、杯麵、起司、罐頭、瓶裝飲料等不易損壞的食品。

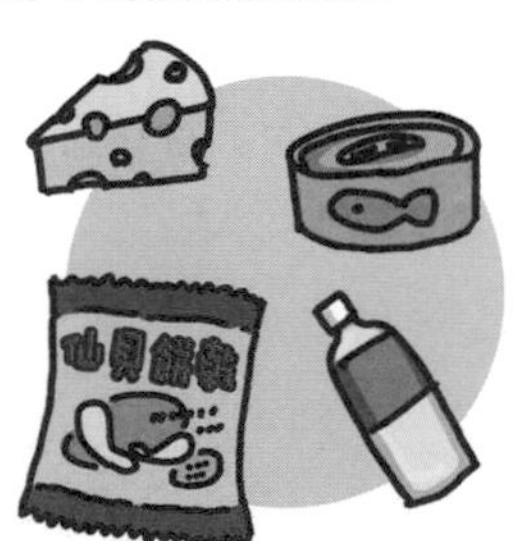

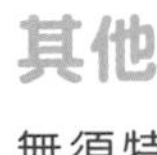

消費期限

基於食品衛生訂定的期限，過期最好別吃。如便當、小菜、鹹麵包等不易保存的食物。

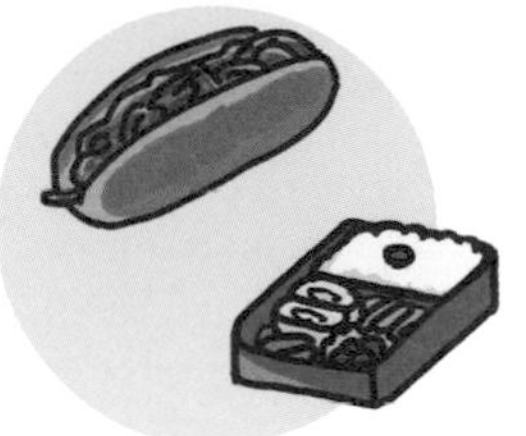

其他

無須特別標註賞味、消費期限的食品。如冰淇淋、砂糖、食鹽、口香糖等。

養成好習慣，隨時確認家中食品的有效期限，千萬別把食物放過期囉。

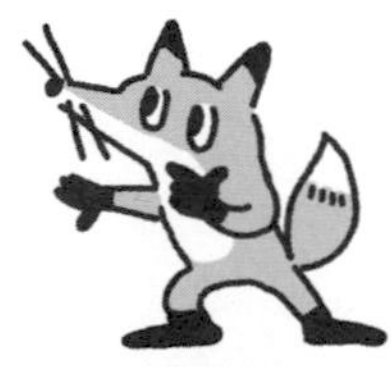

食品安全

包裝上的食品標示有什麼？

噗噗豬加了很多材料才變成火腿，所以產品資訊超級長。

咕咕雞不用加工，標籤簡單明瞭。

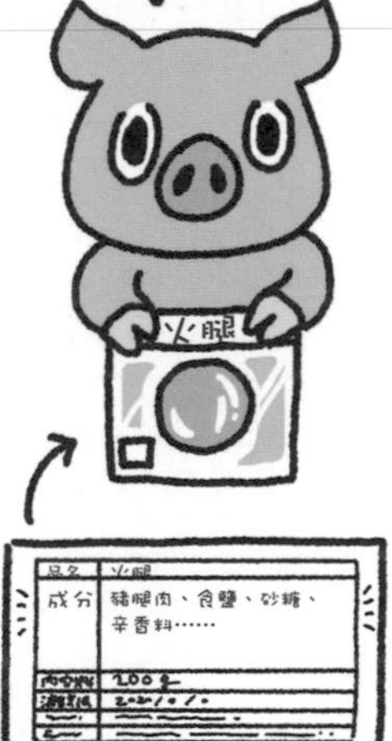

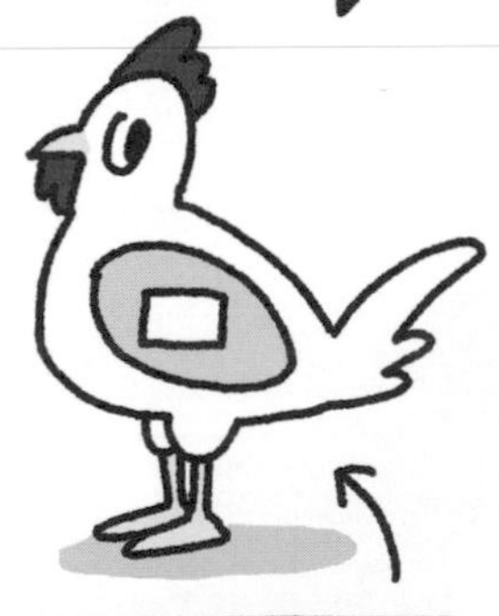

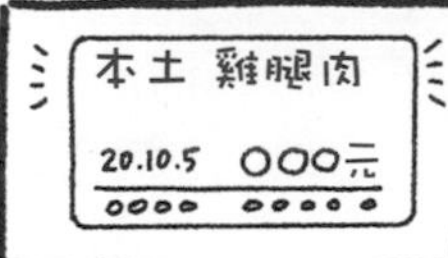

「食品標示」清楚載明必要資訊，消費者買得安心又健康

任何食品都得在包裝上印刷「食品標示」才能流通到市面上販售。透明化的資訊是消費者挑選食材最佳的參考，比如使用了哪些原料、該怎麼保存、在哪裡製作、有效期限多長等。

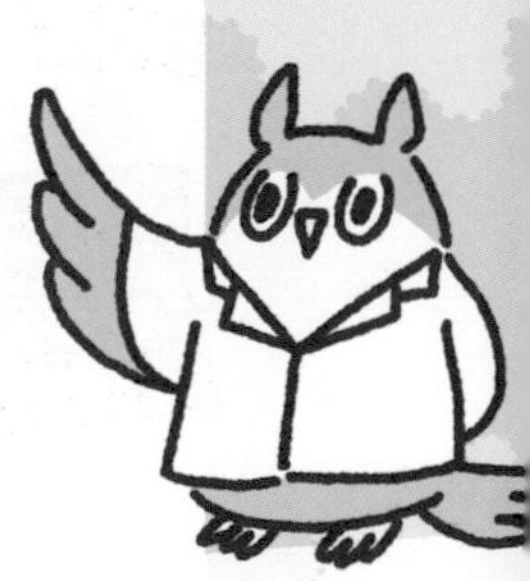

食品標示寫什麼？

蔬菜、魚肉等生鮮食品的食品標示必須包含品名、產地；加工食品則需載明品名、原料名稱、內容量、期限、保存方式、製造商名稱與地址，紀錄愈詳實，愈能彰顯食品的安全性。

過敏原標示

有食物過敏風險的產品更要清楚標示原料。有些人吃了特定食物後會引發蕁麻疹、腹痛的過敏症狀。特別是雞蛋、牛奶、小麥、蕎麥、花生、蝦、蟹這些容易誘發食物過敏的七種食物，過敏原標示是必須的資訊。

食品標示的範例

加工食品的製造過程中，加入了多種原料與食品添加物，所以食品標示也得更仔細。

加工食品的標示

記錄著品名、原料、內容量、期限、保存方法、製造商名稱與地址。

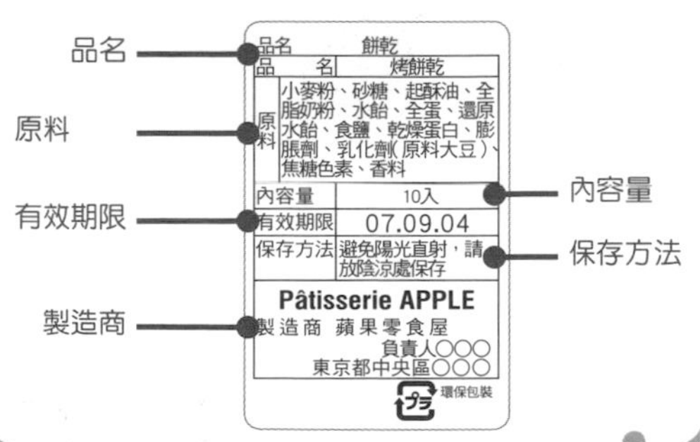

生鮮食品的標示

記錄著品名與產地。

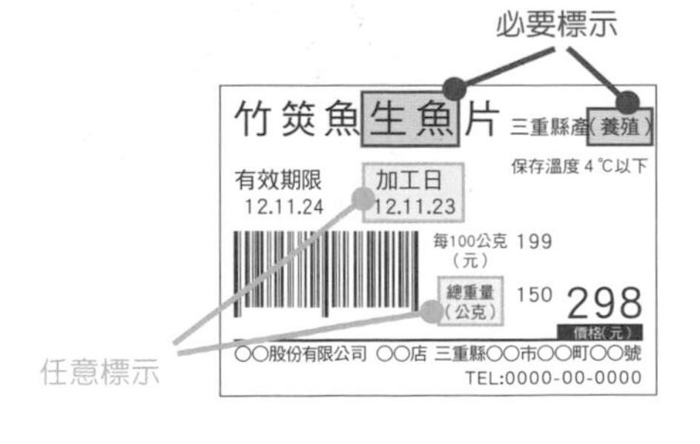

注釋

生鮮食品

蔬菜、魚、肉、雞蛋等未經加工的食品。

加工食品

生鮮食品經過加工程序後製造而成。

食物過敏

遇到含有某些特定過敏原的食物時，身體出現如蕁麻疹、氣喘等過敏反應。

食品安全

牛奶盒上寫的低溫殺菌代表什麼意思？

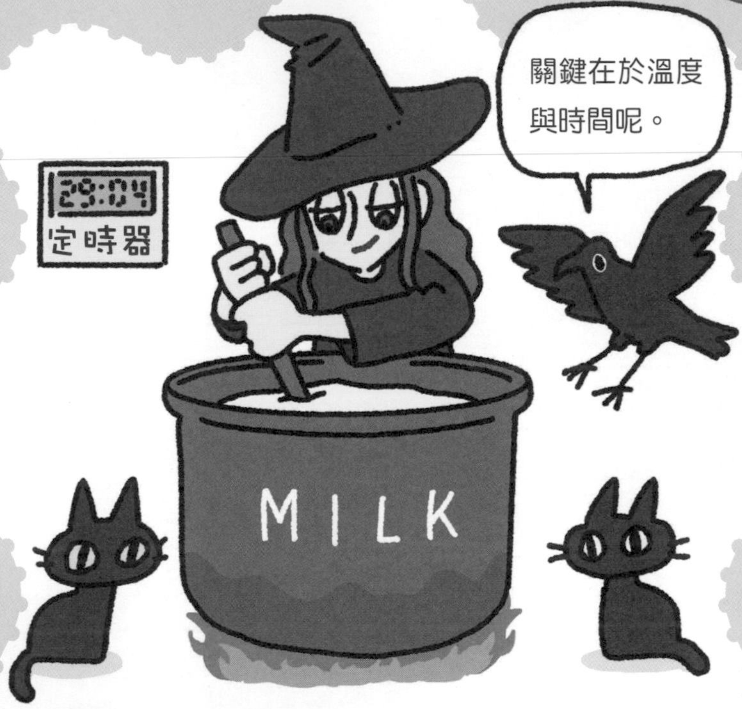

是一種殺菌方法

「低溫殺菌法」是「加熱殺菌」的方法之一，意思是加熱食品，透過高溫抑制微生物活性。像牛奶這類加熱超過 100℃、食物風味或成分會被破壞的食品，就得改用低溫殺菌法。

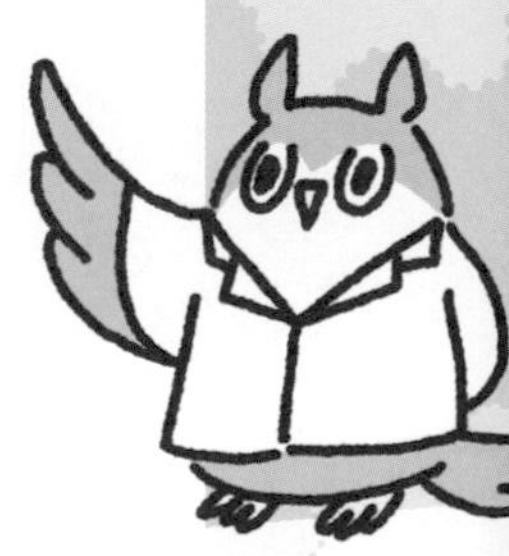

低溫殺菌法

「加熱殺菌」是延長食物保存期限的方法之一，意思是加熱食物，會讓微生物的活力隨高溫衰退。高溫加熱愈久，能殺死愈多微生物這點無庸置疑，但對於食物風味、成分會被100℃以上高溫破壞的食品而言，低溫殺菌法才是最佳解方。

高溫殺菌法

害食物腐壞的微生物大多都怕熱。70℃加熱30分鐘，幾乎所有微生物都會消失殆盡。「高溫殺菌法」正是活用這項特點，以100℃以上高溫加熱食物方便保存。像罐頭、密封罐食品採用了這項技術，使食品保存期限超越2～3年。

牛奶的殺菌法

不僅低溫殺菌法，牛奶還有其他多樣的殺菌方式，這也是牛奶包裝必須明確標註殺菌溫度與殺菌時間的原因。其中，「超高溫瞬間殺菌法」是以120～150℃加熱生乳2～3秒，達瞬間殺菌的效果，耐高溫的細菌也無處可逃，民眾更能喝得安心。

殺菌方法	作法
低溫長時間殺菌法（LTLT）	以63～65℃加熱生乳30分鐘的加熱殺菌法。
高溫長時間殺菌法（HTLT）	以高於75℃的溫度加熱生乳15分鐘的加熱殺菌法。
高溫短時間殺菌法（HTST）	以高於70～75℃的溫度連續加熱生乳15秒的加熱殺菌法。
超高溫瞬間殺菌法（UHT）	以120～150℃加熱生乳2～3秒的加熱殺菌法。

除了牛奶以外，據說日本酒、葡萄酒、起司、火腿、香腸等商品也運用了低溫殺菌法的技術。

為什麼有些豆腐上會標示「基因改造」？

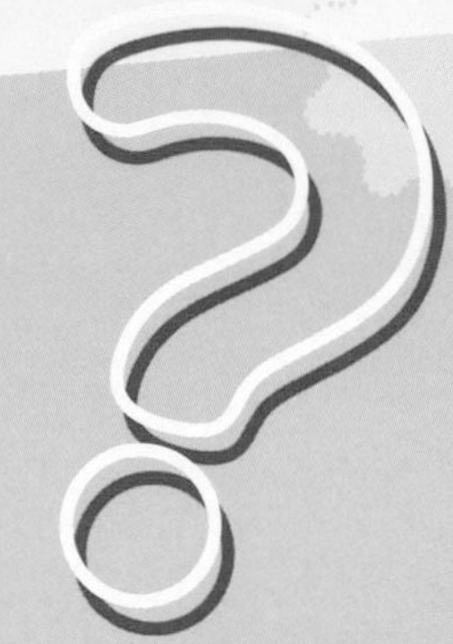

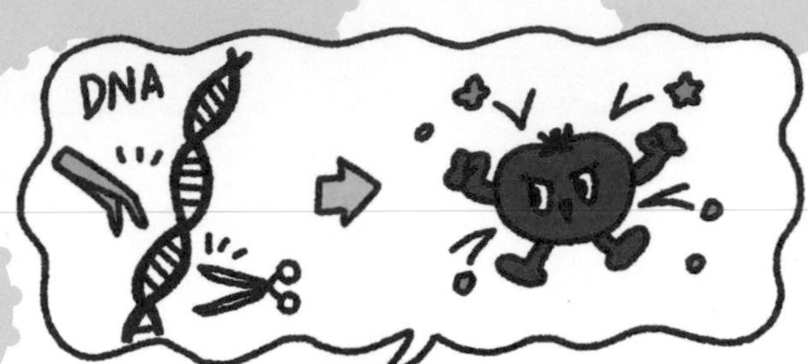

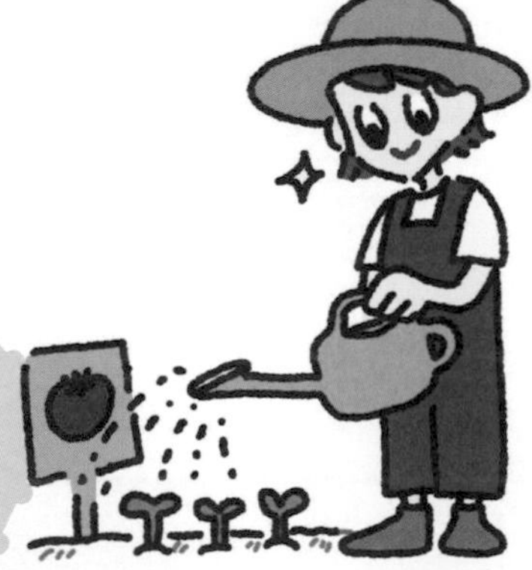

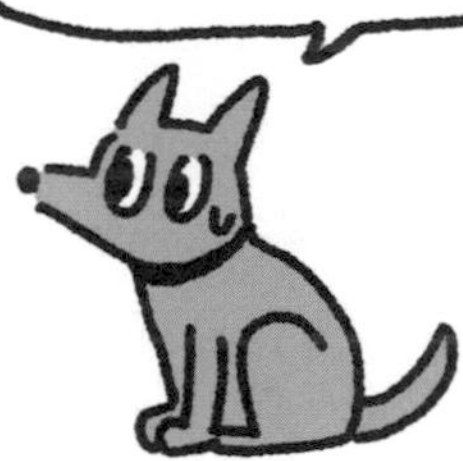

基因改造番茄還沒通過食品認證，沒人保證吃了會怎樣喔……

把某個生物的基因轉移到另一種生物，賦予物種嶄新特性

為了減少除草劑這類農藥以及害蟲對作物的影響，「基因改造」技術應運而生。將某種動物或植物的基因，結合其他品種的動植物基因後，創造出新產物。

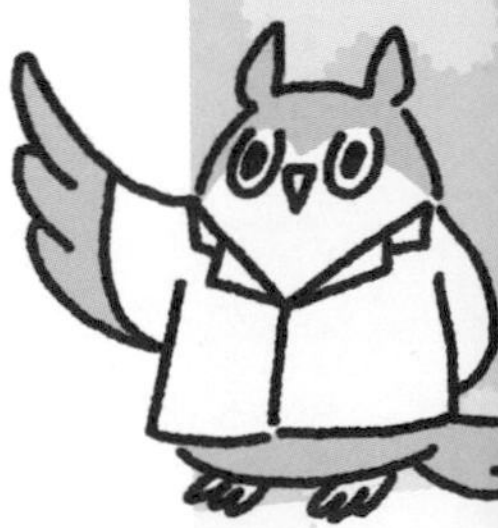

基因改造食品的安全性

人類隨意置換基因而問世的「基因改造食品」究竟安不安全？許多人可能抱持反對。基改作物在上市前，均須向政府申請查驗登記、進行安全性評估等流程。此外規定以基改農作物為原料製成的食品上，必須標示「基因改造食品」的資訊。正因如此，基因改造大豆做成的豆腐，包裝上才會出現「基因改造」的詞彙供民眾辨認。

基因改造食品是救星？

世界人口持續增長，餵飽人類的糧食需求也逐年攀升。另一方面，人口暴增意味人類渴求更多居住空間，各國推進都市計畫同時，也正壓縮著孕育作物的農業用地。能不能用少少的地，用更可靠且便捷的方式種出更多農作物呢？是否能迅速栽培出對人與環境友善的作物呢？基因改造的技術成為人們的寄望。

基因改造食品有哪些

在日本，經國家認可且對人體無害的基因改造作物共有八種。作物本身的包裝，以及使用這些作物的產品都必須誠實標示。

馬鈴薯
→洋芋片、冷凍馬鈴薯等

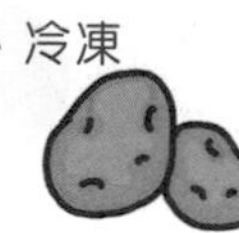

大豆
→味噌、豆腐、納豆等

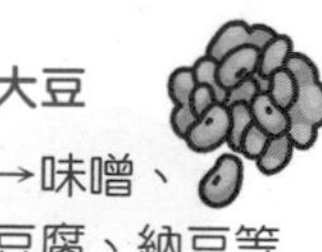

玉米
→玉米片、爆米花等

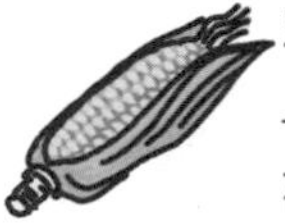

蕪菁油菜
→蕪菁油等

甜菜
→甜菜糖

找找看身旁有哪些東西標示著「基因改造」吧。

棉花
→棉籽油

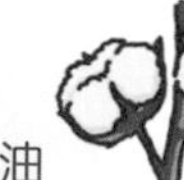

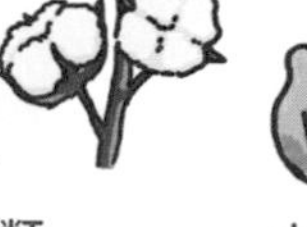

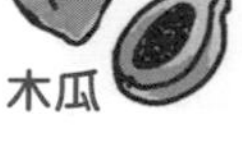

豆苗類
→苜蓿芽

木瓜
→木瓜乾等

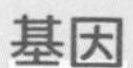

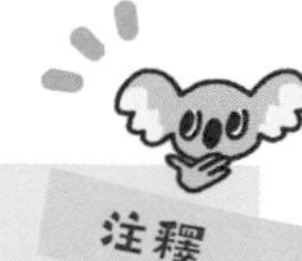

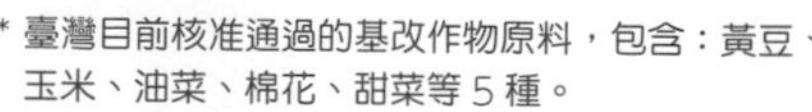

* 臺灣目前核准通過的基改作物原料，包含：黃豆、玉米、油菜、棉花、甜菜等 5 種。

注釋

基因

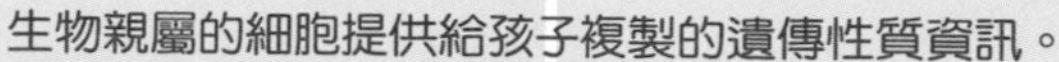

生物親屬的細胞提供給孩子複製的遺傳性質資訊。

除草劑

阻礙雜草生長所使用的農藥。

「無添加」是什麼意思？

加入大把添加物，保存期限長長久久、色香味缺一不可。
甜味劑
增稠劑
色素
不加這些有的沒的才叫無添加……
防腐劑
味噌

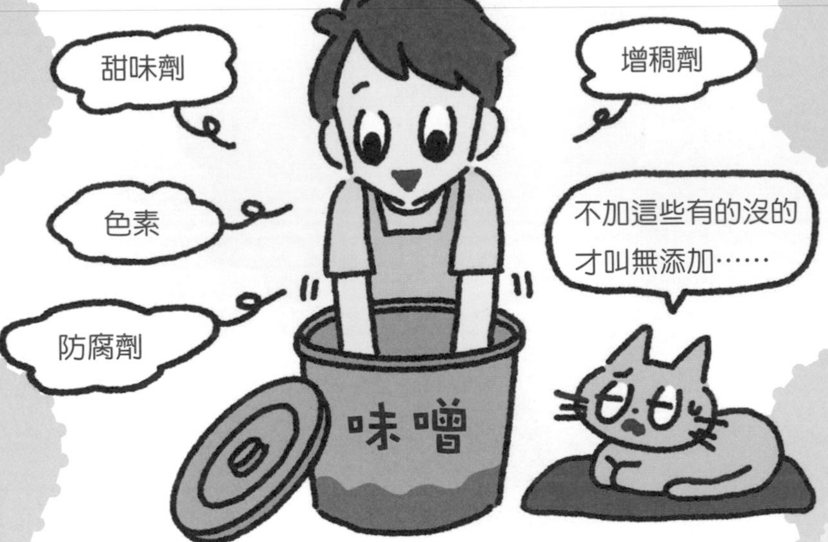

「無添加」食品不含任何「添加物」

為了讓食品保存期限更長，或外觀看起來更美味，勢必得在食品裡加入各種各樣的食品添加劑。包裝上寫著「無添加」，代表食品相當純粹，一點添加劑都沒有。

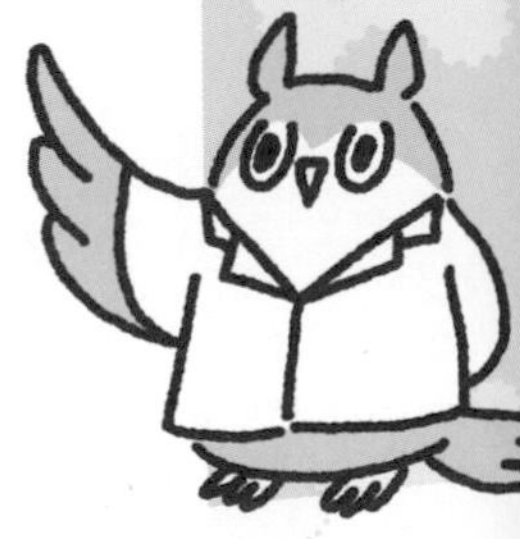

略說食品添加物

防腐劑能延長食品保存期限；色素為食品增添色澤，外觀更加可口；調味劑讓食物風味更上層樓……它們統稱食品添加劑。只有通過衛生局官員核可的添加物才能加進食物裡，較不易引發食安問題。不過，只要別過度攝取，就不會危害健康。

無添加的標準

一看到「無添加」的字眼，總會給人們「對身體好」的印象，所以生活中到處充斥著無添加商品。實際上，無添加食品的基準相當模糊，也難以斷定無添加食品對人體的益處。況且沒加任何添加劑的食品少之又少。如果包裝上能明確指出無添加的部分是什麼，例如無添加防腐劑、無添加色素，就再好不過了。

食品添加物有哪些？

只有通過國家安全性審核的食品添加劑，才能應用在各式各樣的食品當中。

妨礙微生物繁殖

防腐劑

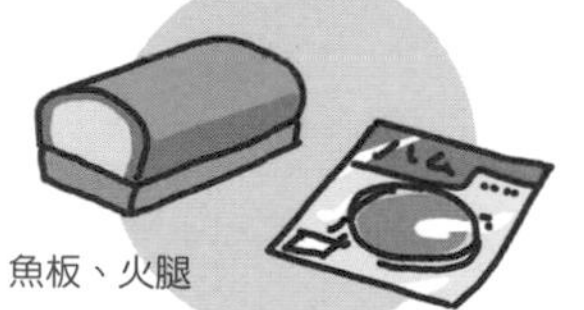

魚板、火腿

使顏色更鮮豔

保色劑

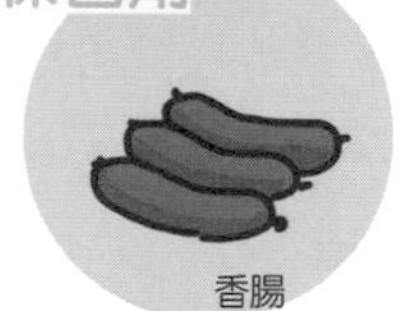

香腸

增加風味

調味料

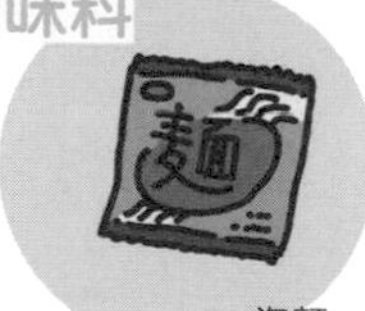

泡麵

增加黏稠度

增稠劑

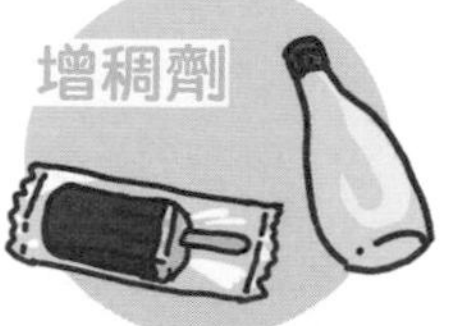

冰淇淋、美乃滋

添加甜味

甜味劑

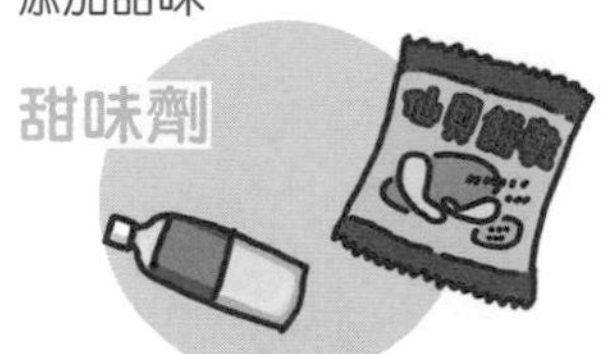

冷飲、零食類

有完全不噴農藥的栽種方式嗎？

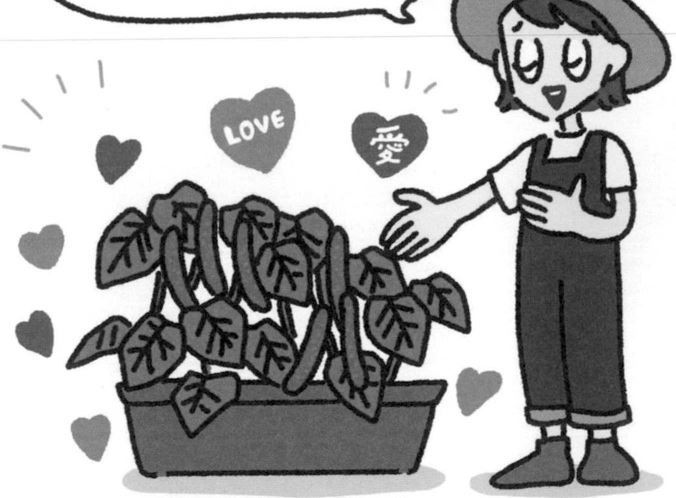

作物裡的特優生，有機與特別栽培

有些農作物不僅有益人體健康，栽種過程更是照顧到生態平衡與消費者的安全。有機農業也稱為生態農業，在臺灣，根據農委會的定義是：「有機農業遵守自然資源循環永續利用原則，不允許使用合成化學物質，強調水土資源保育與生態平衡之管理系統，並達到生產自然安全農產品目標之農業。」

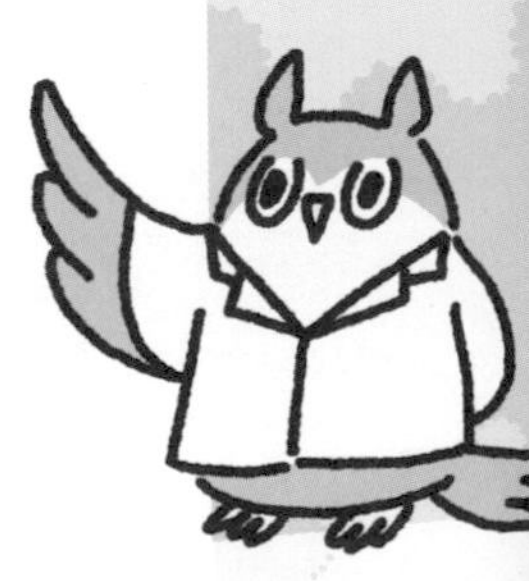

農藥的作用

農作物長大前，時常遭受害蟲侵略、被雜草奪取養分，甚至還會生病。在各種災害中奮力守護農作物的幫手，就是農藥。就像人類生病時得接受治療、打針預防疾病，農作物的栽培也少不了農藥。

化學農藥與肥料對人的影響

萬一農藥或化學物質隨著農作物一起吃進肚子，會長期累積在體內，成為誘發癌症的風險。殘留在身體裡的農藥量不多就無妨，但攝取太多肯定有害，因此注重飲食健康的人，更偏好少用農藥與化學物質的有機農業與特別栽培。

有完全不含農藥的食品嗎？

臺灣現行採用有機食品的認證是採「第三方驗證」，必須通過一套驗證基準，例如不能使用化學肥料、農藥等，不得檢出磷化鋁等有毒添加物等。同時禁止基因改造技術。然而，無論多用心避免用藥，土壤裡多少會有藥劑殘留，也可能受到鄰近耕地的影響，要達到完全零農藥的狀態困難重重。與其執著零農藥，減少攝取量更為實際。

來找找哪些食品有「有機農業標章」吧。

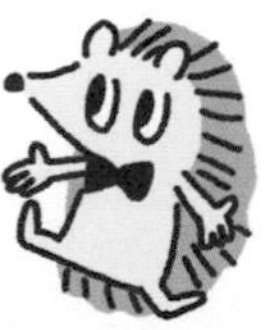

安全農產品的辨別方式

在臺灣，有機農產品須經過第三方驗證，獲得有機驗證標章。

包裝文字不能隨意標榜「無農藥」、「不含農藥」、「未使用農藥」等字眼。

有標章的食品才能標示「有機」或「有機作物」。

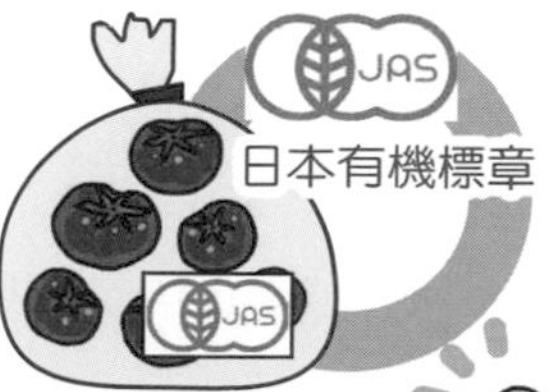

註：臺灣的有機標章為「CAS」。

注釋

化學農藥

化學合成的農藥。

化學肥料

經過化學製程誕生的肥料。

食物中毒

吃了腐壞的食物會中毒？

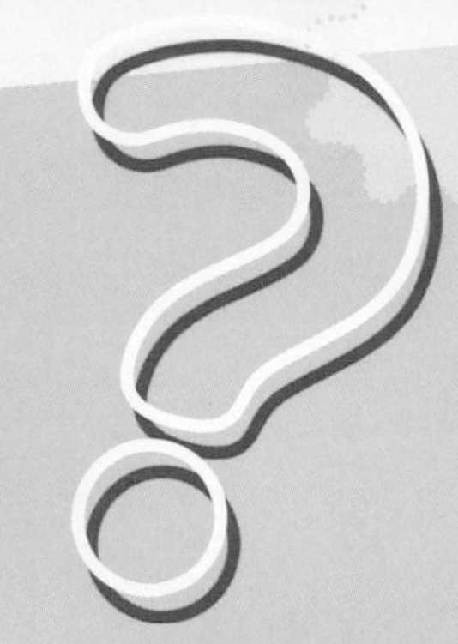

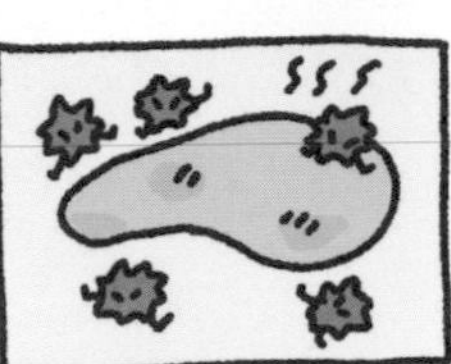

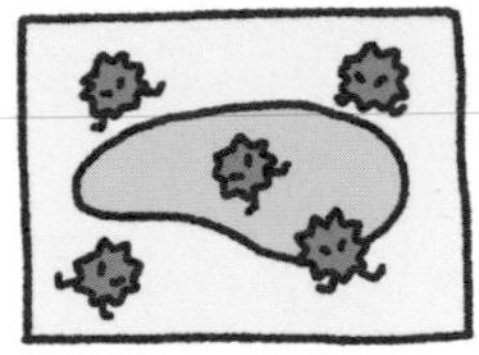

哪個是腐壞？哪個是食物中毒？

兩個都被壞菌侵略了。

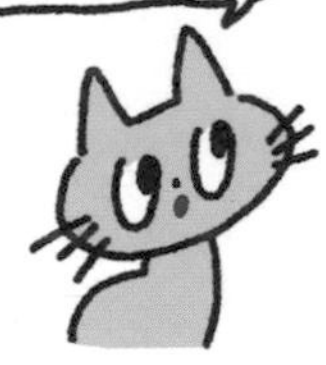

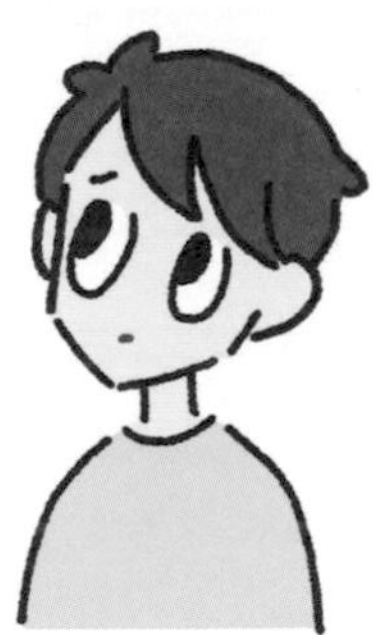

食物中毒百百種，致病原因也不同

腐壞的定義是，微生物不斷增生，使食物臭酸不能再食用的狀態，無論哪種微生物都會導致腐壞（→ 143 頁）。食物中毒則是不慎吃到會引起中毒的微生物，身體因此出狀況。

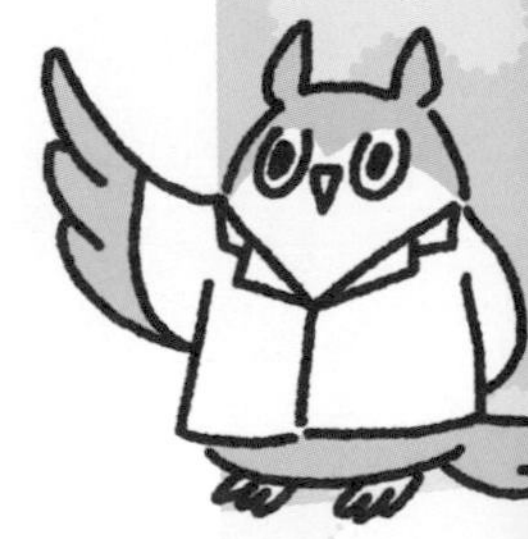

食物中毒的特徵

吃了腐壞的食物可不一定會中毒，但不幸食物中毒，往往都是因為我們在無意間將有毒物質吞進肚子裡。這就是食物中毒通常都會很嚴重的原因。

症狀

吃完飯後多久才會出現症狀？引發中毒的物質百百種，答案也不同，幾小時至兩週都可能發病。絕不可輕忽食物中毒，上吐下瀉不止，體內水分跟著流失，最終引起脫水症狀，還有人因此過世。而且，如果沒有從根源解決致病原，就隨便拿止瀉藥等藥品吃，可能會導致病情惡化。請依照醫師的囑咐休養、用藥。

原因

食物中毒的成因中，最常發生細菌型與病毒型中毒。兩者都是使人中毒的微生物潛入體內，引起嘔吐、腹瀉腹痛、發燒……許多令人痛苦的症狀。除此之外，魚類的寄生蟲、工廠藥劑與農藥等化學物質、毒性植物的天然毒素，都會導致食物中毒。

會引發食物中毒的東西裡有哪些，一瞧分類表就知道。

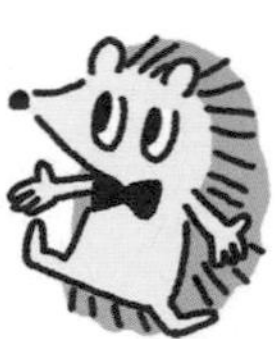

食物中毒的原因

食物中毒成因可分為以下四類。

原因❶ 微生物引發的食物中毒

原因❷ 天然毒素食物中毒

- 動物性天然毒素：河豚毒素等
- 植物性天然毒素：毒香菇等

原因❸ 化學性食物中毒

農藥、組織胺等

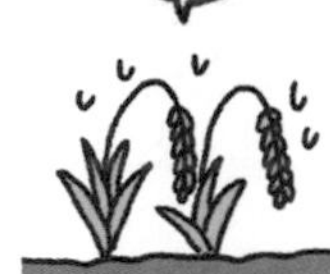

原因❹ 因寄生蟲引起的食物中毒

海獸胃線蟲等

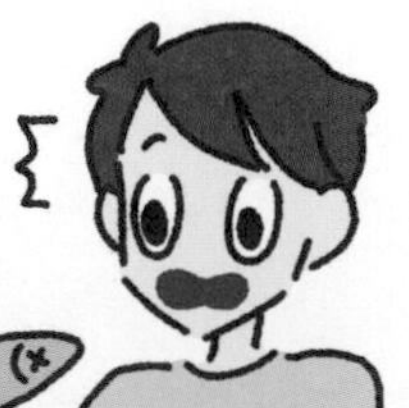

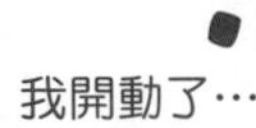

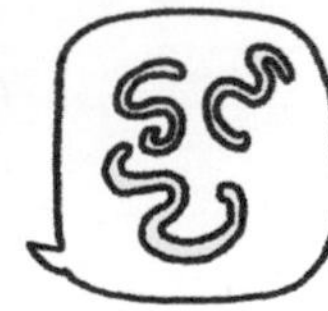

諾羅病毒等疾病

病毒型
食物中毒

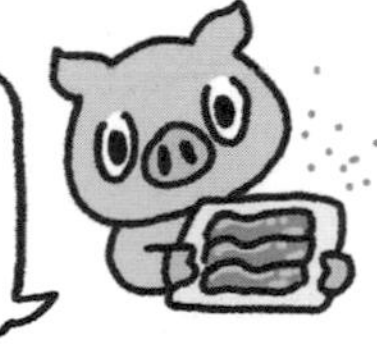

細菌型
食物中毒

感染型

沙門氏菌屬、腸道出血性大腸桿菌等

毒素型

金黃色葡萄球菌、肉毒桿菌

人家身上的微生物會隨著時間增加喔。

病毒型食物中毒

部分食物中毒得歸咎於食材本身具有的病毒。且說細菌型食物中毒，成因是細菌孳生，因此食材愈不新鮮，中毒風險更高。相對地，病毒會隨著時間消亡，愈新鮮的食材，引起病毒型中毒的風險反而更高。食物中毒的代表性成因有雙殼貝類攜帶的諾羅病毒。

細菌型食物中毒

細菌型食物中毒潛伏在生活周遭，時時威脅你我健康。細菌型食物中毒分為感染型與毒素型。感染型是指食物中的微生物增生，使人中毒，代表病菌為沙門氏菌、腸道出血性大腸桿菌、曲狀桿菌等。毒素型則是因微生物攜帶的毒素導致中毒，主要病菌有金黃色葡萄球菌、肉毒桿菌等。

微生物無所不在。用乾淨衛生的調理方式料理新鮮食材，美味健康都兼具。

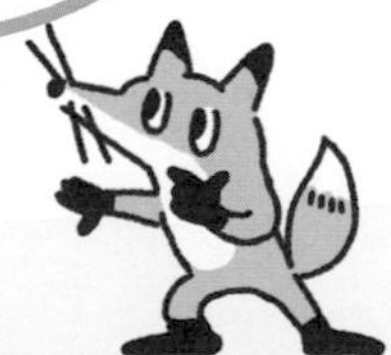

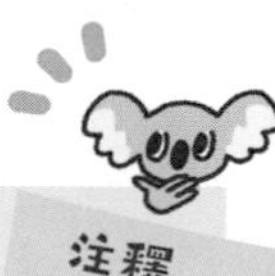

後遺症

疾病或傷口痊癒後仍殘留在身體的毛病。

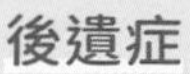

肉毒桿菌中毒是什麼樣的疾病？

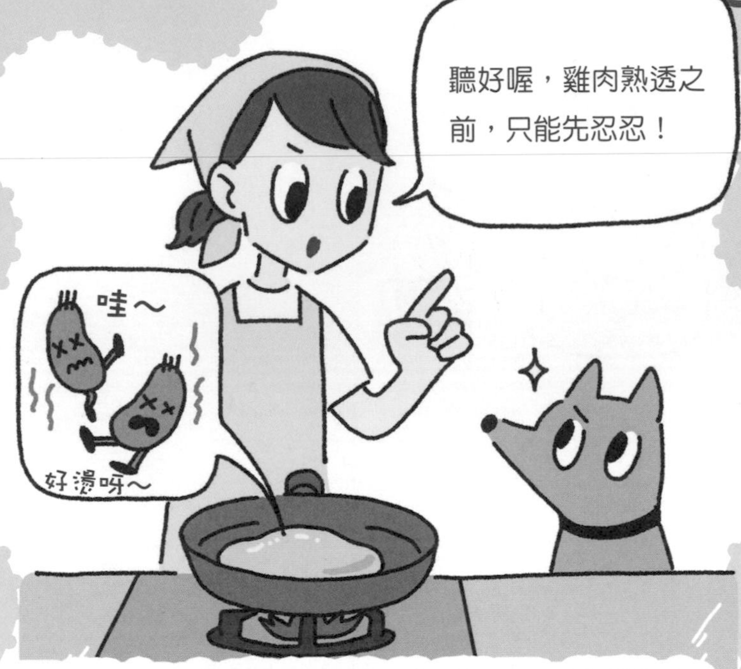

吃了帶有肉毒桿菌的雞蛋或雞肉引起的食物中毒

肉毒桿菌是細菌型食物中毒的元凶之一，屬感染型中毒。它大多生存在雞肉、雞蛋、下水道或河川裡。人吃了附著肉毒桿菌的食物就會中毒。家犬、家貓、烏龜等寵物身上也有它的蹤跡，也會傳染給主人，所以摸完寵物之後必須更注意衛生。

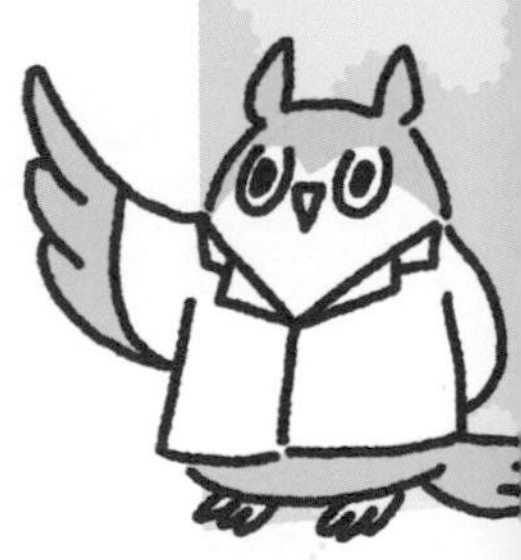

特徵

細菌型食物中毒好發於6～9月的夏季。致病原大多是生雞蛋、雞肉或肝臟料理。由於低溫能降低細菌的活性，因此買了肉、蛋要趕緊放進10℃以下的冰箱保存。高溫能殺死細菌，烹調肉品時要用75℃加熱1分鐘以上，確定肉的顏色完全改變再享用。

症狀

不幸感染肉毒桿菌的話，約莫兩天會發病。突然發高燒到39℃以上、不斷拉水便、肚子痛、噁心嘔吐都是典型症狀。通常幾天內就能痊癒。少少的細菌對小孩、老年人具有大大的威脅，嚴重時還會併發菌血症，要特別留心。

預防方式

肉毒桿菌屬廣泛分布在自然界中。充分加熱食物就能避免威脅。雞肉、肝臟等食材，一定要煮到熟透再吃。

1. 雞蛋或生肉要放進冰箱，10℃以下低溫保存

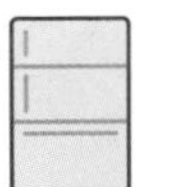

2. 烹調肉類時，紅肉完全變褐色才能吃（75℃加熱1分鐘以上）

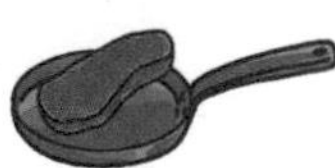

3. 料理時使用的容器、菜刀、砧板等要用熱水消毒

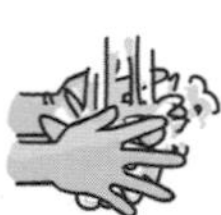

4. 摸完寵物後、吃飯前要洗洗手

外食、加工食品更要當心

炎炎夏季最好別吃生食料理，尤其是有肉毒桿菌中毒之虞的食材，選擇熱火煮透的料理吧。DIY美乃滋等蛋類加工食品也曾引發食物中毒，記得低溫儲蛋，風險遠離。

35～43℃的溫度下，肉毒桿菌屬的活性最強。氣溫不時突破35℃高溫的夏季，常溫保存食物無疑是張手歡迎病毒的行為。

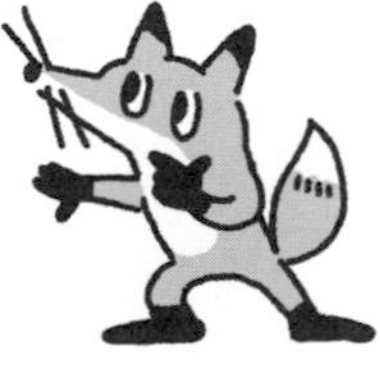

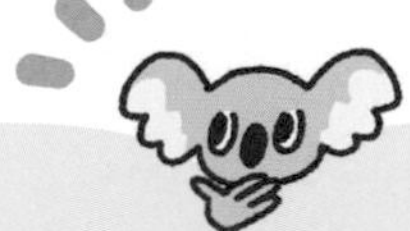

注釋

菌血症

細菌進入血液後跟著循環至全身，使大腦、心臟出現嚴重的不良症狀。

金黃色葡萄球菌引起的食物中毒有哪些症狀？

你這傢伙本來不是又小又弱～的小不點嗎？
夥伴愈多，我們愈強大！

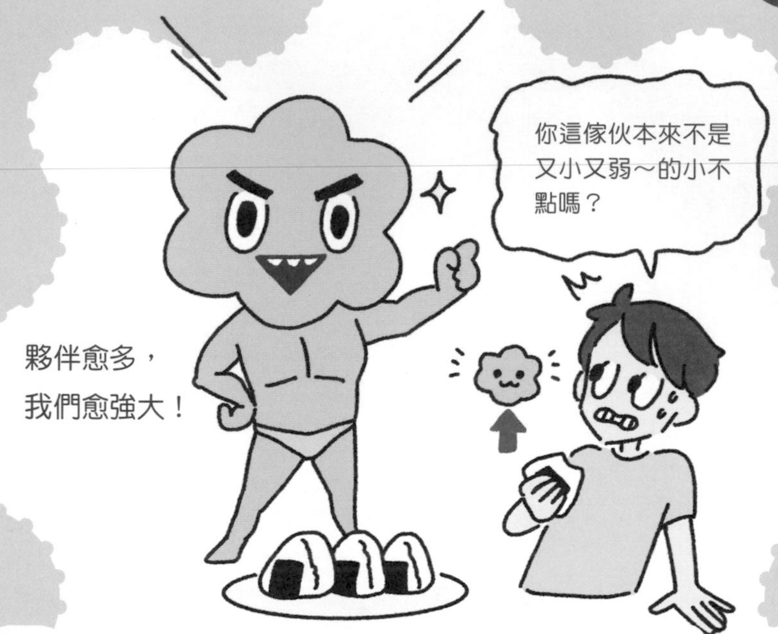

口水流不停、糞便像水一般稀、肚子痛得要命、嘔吐不止，但幾乎不會發燒。

細菌型食物中毒裡有一種毒素型中毒，是細菌在食物中增生的過程中，產生「腸毒素」導致的疾病。吃下這種毒素，食物中毒立刻找上門。病情嚴重時，會伴隨著劇烈的上吐下瀉，從而引發脫水症狀，使人瞬間癱軟無力。

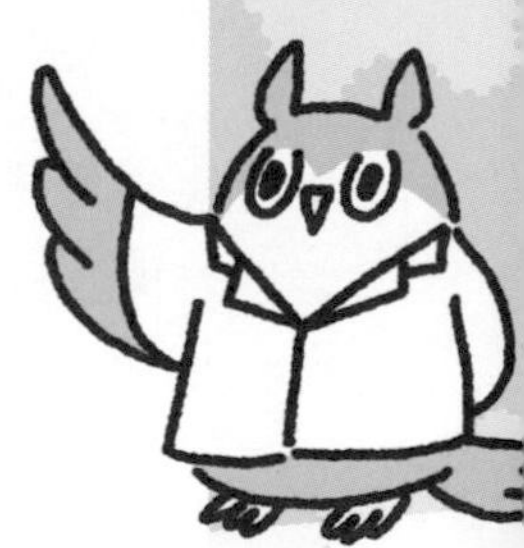

特徵

金黃色葡萄球菌大多潛藏在人或動物的手指、皮膚等部位。健康的人身上保有30～50%的病原菌，說它遍及各處也不為過。最大特徵是在傷口上繁殖力特別強。飯糰、三明治這類徒手製作的料理是許多病患感染的原因。這種細菌擁有超強環境適應力，毒素生成後，無論怎麼加熱、乾燥都無從消毒。

症狀

染病到發病的期間相當短暫，多為1～5小時、平均3小時會出現症狀。剛開始，唾液分泌的比平常旺盛，緊接著激烈嘔吐或狂拉水便，肚子也痛了起來。不過很少會發燒，多數人1～3天就痊癒了。要特別當心腹瀉與嘔吐併發的脫水症狀。

多多注意

金黃色葡萄球菌棲息在人類的手、皮膚裡，徒手做料理時要萬分注意。手上有傷口時，千萬別光著手捏飯糰。此外，便當引發食物中毒的案例也時有所聞，製作無法現做現吃的便當時，別直接觸摸食材，戴上手套後再大顯身手吧。

人人身上都
有金黃色葡
萄球菌呢。

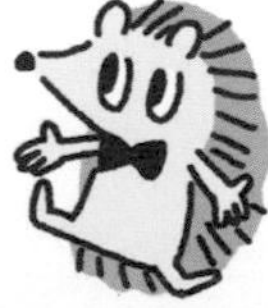

想方設法遠離

金黃色葡萄球菌既不怕熱，用100℃加熱60分鐘也殺不死毒素。得多注意，不讓病菌附著在食物上。

1. 病菌藏在手、皮膚裡
2. 轉移到食物上繁殖後，會產生毒素
3. 100℃加熱60分鐘也不會消失
4. 容易附著在飯糰或三明治等輕食
5. 缺乏氧氣仍會繁殖

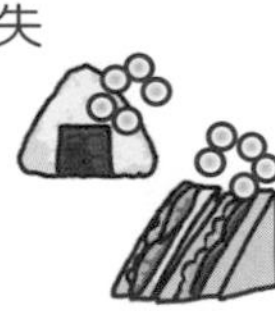

食物中毒

為什麼諾羅病毒如此猖狂？

唉～是不是生貝吃太多了呀……
天啊，海獺君上完的廁所好像不是很乾淨欸！

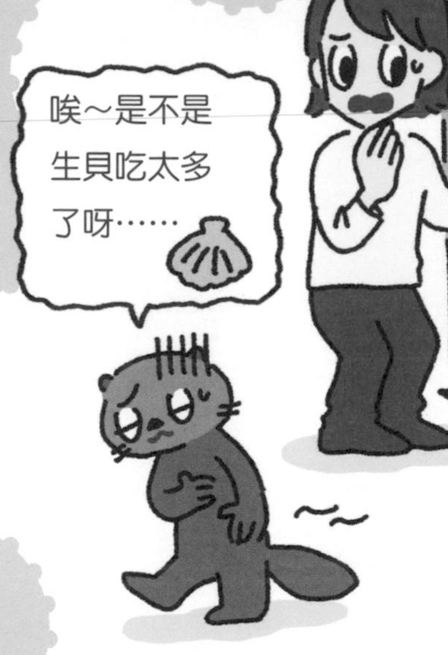

傳染力極強！少量病毒也會人傳人

原本諾羅病毒是住在牡蠣這類雙殼貝裡的病毒，人類生吃被汙染的貝類後就會遭到感染。少量病毒具有強勁傳染力，即便只有10個病毒也會人傳人，是容易爆發社區感染而為人所知的病毒。

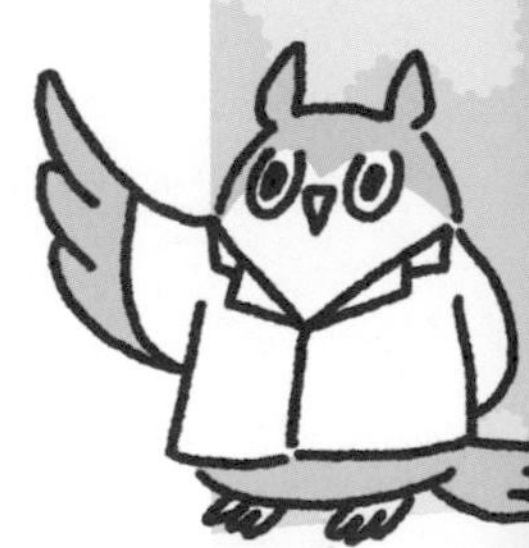

特徵

諾羅病毒型食物中毒好發於 11 月至隔年 3 月的冬季。因為冬天是牡蠣等雙殼貝的產季，加上諾羅病毒喜歡乾冷的環境，食用的人多，疾病也大肆流行。諾羅病毒相當耐熱，60℃加熱 30 分鐘，病毒還是活跳跳。此外，它一點也不怕酸類、消毒酒精，用酒精消毒的效果也差強人意。萬一感染諾羅病毒，頭 1 ～ 2 天，發燒、嘔吐等症狀樣樣來。特徵是突如湧上的強烈噁心感，也會肚子痛、拉水便。大約過 1 ～ 2 天症狀就會好轉，即便病情樂觀，1 週至 1 個月間病毒仍會躲在糞便等處伺機而動，生活上得更加小心。另外，嘔吐物裡也潛藏大量病毒，清理時戴緊口罩、手套，避免病毒飛濺，拿紙抹布輕輕擦拭，接著用次氯酸鈉拖地板，最後再以清水收尾，將所有垃圾裝入塑膠袋密封後丟棄。維持屋子通風更是預防傳染的重點。

預防方針

在食用牡蠣等雙殼貝時，要先用 85℃～ 90℃的熱水燙 90 秒以上。菜刀、砧板、碗盤用熱水澈底消毒一番，做菜前要用肥皂洗洗手。身邊若出現感染諾羅病毒的患者，請捨棄酒精、改用清水稀釋後的氯系漂白水來消毒。

通常文蛤這類雙殼貝類身上都有諾羅病毒。不過只有牡蠣生吃的機率高，所以更常看到「吃牡蠣、中諾羅」的新聞。

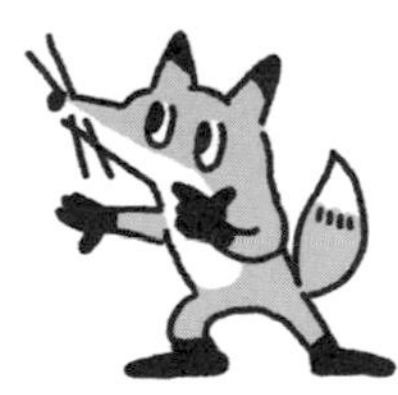

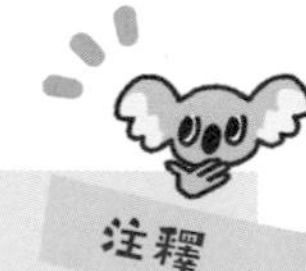

注釋

氯系漂白水

洗去白襯衫及毛巾汙垢的清潔劑。商品包裝常會寫「危險，請勿混用」的警示標語，也是泳池的氯味來源。

食物中毒

生吃牡蠣，一不小心就會「中獎」？

恭喜～中獎～!!!
嗚……
正中紅心……！
中・獎・啦！中・獎・啦！
10
50
100

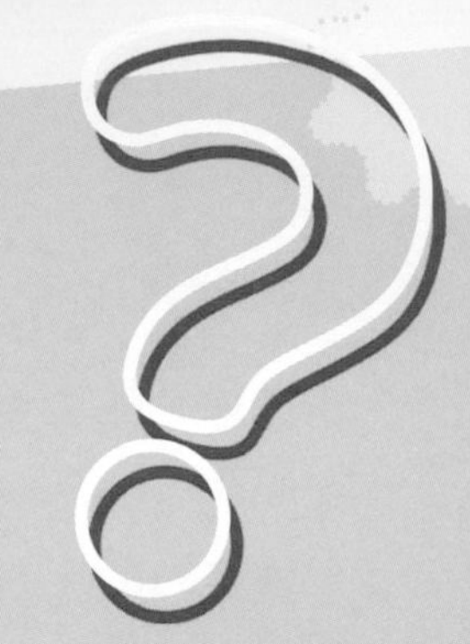

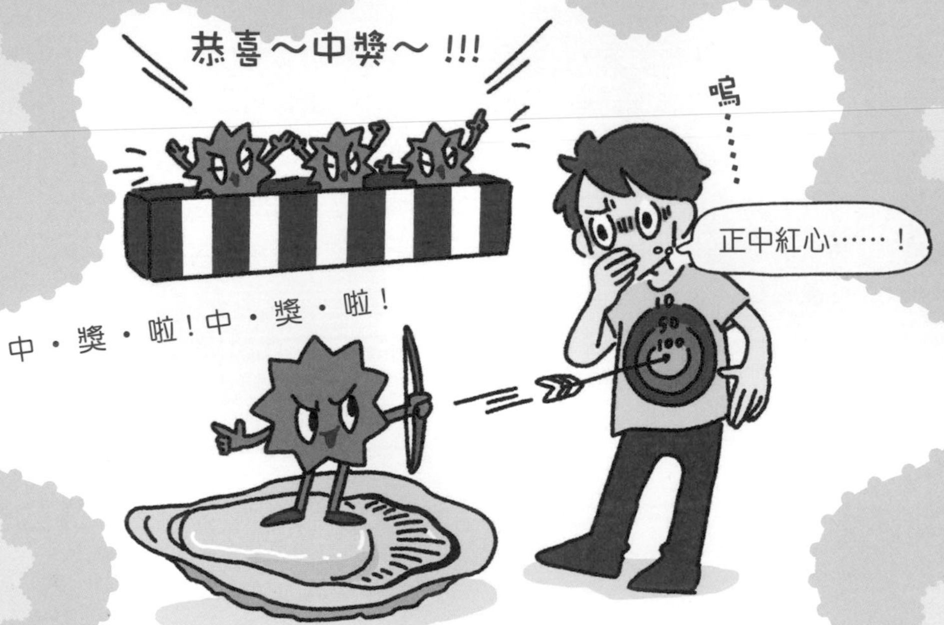

吃完牡蠣後，肚子隱隱作痛或嘔吐代表「中了」

牡蠣是雙殼貝當中為數不多、可以直接生吃的貝類。因此也是公認容易引起食物中毒等疾病的致病原。而兇手就是棲息在牡蠣中的諾羅病毒。享用完牡蠣後一兩天，要是出現強烈噁心感、拉肚子，代表你「吃到病菌」了。

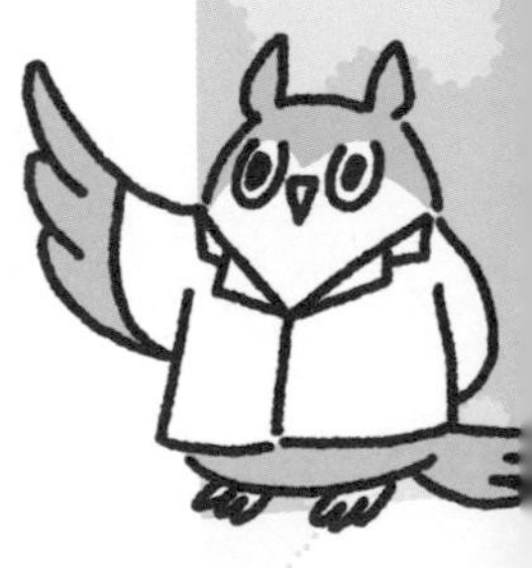

特徵

牡蠣等雙殼貝以吸食浮游生物維生。悠游大海的諾羅病毒正是在雙殼貝用餐時一起被吸進肚裡。但牡蠣不擅長排毒，因此人類吃了牡蠣後，也會同時攝取到諾羅病毒。

不只諾羅使人生病

對牡蠣過敏的族群，食用牡蠣後幾小時內會開始肚子痛、腹瀉不止，甚至還可能引發危及性命的過敏性休克。會過敏的人，無論在何時吃了哪種牡蠣，都會引發過敏症狀，因此食用前一定要先了解牡蠣是不是自己的過敏原。

吃牡蠣不中毒的防護法

貝類吃了含有細菌性腸炎弧菌或其他毒素的浮游生物，就會變身成毒貝。這也是吃牡蠣會中毒的原因。留意下列事項，才能安心吃牡蠣。

1. 澈底清潔廚具
2. 料理前要先洗手
3. 充分加熱之後再吃（諾羅病毒：需85～90℃加熱90秒以上；腸炎弧菌：需60℃加熱10分鐘以上）
4. 身體不適的時候避免食用
5. 知道自己是否過敏

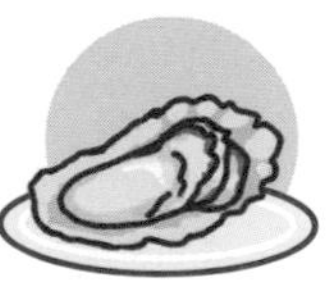

別讓牡蠣背黑鍋，兇手是病毒與細菌。將貝類清洗乾淨、加熱後才能吃得美味又健康。

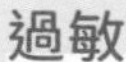

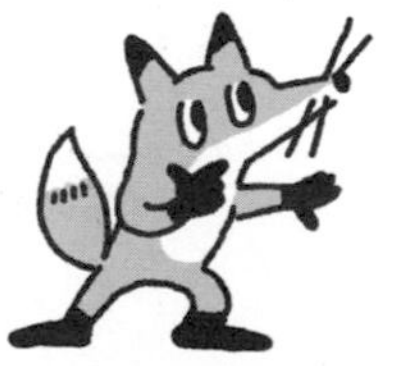

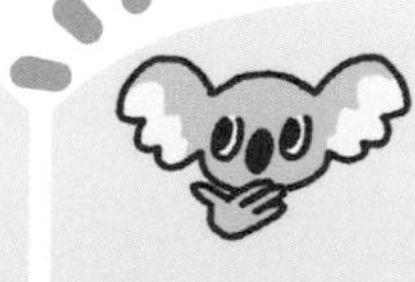

注釋

浮游生物

生活在水中或水面上的微小生物。

過敏

身體為了排除侵入體內的特定異物，反應過於強烈產生的症狀。

過敏性休克

突發性的過敏症狀，會使血壓驟降、意識模糊等全身陷入危險的狀態。

河豚真的有毒嗎？

微生物
毒性強度弱
海星、貝類
毒性強度中
河豚
毒性強度強
唔……
再這樣下去
沒法吃啊
河豚君吃下的毒素在
體內愈積愈多！

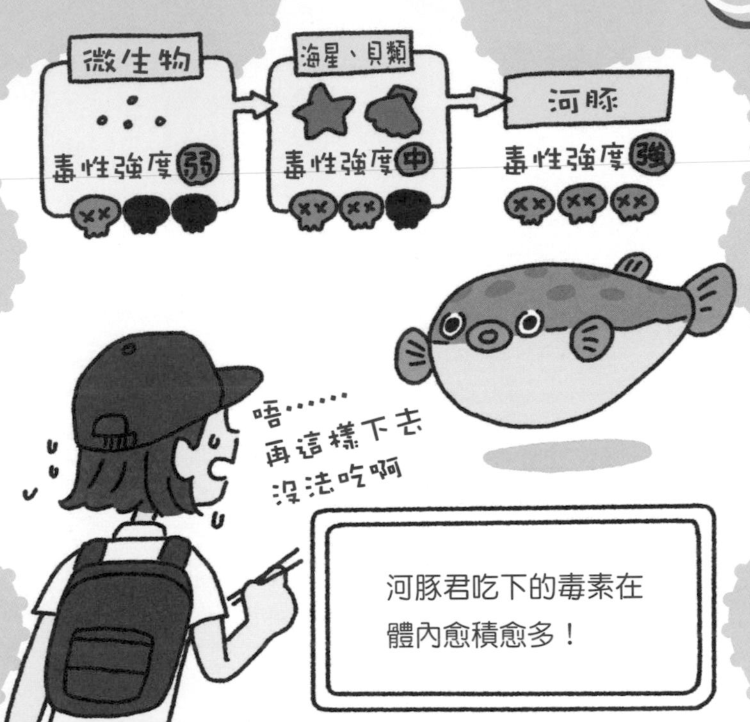

有河豚毒素！

與冬季相襯的美味魚料理，絕對少不了河豚。冬天也是吃河豚中毒的案件層出不窮的季節。食物中毒的起因是人類誤食含有河豚毒素的部位。而且，河豚引發的食物中毒大多非常嚴重，少量毒素也可能要人命。

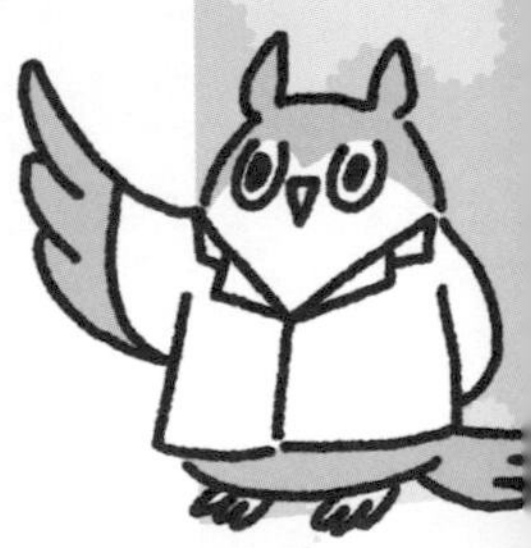

動物性食物中毒的特徵

「動物性天然毒素」有兩種，一種是動物本身的毒性，另一種是帶有毒性的動物被其他動物吞下肚，經過重重食物鏈，在生物間不斷疊加、濃縮的毒素。河豚身上的河豚毒素是相當頑強的劇毒，100℃加熱 4 小時也殺不死。吃了有毒的部位後，約 20 分鐘至 3 小時內會發病，據說發病時間愈短，病情愈不樂觀。河豚毒素引起神經性麻痺，嘴巴、舌頭會失去知覺，手腳也無法動彈，危急時甚至無法呼吸。目前無法治療，曾在 8 至 9 小時內奪走人命。河豚的毒素主要分布在肌肉、魚皮、卵巢、肝臟等處。澈底剔除有毒部位後才能安心食用。

遠離河豚毒素的須知！

動物性天然毒素導致的中毒意外中，約 80％事件是吃河豚害的。最常見的肇事原因不外乎是民眾在家自己料理河豚。河豚聽起來很單純，種類卻包羅萬象，每種河豚含有毒素的部位、毒性強度各有不同。不懂河豚就隨興料理根本是拿命冒險。想吃河豚，一定要找專門店家，請經驗豐富的大廚調理。

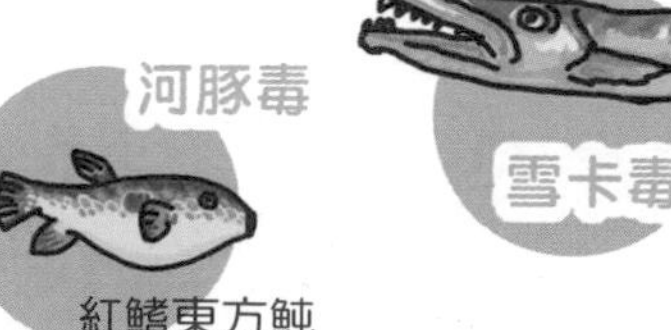

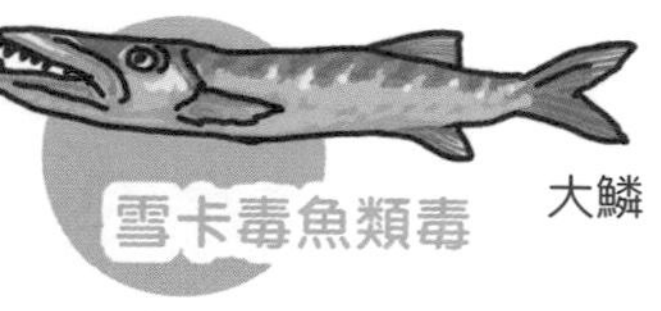

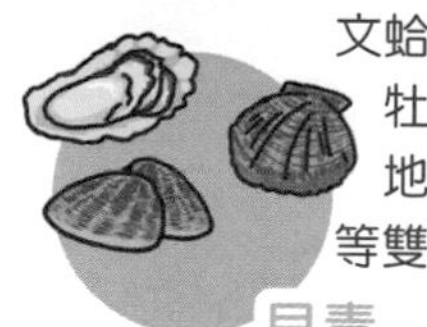

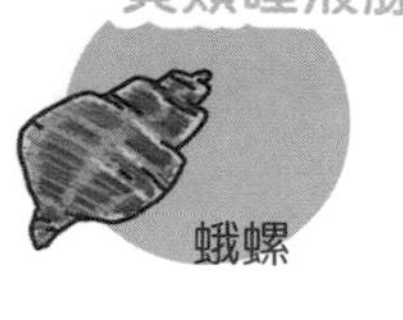

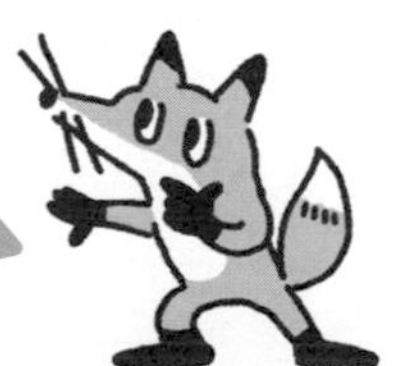

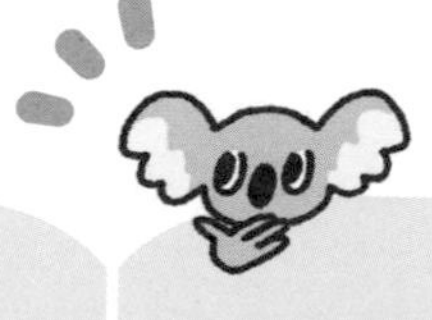

注釋

食物鏈

自然界生物之間，捕食與被捕食的關係。將這樣的關係做成圖表，會形成鎖鏈般的模樣，因此稱為食物鏈。

食物中毒

長在山裡的香菇通通可以吃嗎？

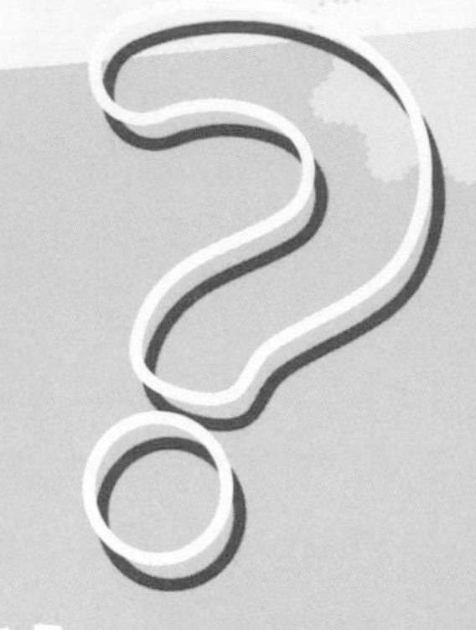

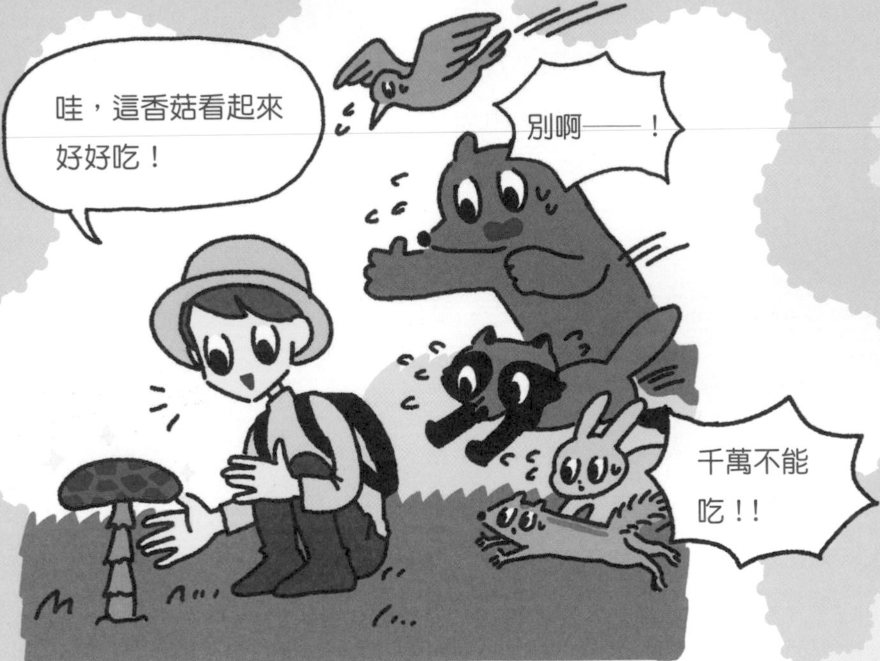

會導致食物中毒的毒菇藏在其中

秋天來臨，總得來點美味的香菇。目前已知臺灣約有 1000 多種香菇生長在自然中，其中約 60 種是毒香菇。人類吃了毒菇就會出現中毒症狀。一般人要分辨山裡的香菇是否無毒可說是難如登天，千萬別隨意採香菇來吃。

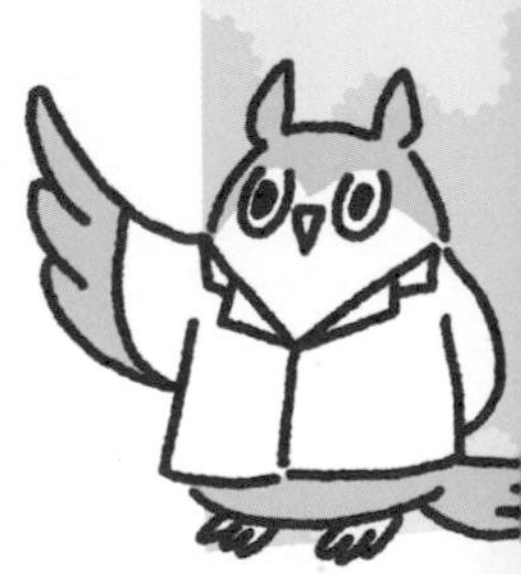

植物性天然毒素

如同毒香菇，植物本身帶有的毒素就稱為「植物性天然毒素」。在臺灣常見的有毒植物，其中最易引起中毒的有夾竹桃、八角蓮、海芋、馬纓丹、烏頭、雷公藤、天南星、油桐子、相思子等等。 烏頭屬植物的花、根、莖、葉等全株皆有毒。

吃了毒香菇會……

毒香菇會誘發「消化系統症狀」或「腦神經症狀」等病症。消化系統症狀的特徵是吃完毒菇後 20 分鐘至 2 小時內出現噁心、腹痛、腹瀉這類腸胃炎的毛病。如果腸胃炎症狀愈來愈劇烈，有併發肝臟、腎臟功能障礙的風險。腦神經症狀則是吃完毒菇後 10 分鐘至 2 小時內發現唾液、汗腺分泌變多，出現幻覺、暈眩、言語障礙等病症。

長得像卻又不一樣的香菇們

毒香菇與食用菇像雙胞胎一樣相似。但要注意，加熱烹煮毒香菇，毒素也不會消失。

可以吃		不能吃
香菇	相似！	褐黑口蘑
袖珍菇	相似！	貝形圓孢側耳
滑子	相似！	橘黃裸傘

山裡亂採的植物、庭院自然生長的植物，最好都敬而遠之。

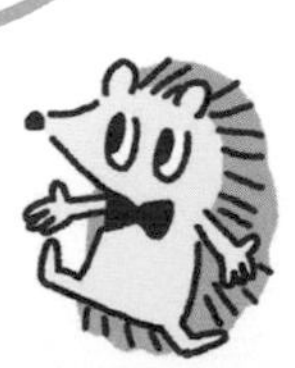

注釋

幻覺

看見、聽見或者感覺到實際上沒發生的事情。

可以用水壺裝運動飲料嗎？

咦？運動飲料的氣味怪怪的……？
危險？
黃牌一張！放下那杯危險的飲料！
嗶—！

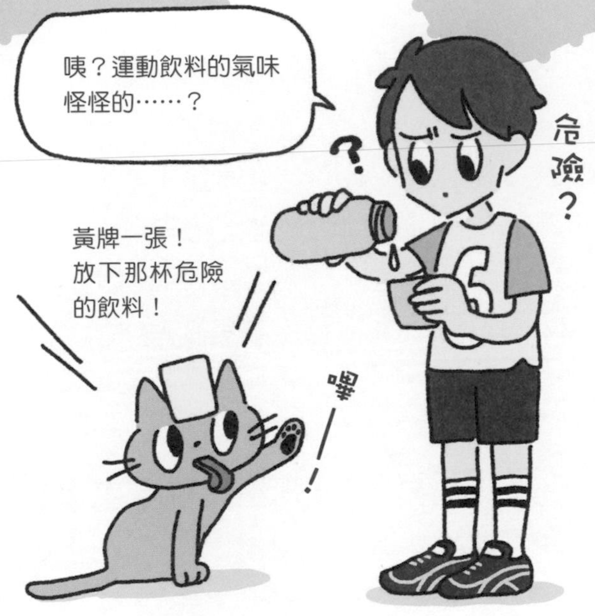

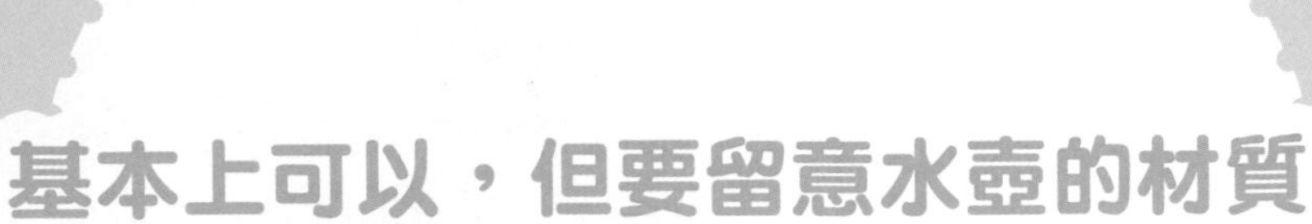

基本上可以，但要留意水壺的材質

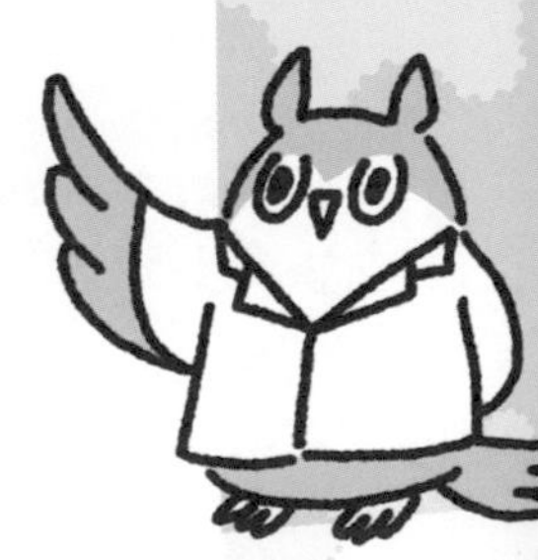

不論是運動飲料、茶還是開水，裝進水壺就能隨身帶著解渴，超級方便。然而，錯誤的使用方式，可會讓水壺變成食物中毒的罪魁禍首。有鹽分的運動飲料是富含酸性的飲品，長時間裝在水壺裡，金屬被酸腐蝕就會害人中毒。

化學性食物中毒

曾有人將運動飲料裝入具有保溫功能的水壺裡，喝了飲料後居然中毒了。事件中的兇手是銅製水壺，杯壁上的刮損處與運動飲料接觸後被腐蝕溶解，人喝了被汙染的水之後就會感到不舒服。像這種由化學物質、工業藥劑或農藥引起的食物中毒就叫化學性食物中毒。

注意

意外闖入人體的銅，會誘發噁心、嘔吐或腹瀉等食物中毒的症狀。金屬製的水壺保溫效果較好，內側會鍍上厚厚的金屬塗層，一般而言不會輕易被溶解。但是，隨著時間流逝，水壺也會劣化，運動飲料碰到損傷處的金屬會有腐蝕效果。所以拿水壺裝運動飲料之前，要先確認水壺有無損傷喔。

化學性食物中毒案例

化學食物中毒的成因可能是，有人無意或故意在食品中加入原本沒有的有毒物質，或者食品的性質發生變化，從而產生化學物質。

- 食品添加劑用量超標／不正當添加
- 食品當中混入農藥

- 過度使用農藥
- 紅肉魚類引發的過敏性中毒

只要大家遵守規定或使用方式，或許就能根除化學性食物中毒了。

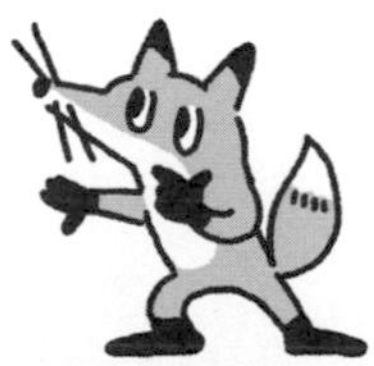

海獸胃線蟲的可怕之處？

那條魚真讓本貓
提不起胃口喵。
這條魚住著不速之客！

哎呀，人家是
海獸胃線蟲啦
0 1 2 3 4
(mm)

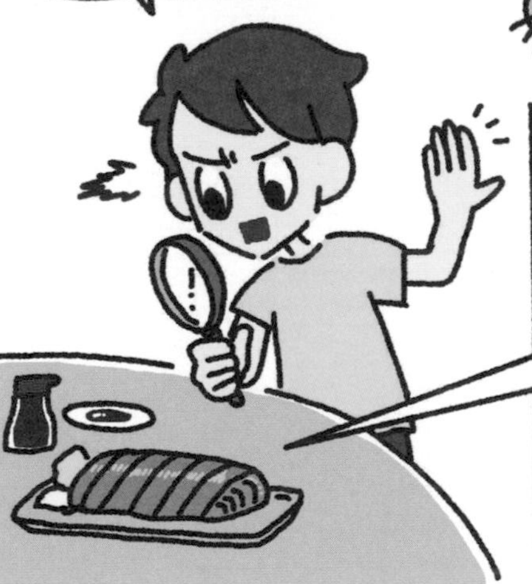

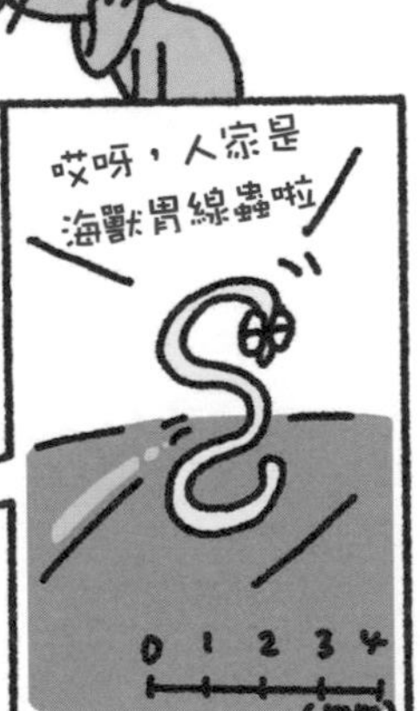

牠是一種會寄生在魚類身上的寄生蟲

海獸胃線蟲是寄生蟲的一員，牠們是會寄生在人、動物體內或身體某個部位的蟲類。身為宿主的魚貝類死掉後，寄生蟲也不會立刻消亡，海獸胃線蟲的幼蟲會從內臟移居到肌肉，所以被牠寄生的魚上岸後，即便清除內臟，饕客還是有機會吃到寄生蟲喔。

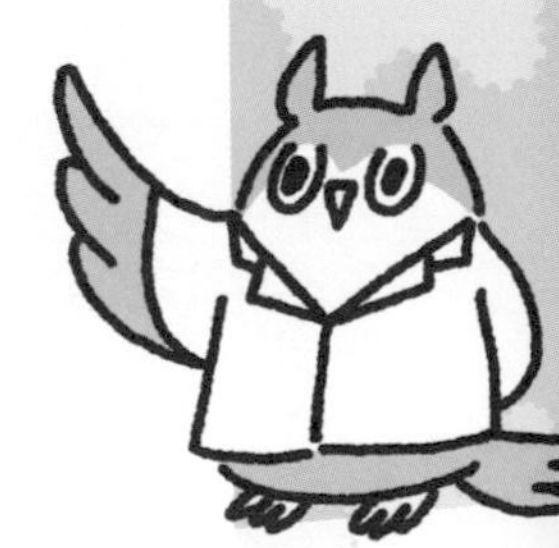

特徵

海獸胃線蟲的幼蟲長約 2 ～ 3 公分，是宛如白線般的蟲類，能用肉眼觀察。60℃加熱 1 分鐘以上能殺死幼蟲，因此充分加熱食材才能吃得放心。鯖魚、竹筴魚、秋刀魚這些魚貝類的內臟表面有特別多海獸胃線蟲。

症狀

吃魚不慎吃到海獸胃線蟲的幼蟲時，幼蟲會強行鑽入人類的胃壁或腸壁。此時，內臟會出現強烈的排斥反應，使腹部痛到不行，也會併發腹瀉或嘔吐。通常餐後幾小時至十幾小時內就能排出寄生蟲。幼蟲無法在人的內臟中成長，約 4 ～ 5 天會死掉。

預防方式

吃生魚的時候要萬分細心。海獸胃線蟲的幼蟲與微生物不一樣，可以用肉眼觀察到牠的存在。

1 用眼睛觀察生魚片等料理
2 不生吃有高危險性的魚類（青花魚、北魷、秋刀魚）
3 充分加熱(60℃加熱 1 分鐘以上)
4 低溫儲藏（零下 20℃以下冷藏 24 小時以上）
青花魚
生吃
北魷
秋刀魚

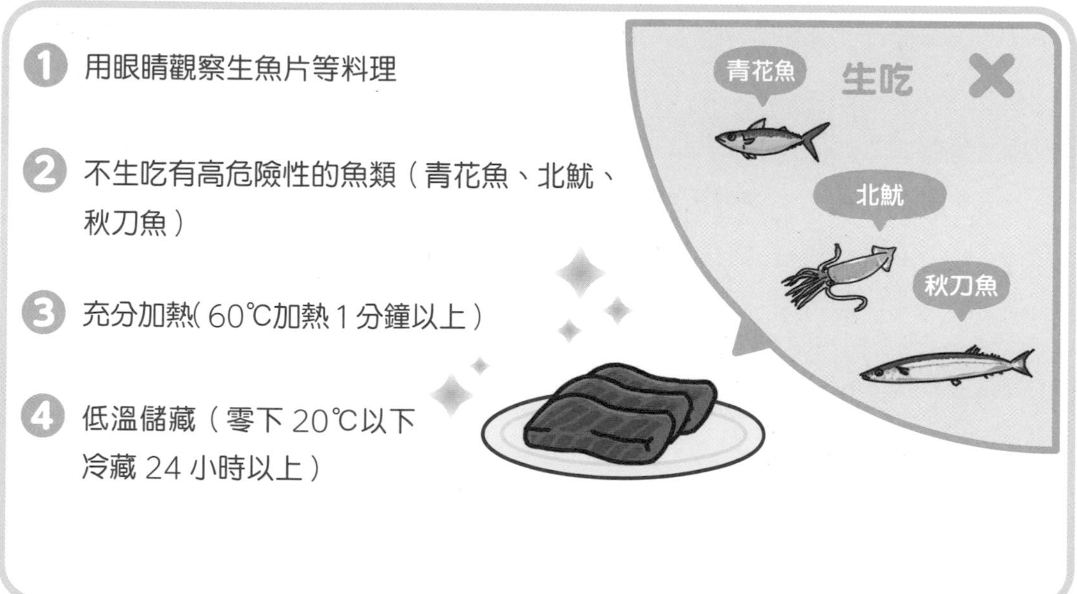

寄生蟲為何物？

海獸胃線蟲這類的寄生蟲，宿主不只魚貝類，牠們會以各式各樣的動植物為家。蔬菜、鯽魚鯉魚等淡水魚、螃蟹、豬肉、牛肉、馬肉……到處都有牠們的影子。寄生蟲引發的食物中毒大多是隨著上述食材一起被吃進肚裡，因此屬於經口傳染的疾病。避免生吃寄生蟲熱愛的食材，食用蔬果前要認真清洗，這就是去除寄生蟲與蟲卵的最佳預防法。

寄生蟲怎麼進入人體？

寄生在海豚與鯨魚類的胃裡的寄生蟲──海獸胃線蟲究竟怎麼遷移到人類體內呢？來一探究竟吧。

❸ 卵與糞便一起排到海中

❶ 寄生在海豚或鯨類的胃裡

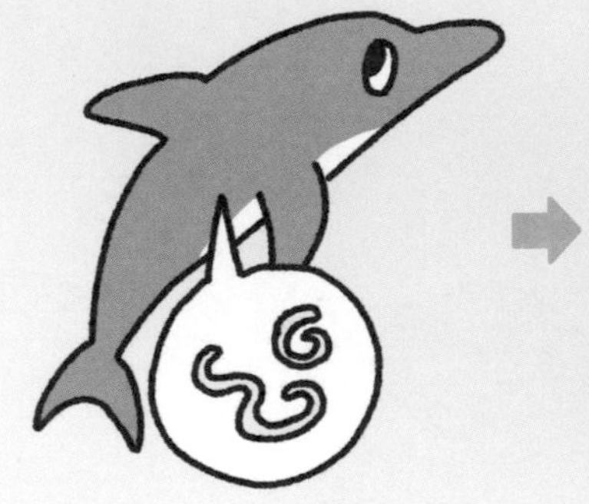

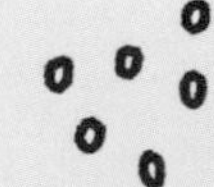

❷ 成蟲產卵

原來海獸胃線蟲的幼蟲
進入人體後，會鑽進胃
壁或腸壁搗亂一番呀。

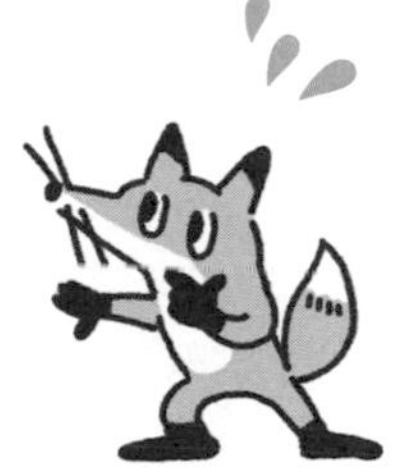

光聽就痛。得設法
遠離寄生蟲引起的
食物中毒。

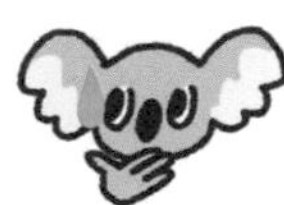

4 蟲卵在海水中孵化→魷魚或魚兒同時吃掉浮游生物與幼蟲

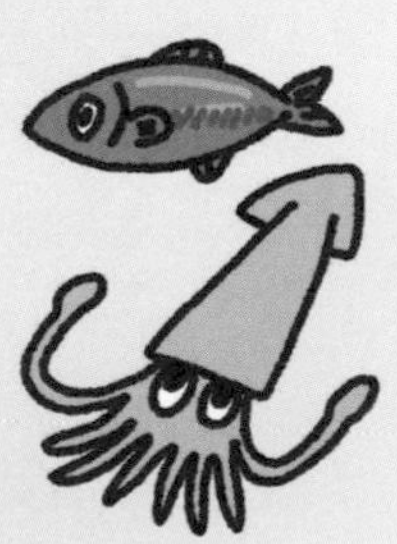

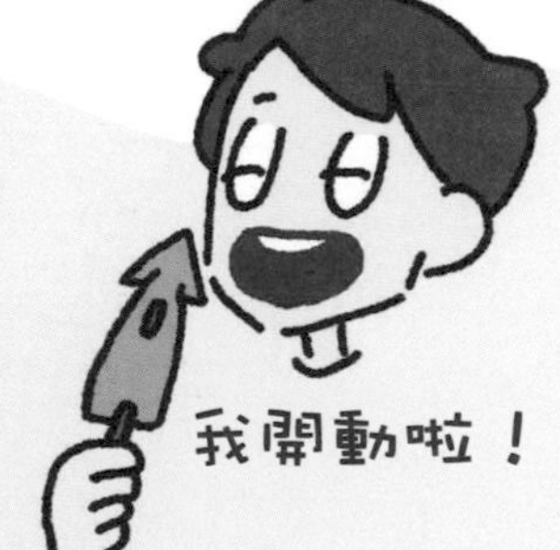

5 人類食用有寄生蟲的魷魚或魚類

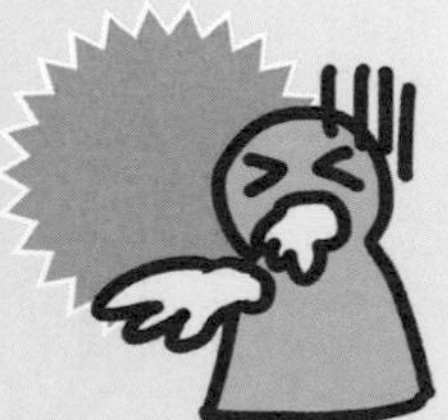

6 幼蟲附著在人類的胃壁或腸壁

7 誘發食物中毒症狀（腹部劇痛、噁心、腹瀉）

教教我預防食物中毒的攻略！

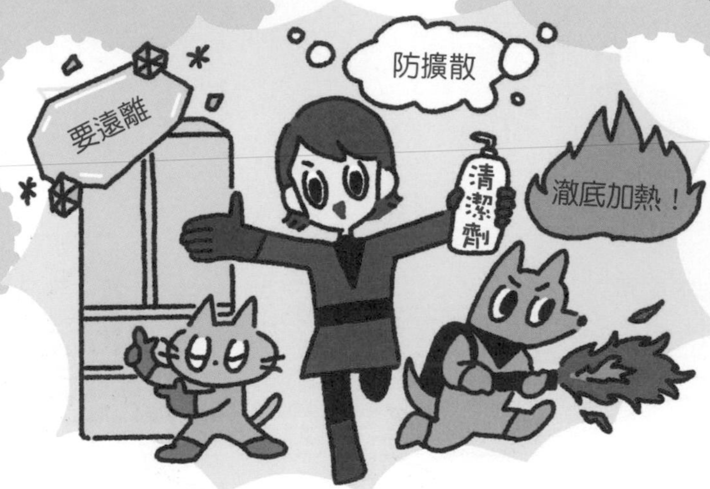

食品安全戰隊

必殺口訣：
「要遠離、防擴散，澈底加熱！」

萬一食物中毒，噁心、腹瀉等症狀接踵而至，使人痛苦萬分。與其得病後治療，防範生病更為重要。預防食物中毒三原則是：「要遠離、防擴散，澈底加熱！」將口訣實際運用在日常生活，能為人體打造保護膜，抵禦害人食物中毒的微生物。

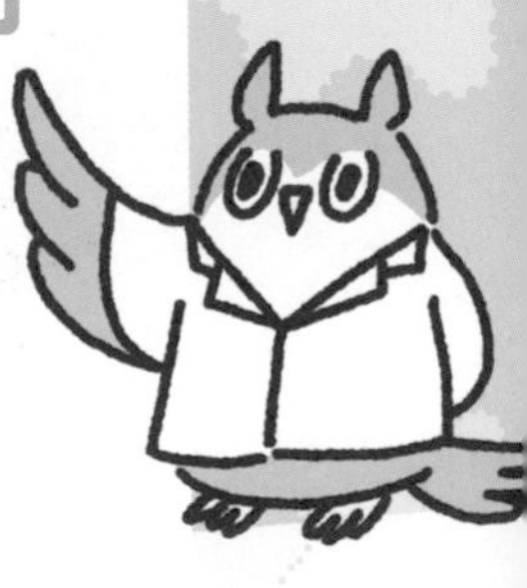

要遠離

「清潔」是抵禦細菌、病毒的解方。牠們平日在手部、廚具或空氣中活蹦亂跳，因此烹調前認真清洗手部、廚具，沖掉病菌，盡可能減少牠們附著在食物上的數量。不光是沖洗，搭配熱水或酒精消毒，效果更加倍。此外，細菌會在食物之間亂竄，生吃的食材記得要和魚肉分開放。

防擴散

細菌們酷愛溼熱的環境！但相反地，牠們在 10℃以下的環境會變得懶洋洋，零下 15℃以下則會失去繁殖能力。由此可知，低溫能延緩細菌繁殖的速度，因此買回家的食材要趕緊放冰箱保存。

澈底加熱！

細菌也好，病毒也罷，遇到高溫誰也活不了。加熱烹調魚肉、蔬菜後就能放心品嘗。但不能只加熱表面，內部沒熟透，殺菌效果也大打折扣。烹煮肉類料理時，中心溫度至少要達 75℃，並加熱 1 分鐘以上。廚具要用碗盤清潔劑沖洗，再燙熱水消毒一番。雖然無法完全驅逐細菌、病毒，但飯前功夫愈仔細，用餐更放心。

不同種類的細菌、病毒有各自喜歡的溫度、討厭的環境。愈了解它們，更能找到絕佳的預防方式。

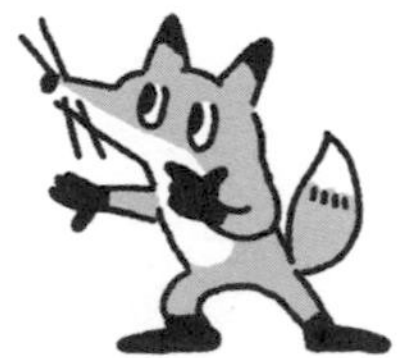

抵擋在外！

即便身體受非常少量的病毒侵襲，病毒性食物中毒也會立刻找上你。所以將「病毒」抵擋在外有其必要。當身體出現噁心、拉肚子症狀時，千萬別下廚。萬不得已得抱病進廚房時，原則上必須澈底消毒手部與廚具，以防「病毒擴散」，讓病毒「遠離」食物，同時也「澈底加熱」。

預防食物中毒

在家就能預防食物中毒的六大攻略。

攻略 1　採買食品

- 確認有效期限
- 魚類、肉類留到最後再買，且要分開裝
- 回家時不繞遠路

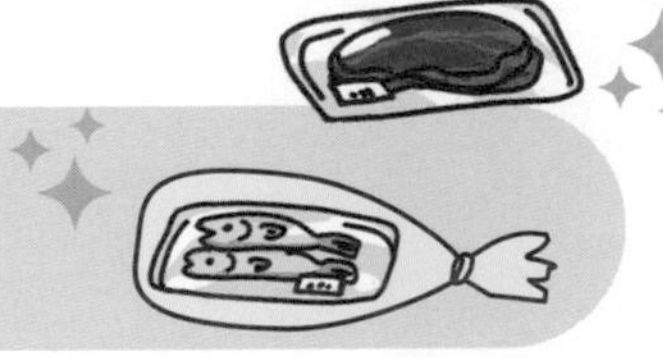

攻略 2　食物的保存

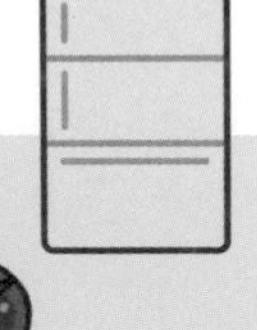

- 回到家立刻將食材放冰箱
- 冷藏室維持在10℃以下，冷凍庫保持零下15℃以下
- 冰箱只放七分滿
- 魚類、肉類要密封好，避免湯水外漏
- 減少開關冰箱的次數

攻略 3　料理前準備

- 冷凍食品放冷藏室解凍
- 定期替換乾淨的毛巾、抹布
- 多多洗手
- 常保垃圾桶乾淨
- 魚肉遠離生食，使用完的砧板、菜刀要用熱水燙過
- 洗菜不馬虎
- 菜刀、抹布洗完後再消毒一次
- 注意生水的水質

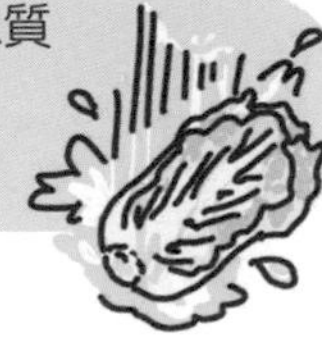

廚具的使用說明

使用完抹布、砧板、菜刀等廚房用品後，要用清潔劑好好刷洗一番。定期用熱水消毒是重要的好習慣。熱水消毒時，以超過 85℃的熱水燙 1 分鐘以上效果最佳。使用乙醇消毒或浸泡次氯酸鈉漂白水，再將廚具擦拭乾淨，也能防止病毒。

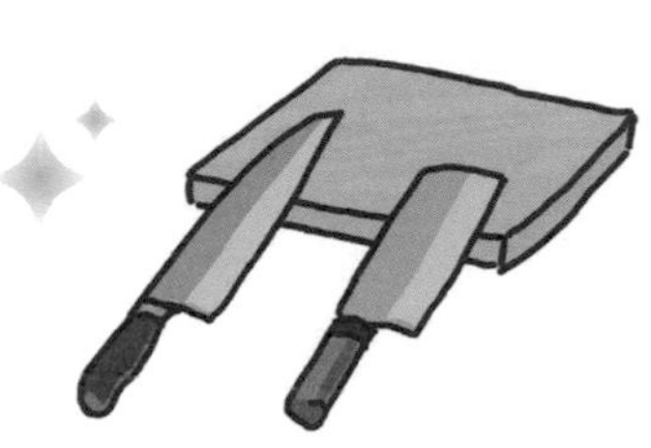

攻略 4

烹調

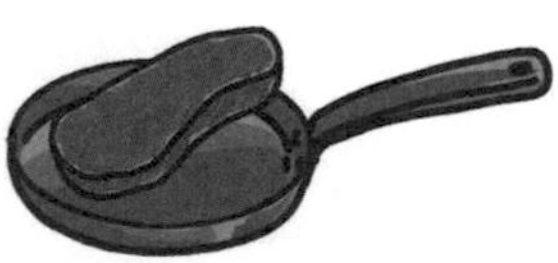

- 料理前先洗手
- 保持廚房整潔
- 臨時離開廚房時，記得把食材冰起來
- 充分加熱
- 使用微波爐讓食物均勻受熱

攻略 5

用餐

- 吃飯前記得洗手
- 使用乾淨的餐具
- 食物不長時間放置於室溫

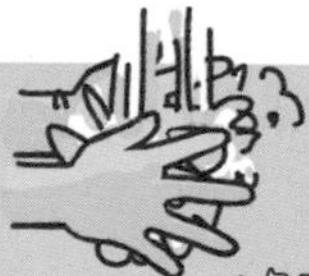

攻略 6

剩菜

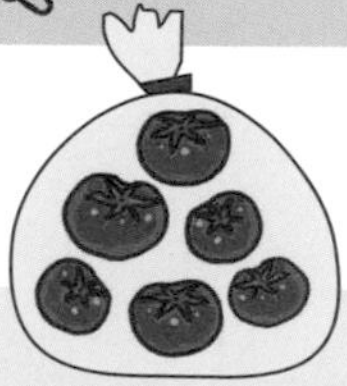

- 清理前先洗手
- 拿乾淨的碗盤或容器保存
- 分成小盤，方便冷卻
- 放超過一段時間，味道有點不對勁就要丟掉
- 隔餐食用時要充分加熱

該怎麼保存食物才好呢？

吃了反而會肚子痛吧～
本店最自豪的料理，絕對不含食物中毒的「零下15℃午間套餐」
硬梆梆
硬梆梆

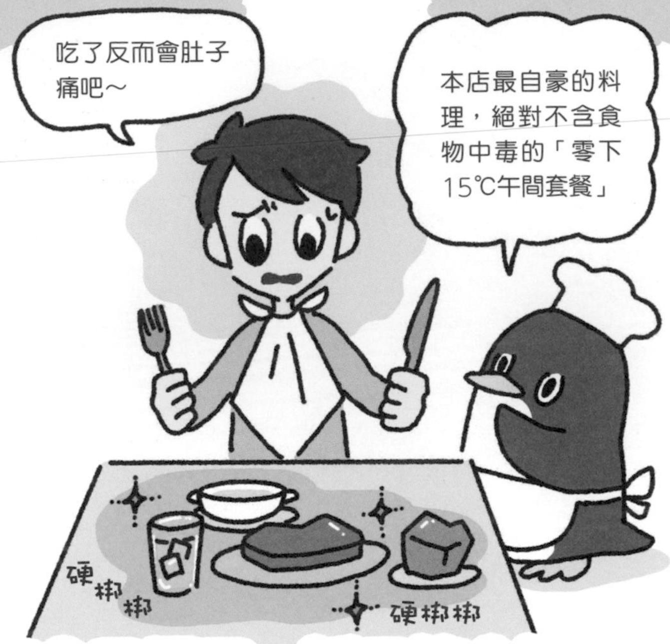

確認食品標示，採用符合每種食品的正確保存法

想做好保存功夫，防止食物中毒，重點就在如何降低細菌、病毒的活動力。10℃以下的環境會阻礙微生物活動，溫度降到零下 15℃以下，微生物就動彈不得了。採購完食品要儘速放入冰箱，但也不是把食物通通塞進冰箱就好。好好確認食品標示，找到每種食品的最佳保存方式。

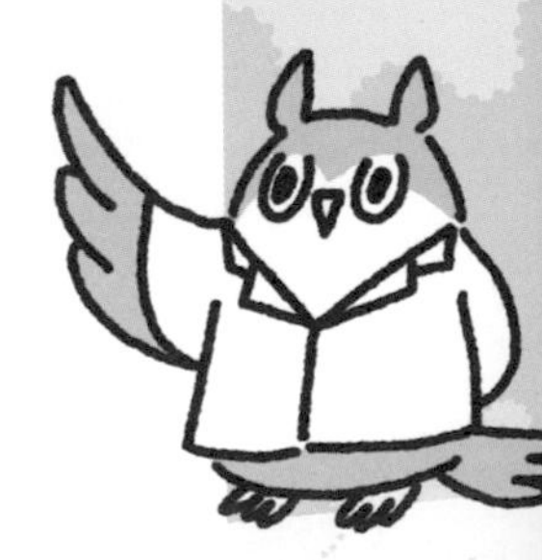

保存方法

加工或調理過的加工食品無法長期保存，所以食品標示上通常會記載保存方法。像是「請避免陽光直射，常溫保存」或「需冷藏（10℃以下）」等。每種食品的保存方式都不盡相同，要仔細閱讀食品標示。

開封後怎麼保存

你是否看過食品標示上寫著「開封後請儘早食用完畢」或「請於開封當日食用完畢」等字眼呢？大多食品標示只會記載密封狀態的保存方法，然而，食品開封後，空氣灌進內部，增加了細菌、病毒繁殖的機會。所以食物開封後要記得低溫保存，也別放太久喔。

購物時要多留心

食品包裝上必定有食品標示。只要能善用這些資訊，就能遠離食物中毒。食物當然得挑新鮮的買，而魚、肉等容易流出湯水的種類，要用塑膠袋分開裝，才能避免湯水沾上其他食材或弄髒購物袋。必須冷藏或冷凍的食品留到最後買，使用商家提供的冰塊或保冷劑，讓食物免受高溫摧殘，新鮮帶回家。

選購食品時

在超市等處購買食品時，也有幾個預防食物中毒的妙招。

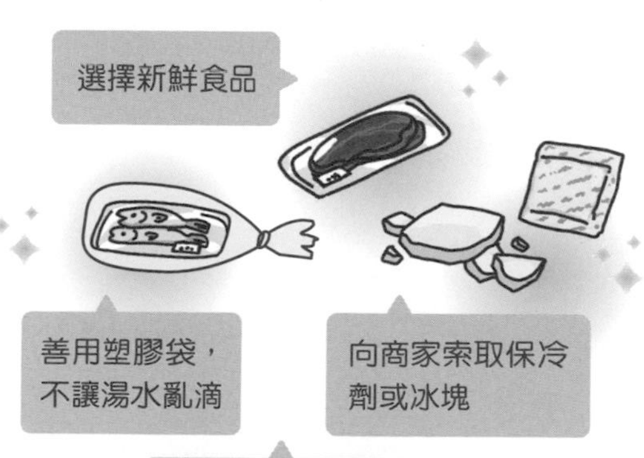

剩菜的保存

當天吃不完的料理成了剩菜剩飯，通通倒進廚餘桶總覺得太浪費。盛裝飯菜時，把吃得完的分量端上餐桌，剩餘部分裝進乾淨的碗盤、容器保存。平坦的容器可以幫燒燙燙的料理散熱。放冰箱保存後，最好隔天就清盤。有些食物放冷凍庫可以稍微延長保存期限。

沒辦法馬上吃的部分放進保溫盒，放進冰箱冷藏……
啊，完全不夠裝 !!
還不是你煮太多了汪

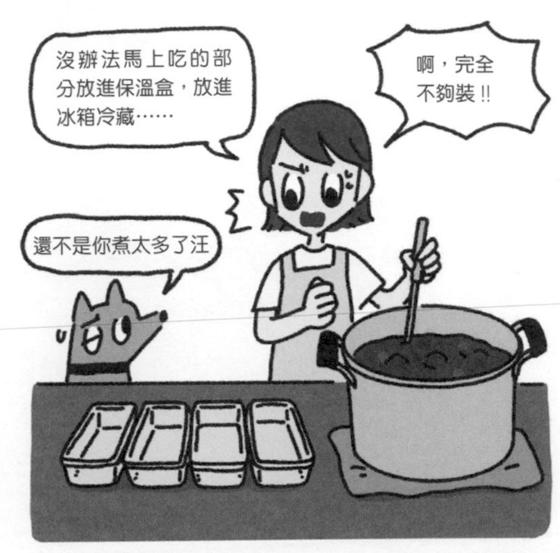

保存方法

任何食品開封後，都會面臨細菌急速增長的問題。不小心煮太多也別著急，飯前先用乾淨的公筷分裝好。食物維持在滾燙的狀態，有利細菌、病毒繁殖。想辦法讓剩菜快速冷卻，容器不燙手之後，立刻放進冷藏或冷凍庫保存。也可以善用保鮮膜跟夾鏈袋喔。

快速降溫也是一門學問呢。

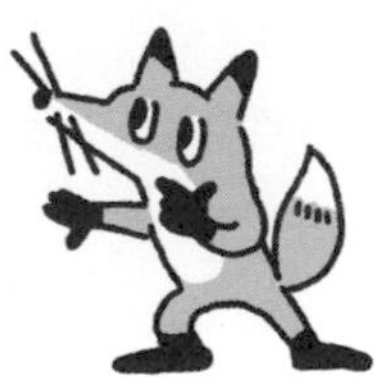

冰箱是最佳防護？

冰箱是保存食品不可或缺的設備。但是錯誤使用冰箱，它可能會化身食物中毒的加害者。冰箱要恆常保持一定的溫度，隨手清潔，不讓食物塞爆冰箱，要時常留心這些冰箱的使用技巧。此外，開封後的食品要趁新鮮吃完。

冷藏室維持10℃以下，冷凍庫常保零下15℃。

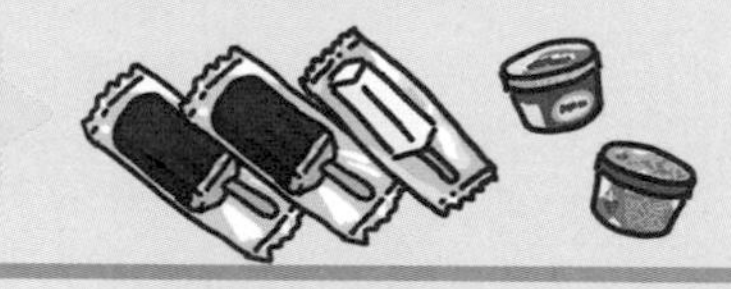

魚、肉要套上乾淨的塑膠袋或保存容器再冰，湯水才不會沾染其他食材。

不塞滿食材，七分滿剛剛好。

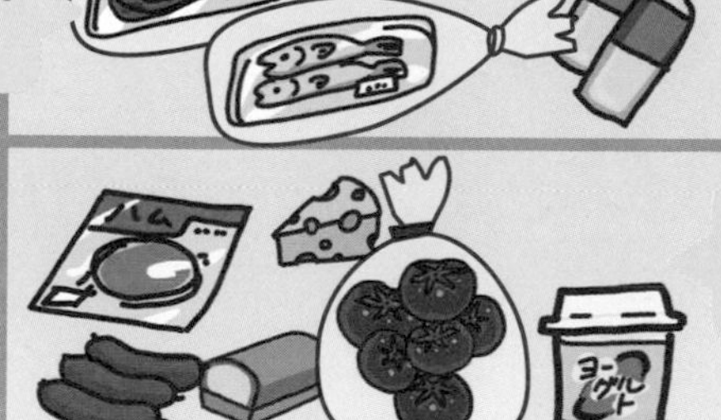

維持冰箱整潔，要定期打掃。

開冰箱後要趕緊關上，減少開關冰箱門的次數。

冰箱裡有沒有放很久的食品呢？偶爾整理、盤點一下，乾淨又衛生。

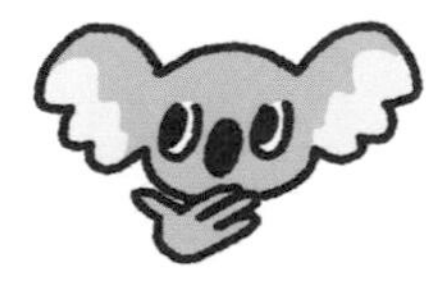

下廚時要特別留意哪些地方呢？

還不能吃飯嗎？都兩個小時了～
拜託浣熊先生幫忙做飯，說要做個準備就開始大掃除了……
料理就從清潔開始～

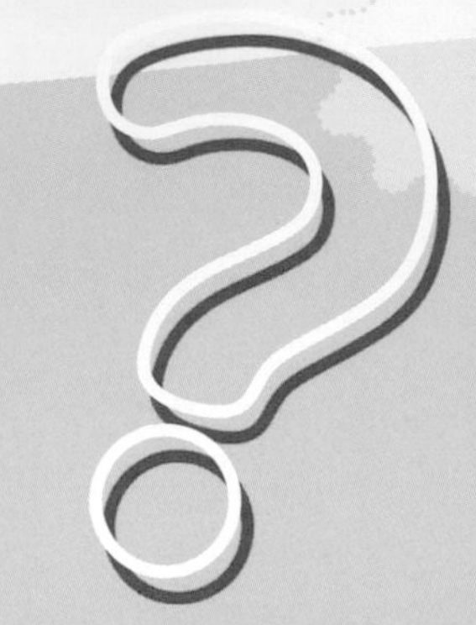

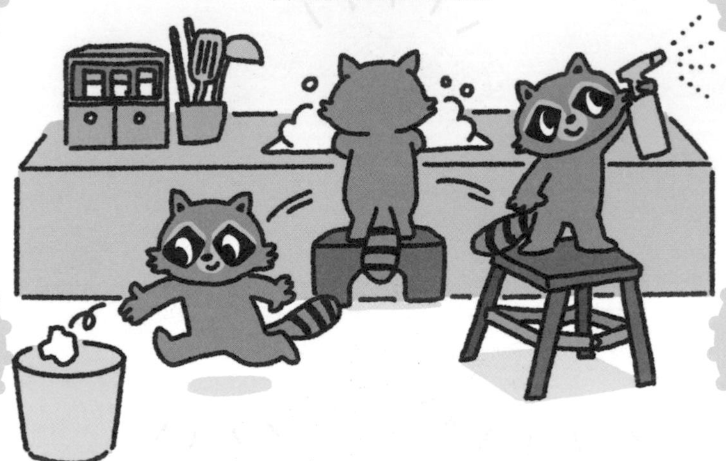

時常保持廚房乾淨整潔

走進廚房，準備下廚的時候，秉持著「平常都有打掃乾淨」的想法，捨棄下廚前的清潔功夫可是不行的。下廚之前，要好好的清潔雙手、廚具，耐高溫的器材要用熱水消毒，別把垃圾堆放在調理區域，養成隨手清潔廚房的好習慣。

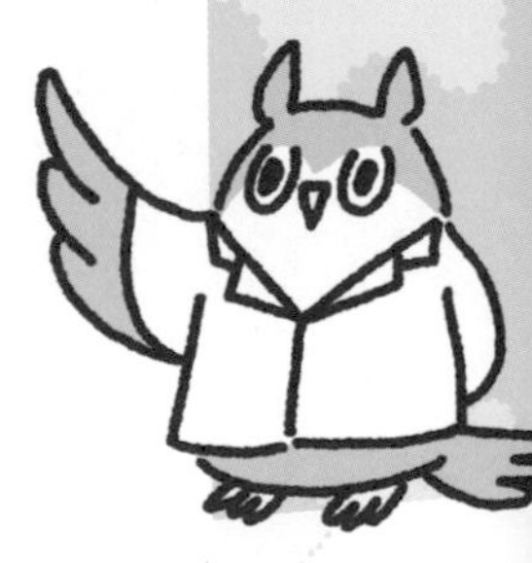

料理前的準備

熟知各種種類的細菌可能潛藏在哪裡，是料理前的基本知識。下廚時，手會四處摸來摸去，沾滿了各種細菌，所以不僅下廚之前，連烹調中也要隨時洗手。不僅廚具，抹布、毛巾也是細菌愛躲藏的地方，烹調前的消毒更顯重要。最後別忘了把垃圾包好堆疊整齊，常保廚房整潔才能遠離病菌。

料理時

高溫加熱是避免食物中毒的最佳解方。75℃加熱 1 分鐘以上，才能清除細菌、病毒。病菌會在廚具、食材之間不停轉移陣地，因此處理肉品、蔬菜要用各別的廚具，不同種類的食材分開放置，準備愈仔細，調理愈安心。做完飯到吃飯前的空檔，記得幫食物包上保鮮膜或放入冰箱冷藏，不讓細菌、病毒有落腳的機會。

隔餐加熱

享用低溫保存的隔餐料理時，要以 75℃以上高溫充分加熱後再吃。用爐火加熱時，要一邊攪拌才能使食物均勻受熱。也可以使用微波爐加熱，擔心受熱不均的話，多分幾次微波，幫食物翻面、翻拌均勻，就能加熱到恰到好處。

掌廚時總會思考食材潛藏著什麼樣的中毒風險，以及對身體有什麼益處。

感冒的時候就別下廚了吧～

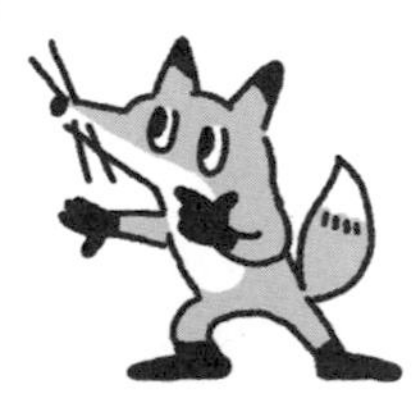

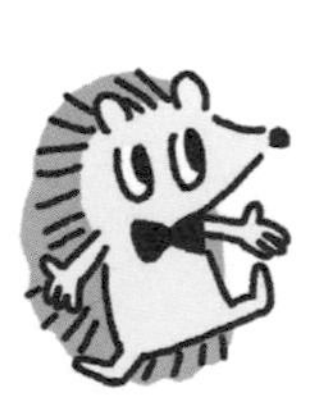

專欄

不易使食物腐壞的保存方法

一同來看看有哪些不讓食物腐壞的保存方法吧。

乾燥法

把食品烘乾，失去水分的微生物就無從繁殖。有藉由烈日曝晒的「自然乾燥法」，像晾柿餅、晒魚乾，或使用機械烘乾的「人工乾燥法」。

冷藏／冷凍法、低溫冷藏法

冷藏法是把食品放入冷藏室低溫保存的方法。讓保存溫度維持在細菌難以繁殖的零下15℃冷凍法，適合需要長期保存的食品。「低溫冷藏」是介於冷藏與冷凍之間的保存方法。溫度大多在5℃至零下1℃之間。

加熱法

透過加熱，消滅食物中的微生物。例如罐頭、瓶裝醬料。

食品添加物保存法

透過化學作用，抑制微生物增加的方法。比如添加防腐劑、防霉劑等。

鹽醃、糖漬、醋醃

使用鹽巴、砂糖或醋醃製食品的保存方式。使用鹽巴或砂糖的話，可以降低水的活性。

煙燻法

從古至今防止肉品或魚類變質的保存方法。燃燒乾燥後的橡木，引起不完全燃燒後，利用炊煙的成分把食品表面烘乾。

真空包裝

將食物裝入塑膠容器或塑膠袋，抽出內部氣體後密封的包裝法。

耐儲食品

過去沒有冰箱的時代，古人們也運用智慧，找出長期保存食品的方式。即便到了今日，仍有許多方法被應用在日常生活中。

乾燥

乾香菇、乾燥海帶芽、水果乾

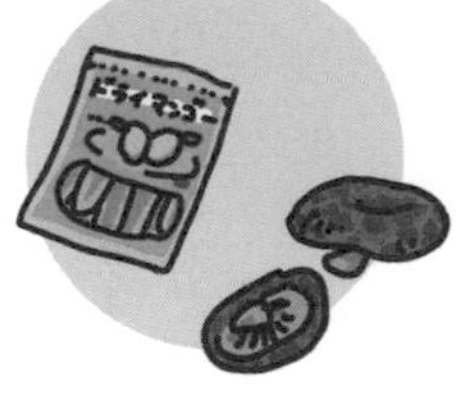

鹽醃

蔬菜的醃漬物、梅乾

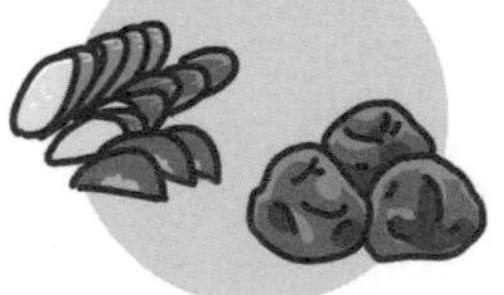

用煙燻製

柴魚片、臘腸、牛肉乾

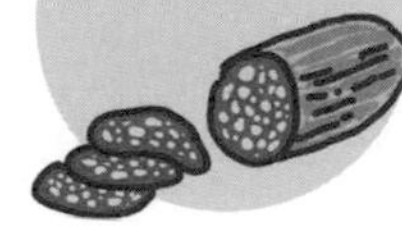

砂糖醬漬

果醬、柚餅菓子

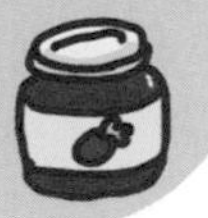

醋醃

醋醃鯖魚、酸黃瓜

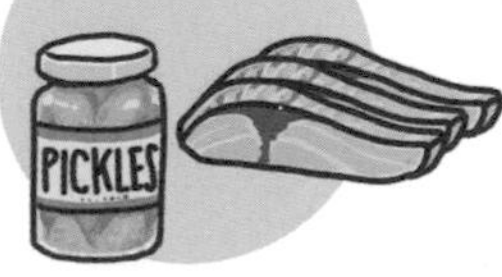

冰凍

凍豆腐、冷凍食品

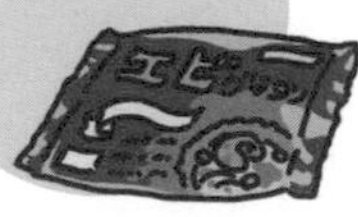

發酵

泡菜、起司

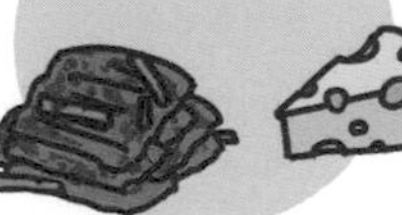

把吃不完的草莓做成果醬吧！麵包上塗上厚厚一層果醬，美味至極！連吃好幾天都不會膩呢！

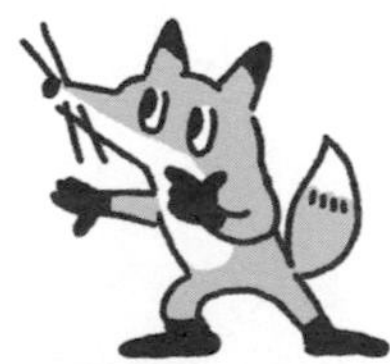

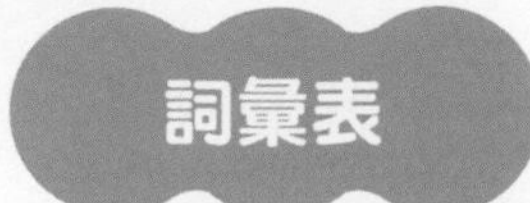

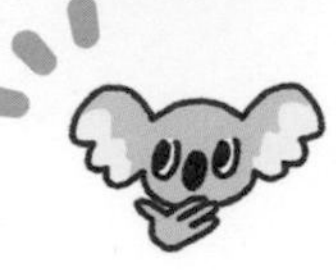

詞彙表

WHO（世界衛生組織）：聯合國中，以全人類的健康為最高宗旨設立的專門機構。

保健老師：在保健室中負責緊急救護、健康診察、衛教宣導等業務，是校園裡守護大家健康保健的老師。

班級停課：班級內罹患流感等傳染病的學生達一定比例時，全班休假在家休養的情況。班級停課的標準會因地區而有所不同。

病原體：疾病的根源，泛指病毒、細菌等微生物。進入人體之後會帶來負面影響，引發各種生病的症狀。

米糠油中毒事件：1979 年臺灣彰化縣發生化學性食物中毒事件。主因是製造米糠油的過程中，多氯聯苯與戴奧辛物質被當成傳熱物質使用，以達除臭效果。許多人述說自己出現中毒症狀，如皮膚顏色變深、眼睛腫、搔癢、頭痛、指甲變色……至今還有人飽受病痛折磨。

免疫：保護身體不受細菌或病毒等微生物傷害的人體機制。

發酵：微生物附著在食物上，讓食物成為對人有益的美食（更美味或富含營養等）。

浮游生物：生活在水中或水面上的微小生物。

輔導老師：處理學生心理問題、輔導特殊學生與其家長的老師。

抵抗力：人類與生俱來、治癒疾病的能力。即便微生物入侵體內，只要抵抗力夠強，即便生病也不怕重症，甚至完全沒有症狀。

黏膜：鼻子、口腔或眼睛當中沒有被皮膚覆蓋、溼潤又柔軟的部位。

勒克斯（Lux）：即照度的單位，每單位面積內有多少光通過。數字愈大，亮度愈亮。

氯系漂白水：洗去白襯衫及毛巾汙垢的清潔劑。商品包裝常會寫「危險，請勿混用」的警示標語，也是泳池的氯味來源。

過敏：身體為了排除侵入體內的特定異物，反應過於強烈產生的症狀。

過敏性休克：突發性的過敏症狀，會使血壓驟降、意識模糊等全身陷入危險的狀態。

抗體：抗體會對入侵人體的病毒、細菌產生反應，是將壞傢伙逐出體外的對抗物質。

後遺症：疾病或傷口痊癒後仍殘留在身體的毛病。

化學肥料：經過化學製程誕生的肥料。

化學農藥：化學合成的農藥。

幻覺：看見、聽見或者感覺到實際上沒發生的事情。

基因：生物親屬的細胞提供給孩子複製的遺傳性質資訊。

加工食品：生鮮食品經過各種加工程序後製造而成的食品。

《檢疫法》：避免國內沒有的傳染病透過飛機或船舶入境而制定的法律。

經濟艙症候群：不喝水、不進食，長時間窩在狹窄空間，腿部無法好好伸展，導致腿部的靜脈出現小血栓，一旦血栓擴散至肺部的血管，會引發呼吸困難或心肺功能停止等症狀。

菌血症：細菌進入血液後跟著循環至全身，使大腦、心臟出現嚴重的不良症狀。

氣候變遷：氣溫、降雨量等長年規律分布的數值出現異常變化。原因是地球暖化或濫伐森林等。

全校停課：好幾個班級，甚至整個年級都停課的時候，學校自行宣布停課的狀況。

全球暖化：地球整體的大氣溫度攀升。導致暖化的元凶是二氧化碳等溫室氣體的增加。

群體感染：將病毒散布給周遭的人。

《學校衛生法》：中華民國行政院教育部為校園中的空氣、照明、噪音、室溫等條件制定的基準規範。

《學生健康檢查實施辦法》：中華民國政府為顧及學生在校園中的健康與安全所制定的必要法規。

酵母：是一種真菌類的單細胞微生物。

臭氧層破洞：臭氧層包覆整個地球，保護地球免於遭受太陽紫外線等傷害。使用含有氟氯碳化物的空調、噴霧等，都會破壞臭氧層結構。

暫留觀察：將疑似罹患傳染病的患者留在醫療院所或船上等地方隔離一段時間，傳染病的檢查報告出爐後，才能解除暫留觀察。

暫時停課：暫時不去學校上課的狀態，不僅能預防病情惡化，也保護他人不受傳染病打擾。

症候群：身體同時出現複數的症狀。

傳播：指病原體的散布。病原體從動物轉移到人類的過程。

傳染途徑：病原體（邪惡的微生物）進入人體的方式。

除草劑：阻礙雜草生長所使用的農藥。

廚房漂白水：含有介面活性劑，能除菌、使碗盤閃閃發亮的洗滌劑。

食物鏈：自然界生物之間，捕食與被捕食的關係。將這樣的關係做成圖表，會形成鎖鏈般的模樣，因此稱為食物鏈。

食物過敏：遇到含有某些特定過敏原的食物時，身體出現如蕁麻疹、氣喘等過敏反應。

滲透壓：當水分濃度不同的物質同時存在，濃度低的水流向濃度高的部分，使濃度平衡的過程。

賞味期限：日本標示食物最美味的品嘗期限。

生鮮食品：蔬菜、魚、肉、雞蛋等未經加工的食品。

雙岐桿菌：乳酸菌的一種。普遍認為是對人體好處多多的益生菌，具有整腸作用、防止人體被病原菌入侵等好處。

乳酸菌：微生物的一種，為了供給繁殖必須的能量，會分解碳水化合物並製造乳酸的菌種總稱。

自由有效餘氯：殺菌時加入水中的氯量。

疫苗：由病原體製作，接種疫苗能為身體增添打擊傳染病的能力。

營養午餐：營養午餐對學生身心發育有所助益，更是校園教育活動的一環，目的是培養正確的飲食觀念與判斷能力。

微生物：黴菌、細菌、病毒等肉眼看不見的微小生物。

預防接種：注射疫苗，使身體具備對抗致病微生物的能力。

更多情報看這裡

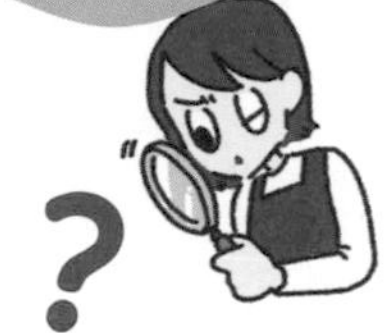

讀完本書，還想了解更多資訊的話，可以查閱相關網頁與書籍唷！

災害

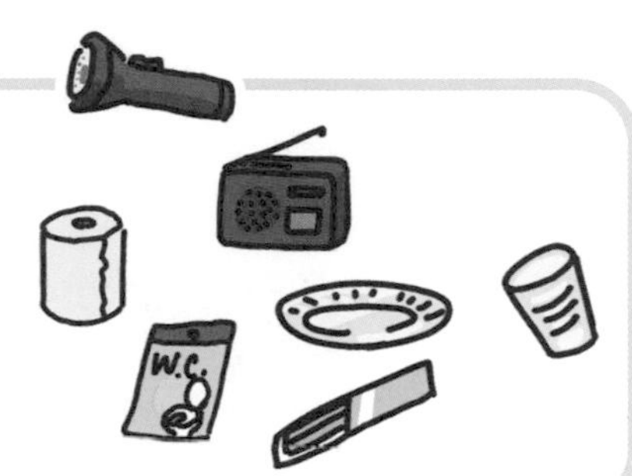

兒童防災網（東京都防災官網首頁）
https://www.bousai.metro.tokyo.lg.jp/bousai/1000033/index.html

親子共學防災一點通（國民互助網）
https://www.zenrosai.coop/stories/bousai/cafe/quiz.html

孩子們的輕鬆防災（Save the Childen）
https://www.savechildren.or.jp/lp/drr/

傳染病

探索自由研究的主題 預防傳染病擴散（學研孩童網）
https://kids.gakken.co.jp/jiyuu/keyword/infection-prevention/

獨一無二的自己　無可取代的健康　第六章　（日本文部科學省）
https://www.mext.go.jp/component/a_menu/education/detail/__icsFiles/afieldfile/2018/03/08/1288462_01.pdf

《探索傳染疾病的祕密》系列繪本　（Popura 社）

《新型病毒生存術 1》《新型病毒生存術 2》（朝日新聞出版）

食品安全

食品的安全（日本厚生勞動省）
https://www.mhlw.go.jp/stf/seisakunitsuite/bunya/kenkou_iryou/shokuhin/kodomo/index.html

認識更多食物的資訊！（日本農林水產省）
https://www.maff.go.jp/j/syokuiku/kodomo_navi/index.html

食品安全指導檢定（食品保健科學情報交流協議會）
http://www.ccfhs.or.jp/shokunavi/index3.html

食物中毒的真面目？兒童版（神奈川縣）
https://www.pref.kanagawa.jp/docs/e8z/cnt/f6576/p1060539.html

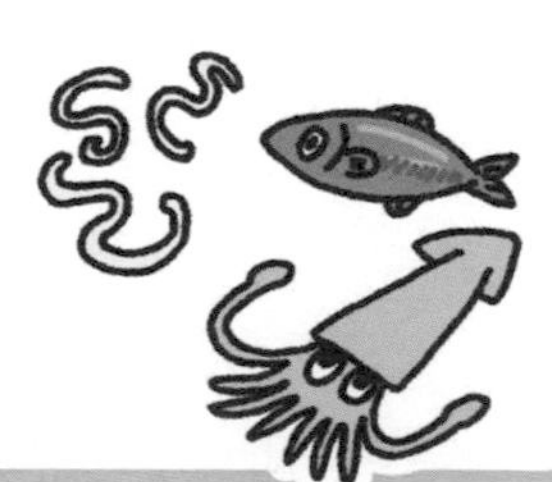

參考文獻／網頁

《衛生學・公共衛生學　第六版》 南江堂
《NEW 預防醫學・公共衛生學　第三版》 南江堂
《簡明衛生公共衛生學 2020》 南江堂
《小衛生學書》 金芳堂
《公共衛生學　第三版》 學文社
《新簡明衛生公共衛生》 南山堂
《國民衛生的動向・厚生的指標　增刊第 66 卷第 9 號通卷 1036 號》厚生勞動省統計協會
《圖解入門　一看就懂　公共衛生學的基本結構》 秀和系統
《校園保健手冊　第七版》 Gyousei
《病毒／細菌的圖鑑　與傳染病相關的重要微生物導覽書》 技術評論社
《食物與健康／食品與衛生　新食品衛生學概說 2020 年版》 醫齒藥出版
《新編　新版保健體育》 東京書籍
《家庭綜合　構築明日的生活》 開隆堂出版
《最新高等保健體育　改訂版》 大修館書店

1章
https://www.asahi.com/relife/article/13230038
https://sp-jp.fujifilm.com/hydroag/column/017jokin_chigai.html
https://www.asahi.com/articles/ASLDV0C8SLDTUBQU01T.html
https://www.mhlw.go.jp/stf/seisakunitsuite/bunya/syoudoku_00001.html
https://www.daikin.co.jp/air/life/ventilation/
https://www.rakuten.ne.jp/gold/futon/futon-topics/danikabi.html
https://alle-net.com/allergy/allergy-dani/allergy-dani08/
http://www.ikedashi-suido.jp/okyakusama/kyusuisouchi/1418480195857.html
https://www.kao.co.jp/lifei/support/30/?intcmp=lifei_sup44_text_sup30
https://blog.miraikan.jst.go.jp/articles/20180417post-126.html
https://medical.jiji.com/topics/1222
http://www.kurashikagaku.co.jp/report/index17.html
https://www.mhlw.go.jp/stf/seisakunitsuite/bunya/0000055260.html
https://www.toholab.co.jp/info/archive/16148/
https://www.lionhygiene.co.jp/hygiene/start/6/
https://macaro-ni.jp/47770
https://eiyoushi-shigoto.com/magazine/archives/1402/
https://www.urethanegel.jp/blog/eiseikanri/3674
https://cocoiro.me/article/39353/2
https://benesse.jp/kyouiku/201304/20130423-2.html
https://h-navi.jp/column/article/35026652
https://crd.ndl.go.jp/reference/modules/d3ndlcrdentry/index.php?page=ref_view&id=1000061573
https://www.gakkohoken.jp/special/archives/122
https://cocoiro.me/article/27844
http://www.uragaku-family.jp/pdf/health/health20141027mini.pdf#search='%E8%A1%80%E3%82%92%E8%A7%A6%E3%81%A3%E3%81%A6%E3%81%AF%E3%81%84%E3%81%91%E3%81%AA%E3%81%84'
https://www.optex.co.jp/solutions/reddening_of_the_eyes.html
https://www.mext.go.jp/a_menu/kenko/hoken/1353625.htm
https://www.tlt.co.jp/tlt/products/facility/facility_led_indoor/led_baselight_tenqoo_school/led_baselight_tenqoo_school.htm
https://www2.panasonic.biz/ls/lighting/plam/knowledge/modelplan/school.html
https:// eiyoushi-shigoto.com/magazine/archives/854/
https://www.oyama-chiku-ishikai.jp/chiiki/school.html
https://www.nichigakushi.or.jp/naruhodo/
https://www.nichiyaku.or.jp/activities/activity/about.html
https://kids.yahoo.co.jp/study/integrated/environment/
https://www.city.sasebo.lg.jp/kankyo/kansei/taikidekiru.html
https://www.e-life.jp/column/eco_save_water/page3.html
https://www.digital-transformation-real.com/blog/types-of-environmental-problems
http://www.jswa.jp/suisuiland/3-4-6.html
https://www.erca.go.jp/yobou/taiki/kangaeru/kankyou/03.html
https://www.mlit.go.jp/hakusyo/transport/shouwa42/ind050402/002.html
https://car-me.jp/articles/8095
https://www.carmanagementservice.com/mail/161221.html
https://japan-who.or.jp/factsheets/factsheets_type/dioxins-and-their-effects-on-human-health/
http://pcb-soukishori.env.go.jp/about/pcb.html
http://www.kanden-eng.co.jp/special/pcb/about_pcb/
https://www2.panasonic.biz/ls/lighting/pcb/
https://www.city.chiyoda.lg.jp/koho/machizukuri/kankyo/ondanka/jore.html
https://www.data.jma.go.jp/cpdinfo/chishiki_ondanka/p15.html
https://www.apiste.co.jp/column/detail/id=4447
https://gooddo.jp/magazine/climate-change/global_warming/5818/
https://www.kyorin-u.ac.jp/univ/faculty/health/subject/health/syokuhin.html
https://www.city.saitama.jp/002/002/011/001/p006975.html
https://job-medley.com/tips/detail/789/
https://aucfan.com/hop-job/doctor/post-483/
https://www.pref.chiba.lg.jp/shippei/kansenshou/saigaijitaisaku.html
https://www.jesc.or.jp/activity/tabid/361/Default.aspx
https://moshimo-stock.jp/article/
https://www.terumo-taion.jp/fever/influenza/protect/index.html
https://lidea.today/articles/974
https://jp.toto.com/support/emergency/dansui_teiden/dansui.htm
https://www.bousaikan.jp/tokusyu/161029.html
https://macaro-ni.jp/34325
https://www.alsok.co.jp/security_info/anzen_ansin/1808_001.html
https://www.pasona-pbs.co.jp/column/bcp/expiration_date.html
https://www.city.akishima.lg.jp/s0495/20190416092226.html
https://www.env.go.jp/chemi/dioxin/pamph.html
http://www.phcd.jp/02/j_ishi/
https://www.niigatakenju.or.jp/publics/index/73/
https://www.mhlw.go.jp/wp/hakusyo/kousei/19-2/
https://www.jesc.or.jp/activity/tabid/361/Default.aspx

2章
https://www.clinicfor.life/articles/a-020/
https://doctorsfile.jp/medication/39/
https://brand.taisho.co.jp/pabron/mechanism/
http://amr.ncgm.go.jp/general/1-1-2.html
https://www.toholab.co.jp/info/archive/1834/
https://www.seirogan.co.jp/fun/infection-control/infection/dengerous_pathogen.html
https://www.meiji.co.jp/karadakaizen/know/entry017.html
https://www.jichi.ac.jp/center/sinryoka/kansen/taisaku_04.html
http://amr.ncgm.go.jp/general/1-1-1.html
https://www.niid.go.jp/niid/ja/route/maternal.html
http://www.pref.kyoto.jp/yamashiro/ho-kita/kan01.html
https://www.mhlw.go.jp/stf/seisakunitsuite/newpage_00009.html

https://www.kenei-pharm.com/medical/academic-info/icnews/2017/5243/
https://cvdd.rakuno.ac.jp/archives/3458.html
https://www.gakkohoken.jp/special/archives/107
https://www.m-ipc.jp/what/
https://www.mhlw.go.jp/stf/seisakunitsuite/bunya/kenkou_iryou/kenkou/kekkaku-kansenshou/kekkaku-kansenshou11/01.html#list01
https://www.seirogan.co.jp/fun/infection-control/infection/japan.html
https://www.influ-news.info/influ/symptoms.html
https://general.kenei-pharm.com/learn/influenza/4852/
https://www.pref.kumamoto.jp/kiji_32306.html
http://www.kenkou.pref.mie.jp/kansensyoutte.htm
https://www.pref.saitama.lg.jp/b0716/doubutu-kaikata-jinnjyuukyoutuukannsennshou-1.html
https://www.mhlw.go.jp/stf/seisakunitsuite/bunya/0000155663.html
https://www.otsuka.co.jp/health-and-illness/tuberculosis/symptoms/
https://www.niid.go.jp/niid/ja/kansennohanashi/439-ehec-intro.html
http://www.minamitohoku.or.jp/up/news/konnichiwa/201005/homeclinic.html
https://www.mhlw.go.jp/stf/seisakunitsuite/bunya/kenkou_iryou/kenkou/kekkaku-kansenshou04/index.html
https://www.mhlw.go.jp/stf/seisakunitsuite/bunya/0000121431_00094.html
http://www.hasemen.co.jp/medical/magazine/
https://byoinnavi.jp/medical_info/26
https://www.mhlw.go.jp/stf/seisakunitsuite/bunya/kenkou_iryou/kenkou/kekkaku-kansenshou/varicella/index.html
https://www.wakuchin.net/about/universal.html
https://www.tokyo.med.or.jp/citizen/inoculation
https://www.huffingtonpost.jp/2018/01/26/infuruenzacommunity_a_23344626/
https://www.asahi.com/articles/ASM2P4VPFM2PUBQU00L.html
https://career.joi.media/jobnavi/job/detail/165
https://www.maff.go.jp/aqs/hou/aq51.html
https://www.forth.go.jp/keneki/fukuoka/kenekigyoumu.html
https://www.maff.go.jp/pps/j/introduction/index.html
http://www.kasyukyo.or.jp/ceeceeafafaf/aececaa/
https://www.maff.go.jp/j/syouan/johokan/risk_comm/r_kekka_flu/pdf/bro_qdetdog_240720.pdf#search='%E6%A4%9C%E7%96%AB%E7%8A%AC'
https://www.mhlw.go.jp/content/10900000/000604011.pdf
https://www.niid.go.jp/niid/ja/idwr.html
https://www.kao.com/jp/search/?ajaxUrl=%2F%2Fkaojp.marsflag.com%2Fja_all%2Fx_search.x&ct=&page=1&d=&doctype=all&q=%E3%82%B5%E3%82%A4%E3%82%A8%E3%83%B3%E3%82%B9%E3%83%97%E3%83%A9%E3%82%B6%20%E3%82%A2%E3%83%AB%E3%82%B3%E3%83%BC%E3%83%AB%E3%80%80%E6%AE%BA%E8%8F%8C&sort=0&pagemax=10&imgsize=3https://www.m-ipc.jp/column/235
http://shokusen.jp/ethanol.html
https://www.mhlw.go.jp/stf/seisakunitsuite/bunya/kenkou_iryou/dengue_fever_qa_00001.html
https://www.educe-shokuiku.jp/news/child-care/menekiryoku-201712/
https://www.kyoiku.metro.tokyo.lg.jp/school/sanitation/influenza/guideline_for_closing_school.html#:~:text=1%20%E8%87%A8%E6%99%82%E4%BC%91%E6%A5%AD%E3%81%AE%E5%9F%BA%E6%BA%96,%EF%BC%88%E4%BC%91%E6%A0%A1%EF%BC%89%E3%82%92%E6%A4%9C%E8%A8%8E%E3%81%99%E3%82%8B%E3%80%82
https://www.mext.go.jp/a_menu/sports/undousisin/1319771.htm
https://www.japan-sports.or.jp/Portals/0/acp/minna_column.html

3章

https://www.maff.go.jp/j/syouan/tikusui/yakuzi/bacteria.html
https://www.ueno-food.co.jp/foodsafety/microbe/index.html
https://kids.gakken.co.jp/kagaku/kagaku110/science0487/
https://www.toyaku.ac.jp/lifescience/departments/applife/knowledge/article-028.html
http://www.minamitohoku.or.jp/up/news/minamitouhoku/topnews/200710/power.htm
https://gohagen.jp/syokuiku_qa/041/
https://products.st-c.co.jp/plus/question/answer/79.html
https://www.pearlace.co.jp/know-and-fun/tips/post-41.html
https://www.glico.com/jp/enjoy/contents/bokujoshibori11/
https://kotobank.jp/word/%E4%BD%8E%E6%B8%A9%E6%AE%BA%E8%8F%8C-573945
https://www.jca-can.or.jp/data/shoumikigen.html
http://www.jmi.or.jp/info/word/ta/ta_076.html
https://www.j-milk.jp/findnew/chapter2/0202.html
https://www.meiji.co.jp/yogurtlibrary/laboratory/report/lactobacillus/
https://www.maff.go.jp/j/syokuiku/kodomo_navi/featured/index.html
https://www.mottainai-ichiba.org/now/
https://asagaku.com/shougaku/kotoba/4914.html
https://www.maff.go.jp/j/syouan/nouan/carta/kiso_joho/outline.html
https://www.caa.go.jp/policies/policy/consumer_safety/food_safety/food_safety_portal/genetically_modified_food/
http://www.naro.affrc.go.jp/archive/nias/gmogmo/research/insects.html
https://www.ajinomoto.co.jp/products/anzen/know/additives_01.html
https://www.j-cast.com/2017/04/19295810.html?p=all
https://smartagri-jp.com/food/428
https://www.kaku-ichi.co.jp/media/crop/specially-grown-agricultural-products
https://www.gov-online.go.jp/featured/201106_02/index.html
http://www.ja-fkosei.or.jp/message_bn/201608.html
https://www.ajinomoto.co.jp/products/anzen/know/f_poisoning_01.html
https://yamahack.com/3900
https://www.mhlw.go.jp/stf/seisakunitsuite/bunya/kenkou_iryou/shokuhin/syokuchu/05107.html
https://www.fukushihoken.metro.tokyo.lg.jp/tamafuchu/kouhou/mini_jou/mini_2013_1.html
https://www.maff.go.jp/j/syouan/seisaku/risk_analysis/priority/kabidoku/kiso.html
https://www.toholab.co.jp/info/archive/1550/
http://www.links-aqua.com/category/1606830.html
https://yourmystar.jp/relivers/mochi_kabi/
https://www.fukushihoken.metro.tokyo.lg.jp/shokuhin/hyouji/shokuhyouhou_kakou_hozon.html
https://www.pref.hiroshima.lg.jp/soshiki/58/point-senzyou.html
https://corp.every.tv/cooking_notes#kitchenware
https://www.maff.go.jp/j/syouan/seisaku/foodpoisoning/point.html
http://www.mizu.gr.jp/kikanshi/no52/02.html

※ 以上是截至 2020 年 11 月 20 日止的網頁資訊，日後可能會有情報上的更動。

監修

宮﨑美沙子（Miyazaki Misako）

千葉大學護理學研究所教授。護理學博士。專攻公共衛生護理學。致力培養健康教育、保健諮商、地方振興三種才氣於一身的人才。著有《最新版 公共衛生護理學（全3冊）》（編撰，日本護理協會出版會）、《從有效的面試技術與創業學習保健指導》（編撰，中央法規）、《公共衛生護理學概論》（合著，Medical Friend出版）、《災害護理》（合著，南江堂）等書。

監修協助

佐藤奈保（Satou Naho）

千葉大學護理學研究所副教授（小兒護理學）。

國家圖書館出版品預行編目資料

小朋友的衛生學：生活環境×預防疾病×食品安全 / 宮﨑美砂子監修；曾盈慈譯. -- 初版. -- 臺中市：晨星，2023.05
面；公分. --（IQ UP；36）

譯自：こども衛生学

ISBN 978-986-320-389-1（平裝）

1.CST：衛生學　2.CST：衛生教育
3.CST：中小學教育

411.1　112001093

IQ UP 36

小朋友的衛生學：生活環境×預防疾病×食品安全
こども衛生学

監修	宮﨑美砂子
監修協助	佐藤奈保
譯者	曾盈慈
選題	陳品蓉
封面設計	高鍾琪
美術設計	張蘊方
創辦人	陳銘民
發行所	晨星出版有限公司 407台中市西屯區工業30路1號1樓 TEL:（04）23595820　FAX:（04）23550581 E-mail:service@morningstar.com.tw https://www.morningstar.com.tw 行政院新聞局局版台業字第2500號
法律顧問	陳思成律師
初版	西元2023年05月15日
讀者服務專線	TEL:（02）23672044 /（04）23595819#212
讀者傳真專線	FAX:（02）23635741 /（04）23595493
讀者專用信箱	service@morningstar.com.tw
網路書店	https://www.morningstar.com.tw
郵政劃撥	15060393（知己圖書股份有限公司）
印刷	上好印刷股份有限公司

定價：380元

（缺頁或破損的書，請寄回更換）

ISBN 978-626-320-389-1